高齢者のその人らしさを捉える作業療法
大切な作業の実現

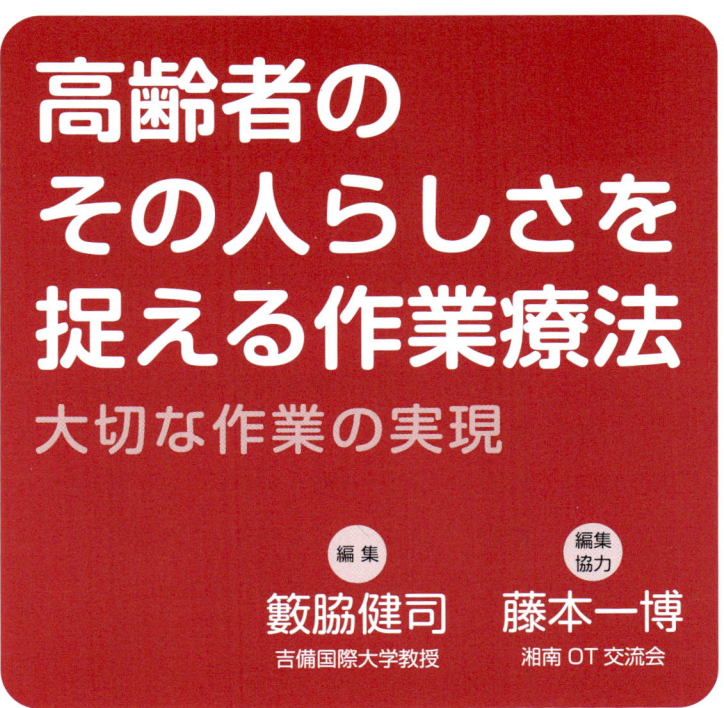

高齢者の
その人らしさを
捉える作業療法

大切な作業の実現

編集
藪脇健司
吉備国際大学教授

編集協力
藤本一博
湘南OT交流会

文光堂

● 編　集

籔脇　健司　　吉備国際大学保健医療福祉学部作業療法学科教授

● 編集協力

藤本　一博　　湘南OT交流会

● 執　筆 （執筆順）

籔脇　健司	吉備国際大学保健医療福祉学部作業療法学科教授
友利幸之介	社会福祉法人ユームツ会青潮園 長崎大学大学院医歯薬学総合研究科客員研究員
齋藤　佑樹	郡山健康科学専門学校作業療法学科
島谷　千晴	北原リハビリテーション病院リハビリテーション科
藤本　一博	湘南OT交流会
南　　征吾	大和大学保健医療学部総合リハビリテーション学科講師
小林　隆司	首都大学東京大学院人間健康科学研究科教授
澤田　辰徳	イムス板橋リハビリテーション病院リハビリテーション科技士長
篠原　和也	介護老人保健施設回生の里リハビリテーション主任
上江洲　聖	日赤安謝福祉複合施設

序

　高齢期の作業療法をどのように教えていいのかわからない……

　ある会議でそんな養成校の教員がいるという話を耳にした時，私にとって「驚き」と「やはり」という感情が同時に芽生えたのを覚えている．加齢にともない徐々に低下していく身体と精神の機能，バリアフルになっていく物理的・社会的環境．例え，脳卒中や認知症等の発症がなくとも，その人の大切な「作業」が奪われていく．それが高齢者の特性であり，その高齢者が作業的存在でありつづけるための支援をするのが高齢期の作業療法である．機能の低下をくい止める，あるいは予防することだけを作業療法の役割と考えてしまえば，疾患別の作業療法と高齢期の作業療法の区別がつかなくなるのは当然であろう．

　そして，高齢者には本人が長い年月をかけて積み重ねてきた唯一無二の作業ストーリーが存在する．同じ地区に生まれ，同じように農業に勤しんだ同年代の男性であっても，取り組んできた「作業」の意味まで全て同じであるということは決してない．つまり，高齢者が長年培ってきた力強い作業ストーリーは，「その人らしさ」そのものなのである．作業療法では，そのストーリーを引き出して共有し，大切な「作業」を実現することで，対象者の「その人らしさ」を取り戻す必要がある．そこが単なる維持期の作業療法とも異なる，高齢期の作業療法で強調されるべき大きな特徴である．

　近年，わが国では，クライエント中心の作業療法や作業選択意思決定支援ソフト（ADOC）を用いた実践などのOccupation-Centered，すなわち対象者の「作業」を大切にする実践が若い世代を中心に注目されている．日本AMPS研究会によるAMPS講習会は，毎回早々と定員に達すると聞くし，2013年に開催された第23回日本作業行動学会学術集会や第17回作業科学セミナーは非常に盛会であった．手前味噌ながら，本書の執筆者らで立ち上げた日本臨床作業療法学会の第1回学術大会では，若手による多数の演題登録や事前参加申し込みにより当日参加が不可能になってしまったことからも，彼らの「熱気」を感じ取ることができる．これらは国家試験の出題基準が変更されたことも影響しているかもしれないが，若手セラピストが作業療法の核は「作業」にあることを強く意識し，SNSを活用しながら理想とする実践を探し求めた結果ではないだろうか．

　広島大学大学院時代の恩師でもある宮前珠子先生（現聖隷クリストファー大学教授）は，新しいパラダイムが受け入れられて一般化されるまでに30年前後かかると述べている．1963年にわが国最初の作業療法士養成校が発足してアメリカの還元主義的パラダイムが輸入されてから，1990年代に日本作業療法士協会による作業療法学全書（協同医書出版社）が出版されるまでを日本の還元主義的パラダイムだとすると，山田孝先生（現目白大学大学院教授）によって人間作業モデルの初版が翻訳出版された1990年には，Occupation-Centeredの新しいパラダイムが萌芽したと考えられる．つまり，宮前先生の見解に従えば，現在は新

しいパラダイムの完成期にあるため，若手セラピストが「作業」を大切にする実践に取り組むのは当然の流れといえる．

　2008年より，日本作業療法士協会はその人の生活行為（作業）の問題を改善させるための支援方法として生活行為向上マネジメントを開発・推進しているが，これもわが国における新しいパラダイムの定着を示すものであろう．しかし，このパラダイムを一般化するためには，多くの教科書的書籍が必要である．冒頭に述べた高齢期作業療法の教授法に関する問題もつまるところはここに起因する．そのような状況の中，作業療法技術ガイドの分担執筆をしていたことがきっかけで，文光堂の三村嘉之氏より書籍出版のお話しをいただいた．三村氏からは「その人らしさ」のような主観的側面を重視した作業療法の書籍を，翻訳本のようなものではなく「オリジナリティ」の高い内容で，現在の実践を良く知る「若手」に執筆して欲しいという要望があった．

　このような主旨に編集協力の藤本一博氏をはじめ，多くのメンバーからの賛同が得られ，本書は完成した．私にとっては初めての編集作業であり，執筆経験の少ないメンバーもいることから，不十分な点が多々あることは承知している．ぜひ，先輩諸氏からのご指導をいただきたいと思う．しかしながら，執筆者の一人である齋藤佑樹氏が2014年3月に作業で語る事例報告（医学書院）を編集・出版し，好評を博している．これには私も大きく勇気づけられた．同世代の私達がわが国の「作業」を大切にするパラダイムの定着に寄与し，次のパラダイムの萌芽に何らかの貢献ができるのであれば，このうえない幸せである．

　本書では，高齢者の「その人らしさ」を捉えて支援するために必要な概念や方法をわかりやすく読者に伝えることを意識している．Ⅰ．総論で，その人らしい作業の捉え方と大切な「作業」を実現するための方法を概説し，本書を読んで実際に「真似」ができるよう，重要な観点をⅡ．情報収集編とⅢ．実践編に分けて詳しく説明した．特に，理論と実践が乖離する要因となりやすい情報収集方法に関しては，既存の評価法のみではなく，会話や観察などの自然な場面から対象者を捉えられる非構成的評価について多くの紙面を割いた．実践編の最後では，その人らしい「施設生活」と「在宅生活」へのアプローチを紹介したので，高齢者の包括的な支援の参考にして欲しい．

　最後に，不慣れな編集作業で工程に大きな遅れを出したにも関わらず，真摯に作業をしてくれた藤本一博氏と分担執筆者の友利幸之介氏，澤田辰徳氏，南征吾氏，島谷千晴氏，齋藤佑樹氏，上江洲聖氏，篠原和也氏，小林隆司氏に深謝の意を表したい．このメンバーとの活動は，私の視野を大きく広げ，作業療法の素晴らしさを再認識させてくれた．また，秋田大学医療技術短期大学部の恩師で，作業行動の重要性を説き，作業療法士として，大学教員として私を導いてくれた山田孝先生の存在なくしては，本書の出版はなかった．この場を借りて心からお礼を申し上げる．

　　　2015年2月

　　　　　　　　　　　　　　　　　　　　　　　　　　　　　　　　　　藪脇健司

目 次

I. 総 論

1 その人らしい作業の捉えかた (籔脇健司) ……… 2

1. その人らしさとは何か ……… 2
   - ①保健医療福祉実践の最重要事項 ……… 2
   - ②その人らしさの定義 ……… 2
   - ③ICFと人間作業モデルからの理解 ……… 3
   - ④高齢者のその人らしさ ……… 3
2. その人らしさの支援 ……… 4
   - ①OTの役割 ……… 4
   - ②その人らしくない作業療法 ……… 4
   - ③作業ストーリーの重要性 ……… 6
   - ④作業参加そのものの改善 ……… 6
3. その人らしい作業の捉えかた ……… 8
   - ①人間作業モデルの観点から捉える ……… 8
   - ②作業科学の観点から捉える ……… 9
   - ③どこまで実現すればその人らしいのか ……… 10

2 大切な作業を実現するための方法 (友利幸之介) ……… 13

1. トップダウンとボトムアップ ……… 13
   - ①トップダウンとボトムアップの視点 ……… 13
   - ②現状はボトムアップが主流 ……… 14
   - ③トップダウンの特徴 ……… 14
   - ④両者は相補的な関係にある ……… 15
2. トップダウンの実際 ……… 16
   - ①面 接 ……… 16
     - (1)高齢者はクライエントであるか？ ……… 16
     - (2)作業療法を説明する ……… 16
     - (3)対象者の価値観を共有する ……… 17
     - (4)半構成的なアセスメントツールを活用する ……… 18
     - (5)カナダ作業遂行測定(COPM) ……… 18
     - (6)生活行為向上マネジメント ……… 19
     - (7)作業選択意思決定支援ソフト(ADOC) ……… 19
   - ②観 察 ……… 19
     - (1)面接の後の観察が作業療法のプロセスを左右する ……… 19
     - (2)観察は信頼性は低いが作業との関連性が高い評価である ……… 19
     - (3)観察時に注意したいこと ……… 20
     - (4)作業遂行上でポイントとなる行為や動作の整理 ……… 21
     - (5)運動とプロセス技能評価(AMPS)の活用 ……… 21

目　次

　　　　　③情報収集と解釈 22
　　　　　　⑴幅広い情報収集・解釈（10の側面） 22
　　　　　　⑵検　査 22
　　　　④目標設定 23
　　　　　　⑴価値観を実現するための目標を立てる 23
　　　　　　⑵目標は対象者と共有する 23
　　　　⑤介　入 24
　　　　　　⑴介入も対象者と一緒に決める 24
　　　　　　⑵みんなのリハプラン 25

Ⅱ．情報収集編

1　その人の役割・生きがいを知る （齋藤佑樹・籔脇健司） 28

　　1．役割・生きがいとは？―深く考えると 28
　　　　①役割・生きがいとは何か 28
　　　　②役割と生きがいの関係 29
　　　　③役割の分類と意味 30
　　　　④作業の中の役割の位置付け 31
　　　　⑤要するに 31
　　2．役割・生きがいが人に与える影響 32
　　　　①役割をもつということ 32
　　　　②「作業の実現」とは―役割との関係 32
　　　　③高齢者の役割・生きがいの変化 33
　　　　④望ましくない役割―病者役割と障害者役割 33
　　　　⑤役割喪失・減少 33
　　　　⑥新しい役割（1）―自己管理者役割 34
　　　　⑦新しい役割（2）―功労者役割 34
　　3．役割・生きがいの評価法 34
　　　　①役割チェックリスト 35
　　　　②作業選択意思決定支援ソフト（ADOC） 35
　　4．非構成的評価 37
　　　　①作業に根ざした実践に寄り添いながらの評価 37
　　　　②親しい人からの評価 38

　コラム　「作業療法ができる」環境をつくる
　　　　　―回復期リハビリテーション病棟の現場から―
　　　　　　　　　　　　　　　　　　　　　（齋藤佑樹） 41

2　その人の生活習慣を知る （島谷千晴） 42

　　1．生活習慣とは？―深く考えると 42
　　　　①習慣化された作業と行為としての習慣 42
　　　　②作業と習慣 44
　　　　③習慣形成のプロセス 44

2. 生活習慣が人に与える影響 45
　①生活習慣の心身への影響 45
　②健康につながる作業の意識的な習慣化 46
　③習慣の広がり 47
3. 生活習慣の評価法 47
　①NHK 生活時間調査 48
　②作業遂行歴面接第2版（OPHI-Ⅱ） 53
　③作業質問紙（OQ） 53
　④図表を用いた評価 54
4. 非構成的評価 54
　①インタビューからの評価 54
　　⑴生活習慣について聞く場合 55
　　⑵習慣化された作業について聞いていく場合 55
　　⑶作業の機能や意味から習慣化された作業について聞く場合 ... 56
　②環境因子からの評価 56
　　⑴自宅の環境から得られる情報 56
　　⑵家族から得られる情報 56

3　その人の興味・関心を知る　　　　　　　（藤本一博）58

1. 興味・関心とは？―深く考えると 58
　①動機の生成 59
　②継続因子の入力 60
　③興味・関心の生成 62
　④要するに 62
2. 興味・関心が人に与える影響 62
　①興味―正の体験，負の体験 62
　②好きではないが関心がある 62
　③興味・関心は人を行動（作業）に導く 63
　④作業そのものを楽しいと捉える（フロー） 63
　⑤高齢者の問題 63
3. 興味・関心の評価法 64
　①興味チェックリスト 64
　②意志質問紙（VQ） 64
4. 非構成的評価 64
　①会話からの評価 64
　　⑴会話を通してどう評価していくか？ 64
　　⑵ある高齢女性の場合 64
　　⑶「表情」「声のトーン」から 68
　②作業反応からの評価 68
　　⑴フロー 68
　　⑵自己効力感 69
　③スケジュールからの評価 70
　　⑴提示されたスケジュール項目からの判断 70

　　　　(2)スケジュールの全体像からの抽出 ……………………………………………… 70

コラム　私が苦労したこと
　　　　―SIG運営の現場から― ……………………………………（藤本一博）……… 72

4　その人の価値観を知る ……………………………………………（藤本一博）……… 73

　1. 価値観とは？―深く考えると …………………………………………………… 73
　　　①欲求段階に基づく価値観 ………………………………………………………… 73
　　　②価値観の強化レベル ……………………………………………………………… 75
　　　③価値観の変更要因 ………………………………………………………………… 75
　　　④要するに …………………………………………………………………………… 76
　2. 価値観が人に与える影響 ………………………………………………………… 77
　3. 価値観の評価法 …………………………………………………………………… 78
　　　①作業に関する自己評価（OSA-Ⅱ） …………………………………………… 78
　　　②作業質問紙（OQ） ……………………………………………………………… 78
　4. 非構成的評価 ……………………………………………………………………… 79
　　　①生理的欲求段階の特徴 …………………………………………………………… 79
　　　②安全欲求段階の特徴 ……………………………………………………………… 79
　　　③所属・愛情欲求段階の特徴 ……………………………………………………… 82
　　　④承認欲求段階の特徴 ……………………………………………………………… 82
　　　⑤認知欲求段階の特徴 ……………………………………………………………… 83
　　　⑥美的欲求段階の特徴 ……………………………………………………………… 83
　　　⑦自己実現欲求段階の特徴 ………………………………………………………… 84

5　その人の「できる」と思う気持ちを知る …………………………（籔脇健司）……… 85

　1. 「できる」と思う気持ちとは？―深く考えると ………………………………… 85
　　　①「できる」と思う気持ちとは何か ……………………………………………… 85
　　　②能力の自覚と自己効力感の関係 ………………………………………………… 86
　　　③「できる」と思う気持ちの強化とコンピテンス ……………………………… 87
　　　④要するに …………………………………………………………………………… 87
　2. 「できる」と思う気持ちが人に与える影響 …………………………………… 88
　　　①「できる」と思う気持ちの性質 ………………………………………………… 88
　　　②高齢者が大切な作業をあきらめる理由 ………………………………………… 88
　　　③「できる」と思う気持ちが作業適応をもたらす ……………………………… 89
　3. 「できる」と思う気持ちの評価法 ……………………………………………… 90
　　　①作業に関する自己評価改訂版（OSA-Ⅱ） …………………………………… 90
　　　②意志質問紙（VQ） ……………………………………………………………… 90
　　　③GSES（General Self-Efficacy Scale） ………………………………………… 90
　　　④高齢者版・手工芸に対する自己効力評価 ……………………………………… 91
　4. 非構成的評価 ……………………………………………………………………… 92
　　　①何が（なぜ）できないと思っているのかを評価する ………………………… 92
　　　②どのくらいできる（できない）と思っているのかを評価する ……………… 93

6 その人を取り巻く環境を知る　　　　　　　　　　　（籔脇健司）……… 95

1. 取り巻く環境とは？―深く考えると　　　　　　　　　　　　　　　　　95
   - ①環境要因の重要性　　　　　　　　　　　　　　　　　　　　　　　95
   - ②環境要因の分類　　　　　　　　　　　　　　　　　　　　　　　　96
   - ③環境を目的別に捉える意義　　　　　　　　　　　　　　　　　　　97
   - ④要するに　　　　　　　　　　　　　　　　　　　　　　　　　　　98
2. 取り巻く環境が人に与える影響　　　　　　　　　　　　　　　　　　　98
   - ①環境がQOLに与える影響　　　　　　　　　　　　　　　　　　　　98
   - ②環境と役割の関係　　　　　　　　　　　　　　　　　　　　　　　99
   - ③作業的存在であるための環境の重要性　　　　　　　　　　　　　100
3. 取り巻く環境の評価法　　　　　　　　　　　　　　　　　　　　　　101
   - ①包括的環境要因調査票（CEQ）　　　　　　　　　　　　　　　　101
   - ②作業に関する自己評価改訂版（OSA-Ⅱ）　　　　　　　　　　　　101
   - ③HACE（Home and Community Environment）日本語版　　　　101
   - ④PEAP（Professional Environmental Assessment Protocol）日本版3　　104
4. 非構成的評価　　　　　　　　　　　　　　　　　　　　　　　　　　104
   - ①本人の役割から評価する　　　　　　　　　　　　　　　　　　　105
   - ②本人の生活スケジュールから評価する　　　　　　　　　　　　　106
   - ③本人の住居環境から評価する　　　　　　　　　　　　　　　　　107

7 その人の生活のバランスを知る　　　　　　　　　　（島谷千晴）……… 111

1. 生活のバランスとは？―深く考えると　　　　　　　　　　　　　　　111
   - ①作業バランスとは　　　　　　　　　　　　　　　　　　　　　　112
   - ②作業バランスの分類　　　　　　　　　　　　　　　　　　　　　112
     - (1)分類的視点　　　　　　　　　　　　　　　　　　　　　　　113
     - (2)尺度的視点　　　　　　　　　　　　　　　　　　　　　　　114
   - ③要するに　　　　　　　　　　　　　　　　　　　　　　　　　　114
2. 生活のバランスが人に与える影響　　　　　　　　　　　　　　　　　114
3. 生活のバランスの評価法　　　　　　　　　　　　　　　　　　　　　116
   - ①パーソナルプロジェクト　　　　　　　　　　　　　　　　　　　116
   - ②作業バランス自己診断　　　　　　　　　　　　　　　　　　　　117
   - ③自記式作業遂行指標（SOPI）　　　　　　　　　　　　　　　　　119
4. 非構成的評価　　　　　　　　　　　　　　　　　　　　　　　　　　119
   - ①現在（もしくは過去）の生活のバランスを評価する方法　　　　　119
     - (1)インタビューにより評価する場合　　　　　　　　　　　　　121
     - (2)観察により評価する場合　　　　　　　　　　　　　　　　　121
   - ②その人にとって最適な（理想の）バランスについて明らかにする方法　　122
     - (1)現在の作業バランスを明らかにした後，インタビューで確認していく方法　　122
     - (2)日常会話をきっかけに判断する方法　　　　　　　　　　　　123
     - (3)人的環境（家族などの身近な人）から判断する方法　　　　　124

8 その人の生きてきたストーリーを知る……（南　征吾・小林隆司）……126

1. その人の生きてきたストーリーとは？―深く考えると……126
   - ①ストーリーの分岐点を認識する……126
   - ②その人のストーリーを傾聴する……126
   - ③その人のストーリーを把握する……127
   - ④要するに……127
2. その人の生きてきたストーリーが人に与える影響……128
   - ①回想ボード……128
   - ②ナラティブ・アプローチ……128
3. その人の生きてきたストーリーの捉えかた……129
   - ①ライフストーリー・インタビュー……129
   - ②インタビューリストに基づくインタビュー……130
   - ③ナラティブ・ボード……130
4. その人の生きてきたストーリーの解析方法……133
   - ①ナラティブ・スロープ……133
   - ②参与観察……133
   - ③信念対立解明アプローチ……134
   - ④4条件メソッド……134
5. ストーリーを捉える際のピット・ホール……135

コラム　私が努めたこと
―終末期リハビリテーションの現場から―……（南　征吾）……137

Ⅲ．実践編

1 生活習慣とバランスへのアプローチ……（藤本一博・島谷千晴）……140

1. 生活習慣とバランスへの支援が必要な高齢者の特徴……140
2. 事例紹介―65歳男性，Nさん……140
3. 事例の作業ストーリー……141
4. 作業療法評価……141
   - ①活動と参加の状態……141
   - ②心身機能・身体構造の状態……141
   - ③環境因子……141
   - ④QOLの評価……141
5. 生活習慣とバランスの評価……142
   - ①勤務のある平日の評価……142
   - ②釣りを行った休日の評価……142
   - ③平日と休日の比較……142
6. アプローチの方針……145
7. その人らしさの支援（経過）……145
   - ①想いの表出……145
   - ②作業選択……146

③生活の再構築 …………………………………… 147
　　　④病院での仮実施 ………………………………… 147
　8. 作業の実現と事例に与えた影響 …………………… 150
　　　①想いを表出すること …………………………… 150
　　　②1日の作業を再構成すること ………………… 151
　　　③実施すること　現実を理解すること ………… 151

2 役割や生きがいへのアプローチ ……………（澤田辰徳）…… 153

　1. 役割や生きがいへの支援が必要な高齢者の特徴 … 153
　2. 事例紹介—60代女性，Oさん ……………………… 155
　3. 事例の作業ストーリー ………………………………… 155
　4. 作業療法評価 …………………………………………… 156
　　　①活動と参加の状態 ……………………………… 156
　　　②心身機能・身体構造の状態 …………………… 156
　　　③環境因子・個人因子 …………………………… 157
　　　④QOLの評価 …………………………………… 158
　5. 役割・生きがいの評価 ………………………………… 158
　6. アプローチの方針 ……………………………………… 159
　7. その人らしさの支援（経過） ………………………… 160
　　　①家庭維持者への復帰 …………………………… 160
　　　②通院のための外出練習 ………………………… 162
　　　③家庭維持者となるための1人で買い物に行く練習 … 162
　　　④趣味人としての作業の獲得 …………………… 163
　8. 作業の実現と事例に与えた影響 …………………… 163
　　　①作業の可能化による役割の再獲得 …………… 163
　　　②広がる他への効果 ……………………………… 164

　コラム　私が着目したこと
　　　　　—訪問リハビリテーションの現場から— ……（澤田辰徳）…… 166

3 興味・関心と価値観へのアプローチ ………（藤本一博）…… 167

　1. 興味・関心と価値観への支援が必要な高齢者の特徴 … 167
　　　①行動を規定する基本的な感情 ………………… 167
　　　②興味・関心と価値観への支援が必要な高齢者の例 … 167
　2. 事例紹介—83歳女性，Pさん ……………………… 168
　3. 事例の作業ストーリー ………………………………… 168
　4. 作業療法評価 …………………………………………… 169
　　　①活動と参加の状態 ……………………………… 169
　　　②心身機能・身体構造の状態 …………………… 169
　　　③環境因子 ………………………………………… 170
　　　④QOLの評価 …………………………………… 170
　5. 興味・関心と価値観の評価 …………………………… 170

- 6. アプローチの方針 … 172
- 7. その人らしさの支援（経過）… 173
  - ①所属感の入力―離床の開始― … 173
  - ②コミュニティー作り―活動的な生活に向けて― … 174
  - ③役割の提供―活動的な生活の構築― … 174
- 8. 作業の実現と事例に与えた影響 … 175
  - ①悲観的な状態から興味・関心を確認することで解決の糸口が見えた … 175
  - ②興味・関心評価の利用により活動する動機が得られた … 175
  - ③興味・関心評価の利用により活動が強化された … 176

4 「できる」と思う気持ちへのアプローチ （澤田辰徳）… 178

- 1. 「できる」と思う気持ちへの支援が必要な高齢者の特徴 … 178
  - ①「できる」と思う気持ちを失いがちな高齢期 … 178
  - ②体が動いても「できない」と思うことがある … 178
- 2. 事例紹介―70代女性, Qさん … 179
- 3. 事例の作業ストーリー … 179
- 4. 作業療法評価 … 179
  - ①活動と参加の状態 … 179
  - ②心身機能・身体構造の状態 … 180
  - ③環境因子・個人因子 … 180
  - ④QOLの評価 … 181
- 5. 「できる」と思う気持ちの評価 … 181
- 6. アプローチの方針 … 182
- 7. その人らしさの支援（経過）… 182
  - ①Qさんの「できる」気持ちを後押しする … 182
  - ②手工芸への興味 … 183
  - ③社会参加と趣味の獲得 … 184
- 8. 作業の実現と事例に与えた影響 … 185
  - ①Qさんの気持ちを理解する … 185
  - ②Qさんの「できる」気持ちを支援する … 186
  - ③大切な作業を可能にするために協働（コラボレーション）する … 186

5 取り巻く環境へのアプローチ （籔脇健司・篠原和也）… 188

- 1. 取り巻く環境への支援が必要な高齢者の特徴 … 188
  - ①包括的な環境支援の必要性 … 188
  - ②環境支援が必要な高齢者の主な特徴 … 188
- 2. 事例紹介―77歳女性, Sさん … 189
- 3. 事例の作業ストーリー … 189
- 4. 作業療法評価 … 189
  - ①活動と参加の状態 … 189
  - ②心身機能・身体構造の状態 … 190

　　　　　③QOLの評価 190
　5. 取り巻く環境の評価 190
　6. アプローチの方針 193
　7. その人らしさの支援（経過） 193
　　　　①外出しやすい環境から 193
　　　　②外の人と自由に通信できる環境から 194
　　　　③快適で使いやすい住居環境から 195
　8. 作業の実現と事例に与えた影響 195
　　　　①社会的・制度的環境からの支援 195
　　　　②エンパワメントの促進 195
　　　　③作業の可能化 196
　コラム 意味ある作業を見つけて，取り組むことの重要性
　　　　―介護老人保健施設の現場から― （篠原和也） 198

6 生きてきたストーリーへのアプローチ （南　征吾・小林隆司） 199

　1. 生きてきたストーリーへの支援が必要な高齢者の特徴 199
　　　　①高齢者の重要な特徴 199
　　　　②生きてきたストーリーの支援が必要な高齢者の主な特徴 199
　2. 事例紹介―76歳男性，Tさん 200
　3. 事例の作業ストーリー 200
　4. 作業療法評価 201
　　　　①活動と参加の状態 201
　　　　②心身機能・身体構造の状態 201
　　　　③環境因子 201
　　　　④QOLの評価 201
　5. 生きてきたストーリーの評価 201
　6. アプローチの方針 203
　7. その人らしさの支援（経過） 204
　8. 作業の実現と事例に与えた影響 206

7 その人らしい施設生活へのアプローチ （上江洲聖・友利幸之介） 208

　1. その人らしい施設生活への支援が必要な高齢者の特徴 208
　2. 事例紹介―80代後半女性，Vさん 209
　3. 事例の作業ストーリー 209
　4. 作業療法評価 210
　　　　①活動と参加および心身機能・身体構造の状態 210
　　　　②環境因子・個人因子 210
　　　　③QOLの評価 210
　5. その人らしい施設生活の評価 210
　6. アプローチの方針 212

7. その人らしさの支援（経過） ……………………………………………… 214
　8. 作業の実現と事例に与えた影響 ………………………………………… 215
　　①作業に対する認識の変化 ………………………………………………… 215
　　②環境への影響 ……………………………………………………………… 216
　　③作業ストーリーの広がり ………………………………………………… 216

コラム　私が作業療法をするために工夫したこと
　　　　　―介護老人福祉施設の現場から― ……………………（上江洲聖）……… 218

8　その人らしい在宅生活へのアプローチ ……………………（藤本一博）……… 219

　1. その人らしい在宅生活への支援が必要な高齢者の特徴 ……………… 219
　2. 事例紹介─70代男性，Wさん ………………………………………… 219
　3. 事例の作業ストーリー …………………………………………………… 220
　4. 作業療法評価 ……………………………………………………………… 220
　　①活動と参加の状態 ………………………………………………………… 220
　　②心身機能・身体構造の状態 ……………………………………………… 224
　　③環境因子・個人因子 ……………………………………………………… 224
　　④QOLの評価 ……………………………………………………………… 224
　5. その人らしい在宅生活の評価 …………………………………………… 225
　6. アプローチの方針 ………………………………………………………… 226
　7. その人らしさの支援（経過） ……………………………………………… 228
　　①OTと協業できる関係づくり …………………………………………… 228
　　②妻のためになる自分となる視点から …………………………………… 229
　　③安全に生活を継続する視点から ………………………………………… 230
　　④仲間との関係を維持しつつ，新しい仲間を作る視点から …………… 230
　8. 作業の実現と事例に与えた影響 ………………………………………… 231
　　①真のニーズが示すその人らしさ ………………………………………… 231
　　②自分らしい生活との出会い ……………………………………………… 231
　　③実際の在宅生活 …………………………………………………………… 231

索　引 ……………………………………………………………………………… 233

I 総論

1 その人らしい作業の捉えかた

> **要 旨**
> - 対象者のその人らしさの尊重は，保健医療福祉実践の最重要事項であるが，その人らしさの支援は容易ではなく，定義や構成概念も確立したものはない．
> - その人らしさの支援におけるOTの役割とは，その人がしたい，する必要がある，することを期待されているその人らしい「大切な作業の実現」である．
> - 高齢者のその人らしい作業を具体的に捉えるためには，本人の作業ストーリーの理解をはじめとした，人間作業モデルや作業科学の観点が非常に有用である．
> - 大切な作業の支援によって，本人が望む役割をどのくらい担えるかということが重要であり，すべての役割を果たすことが理想的なその人らしさの実現と考えられる．

1. その人らしさとは何か

①保健医療福祉実践の最重要事項

保健医療福祉領域の対人援助職であるOTは，対象者のその人らしさの尊重とQOLの向上，そして，実践にあたって連携が必要であることを常に意識させられている．この3つの事項は，どのような施設であっても重要とされるであろう（図1）．これらの中でも「その人らしさの尊重」が実践の中核を成すと考えられる．対象者のその人らしさを尊重できれば，QOLの向上は可能であるし，「疾病を抱えた患者や障害のある人々の複雑かつ多様な課題とニーズの解決」を目的とする専門職連携[1]も，その人らしさを尊重するための方法

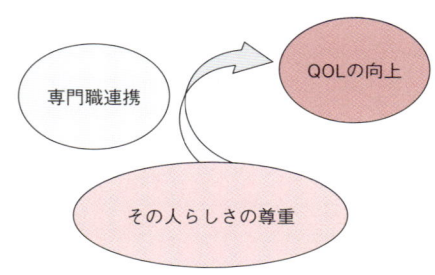

図1 保健医療福祉領域に共通する実践の重要事項

論と考えることができる．つまり，その人らしさの尊重は，保健医療福祉における究極の目標であるといっても過言ではない．それだけに，その人らしさの支援が容易ではないことも，この領域で働く専門職の共通認識となっている．

②その人らしさの定義

「その人らしさとは何か？」と聞かれて即答できる人は少ないだろう．これはその人らしさの支援が容易でないことを反映したものと考えられるが，そもそも保健医療福祉領域においてその人らしさを明確に定義した文献は少ない．そのような中，パーソンセンタードケアを提唱したキットウッドは，その人らしさ（personhood）という言葉（同義語や類似語を含む）について，主に超越論，倫理学，社会心理学の領域で用いられ，それぞれの文脈で言葉の働きは異なるが，概念的に統一性のある核となる意味が存在していると述べている．その意味をふまえて，キッドウッドはその人らし

表1 ICFの個人因子例

①性別	②人種	③年齢
④その他の健康状態	⑤体力	⑥ライフスタイル
⑦習慣	⑧生育歴	⑨困難への対処方法
⑩社会的背景	⑪教育歴	⑫職業
⑬過去および現在の経験(過去や現在の人生の出来事)		⑭全体的な行動様式
⑮性格	⑯個人の心理的資質	⑰その他の特質　　など

さを「関係や社会的存在の文脈の中で,他人から1人の人間に与えられる立場や地位である」と定義し,人として認めること,尊重,信頼を意味していると捉えた[2].つまり,その人らしさは,人と人との関係性の中ではじめて成立する概念であり,尊重し,信頼することを前提とする用語であると考えられる.したがって,対象者を「どんな人か?」という視点ではなく,麻痺の程度や認知症の有無,痛みの強さなど「どんな症状か?」という視点でみてしまうとその人らしさの尊重は困難となる.

③ICFと人間作業モデルからの理解

その人らしさとはどのようなものなのかを具体的に考えるためには,国際生活機能分類 International Classification of Functioning, Disability and Health(ICF)の個人因子が参考となる.個人因子とは「個人の人生や生活の特別な背景であり,健康状態や健康状況以外のその人の特徴からなる」と定義され,環境因子とともに背景因子として健康状態や生活機能に影響を及ぼしうるものとされている[3].また,表1のような内容が個人因子の例として示されており,その人らしさを具体的に捉えるためには有用である.しかし,個人因子は社会的・文化的な差異が大きく,ICFでは分類されていないことから,各国で独自に開発を進める必要があると考えられている[4].

人間作業モデルの主要な概念である意志もその人らしさとの関連が強い.意志とは,人間が重要だとすること(価値),個人的能力と有効性があると認識すること(個人的原因帰属),そして楽しみや満足を見出すこと(興味)に関する考えや感情を示し,自分が行うことを予想し,選択し,経験し,解釈するという働きに関わるものである[5].つまり,人が主体的に行動する際には,必ず意志の影響を受けており,その行動の結果はその人らしさを表現したものと考えられる.意志に基づいた行動が習慣化すると,その人らしさは客観視しやすくなるという特性がある.人間作業モデルは,人の作業行動を理解し,作業機能障害を改善するための概念的実践モデルといわれているが,視点を変えると対象者のその人らしさを捉えるための有用な概念であるということがわかる.

④高齢者のその人らしさ

ICFや人間作業モデルの近接した概念を理解することで,その人らしさの構成要素が浮かび上がってくる.しかし,わが国の高齢者のその人らしさを総体として捉えるためには,まだ不十分である.そこで筆者らは,介護老人保健施設の専門職314名を対象に,ICFと人間作業モデルの概念を利用し,高齢者支援に必要なその人らしさについて検討した[6].因子分析の結果,その人らしさは図2に示すような4因子構造であることが明らかになった.

「生活様式形成因子」には,習慣,ライフスタイル,興味,性格という日常の生活スタイルを決定する要因が含まれる.「経歴文脈形成因子」には,職業,教育歴,過去および現在の経験,生育歴という本人の作業ストーリーに直結する要因が含まれる.「心理行動影響因子」には,自己効力,

能力の感覚，価値，困難への対処方法という日常生活の変容に大きく影響する要因が含まれる．「基本属性形成因子」には，性別，年齢，人種・民族というその人らしさを理解するための基本となる要因が含まれる．特に「心理行動影響因子」は，高齢者を支援する既存の個別ケア手法で言及されていない重要な観点であると考えられる．

この研究では，ICFや人間作業モデルの概念には含まれない要因についてもテキスト分析によって検討した．その結果，宗教や死生観，希望や目標などが高齢者支援に必要なその人らしさとして抽出されている．

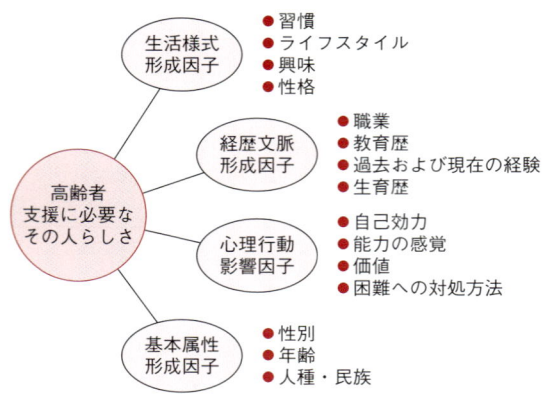

図2　高齢者支援に必要なその人らしさの因子構造

2. その人らしさの支援

① OTの役割

冒頭で専門職連携は，その人らしさを尊重するための方法論であると述べた．連携とは積極的な他職種理解とコミュニケーションを前提として，チーム内で情報の共有から合意形成までを行い，それぞれの職種の役割を遂行する一連のプロセスのことである（図3）[7]．したがって，その人らしさの支援においても，連携して「OTの役割」を遂行することが求められるが，その役割とはどのようなものだろうか．World Federation of Occupational Therapists（WFOT）による作業療法の定義[8]では，OTは，人々がしたい，する必要がある，することを期待されている作業に取り組む能力が向上するように支援する職種であることが明記されている．すなわち，その人らしさの支援におけるOTの役割とは，その人がしたい，する必要がある，することを期待されている，その人らしい「大切な作業の実現」に他ならないだろう．

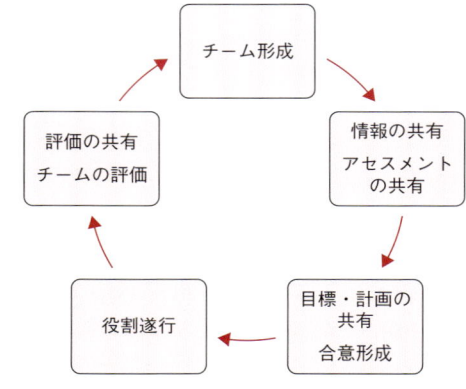

図3　専門職連携のプロセス

「大塚眞理子，杉山明伸，國澤尚子：IPWの仕組み，IPWを学ぶ-利用者中心の保健医療福祉連携（埼玉県立大学 編），p.31，2009，中央法規出版」を参考に作成

②その人らしくない作業療法

その人らしい大切な作業を支援するためには，本人の作業ストーリーを理解することがきわめて重要である．これは前述の高齢者支援に必要なその人らしさにおいて，経歴文脈形成因子が含まれていることからもわかる．作業ストーリーを聴取せずに，心身機能の問題点のみに着目したボトムアップアプローチを行ってしまうと，「その人らしくない」支援になる可能性が高い．その人らしくない作業療法とはどのようなものか事例[9]をあげて説明する．

表2　Aさんの心身機能

視機能	生活に支障なし
関節可動域（自動）	右肩関節屈曲120°/外転90°，右股関節屈曲60°/外転30°，左股関節屈曲30°/外転10°
筋力	両上肢3，右下肢3⁻，左下肢2，握力5kg（左右）
感覚機能	表在覚，深部覚とも問題なし
認知機能	HDS-R 19点
精神機能	うつ傾向あり

表3　N-ADLの結果

歩行・起座	1点（寝たきり）
生活圏	1点（寝床周辺）
着脱衣・入浴	1点（ほぼ全面介助）
摂食	7点（ベッド上でほぼ自立）
排泄	3点（おむつ対応）
合計	13/50点

　Aさん，80歳代半ばの女性．一般病床入院中で要介護3の認定を受けていた．疾患名は粟粒結核，両変形性股関節症，白内障（両眼），糖尿病で，60歳代半ばに右股関節の人工関節置換術を受けたが，左股関節は糖尿病の進行により中止した．退院後は補高靴とT字杖を用い，独居生活をしていた．夫とは死別．2ヵ月前，介護老人保健施設入所中に結核菌が検出され，都市部の病院へ入院した．その後，本人と家族が自宅周辺での治療を希望し，現在の病院へ転院となった．医師の指示は，ベッドサイドのリハビリテーションとポータブルトイレの利用であった．

　作業療法評価の結果では，Aさんの心身機能は表2のとおりで右肩関節と両股関節の拘縮と全身，特に下肢の筋力低下，軽度認知症とうつ傾向が問題であった．また，ADLは摂食以外，ほぼ全介助の状態であった（表3）．

　このような情報のみでAさんのアプローチを検討すると，排泄を中心としたADL能力の向上が主な作業療法目標となり，関節可動域訓練や筋力増強訓練，起居・移動や端座位の練習がプログラムとして用いられるだろう．経験のあるOTであれば，心身機能やADLのスクリーニングテストで，必要なプログラムは簡単に立案できる．しかし，このアプローチを検討するにあたって，その人らしさに関する情報は考慮されていない．したがって，これはその人らしくない作業療法の可能性がある．Aさんは排泄動作の自立に価値を感じているのであろうか，他に興味があり，実施したいと考えている作業はないのだろうか，何よりも，習慣となっている大切な作業は実施されているのだろうかということを考えることが，その人らしい大切な作業の支援に必要である．

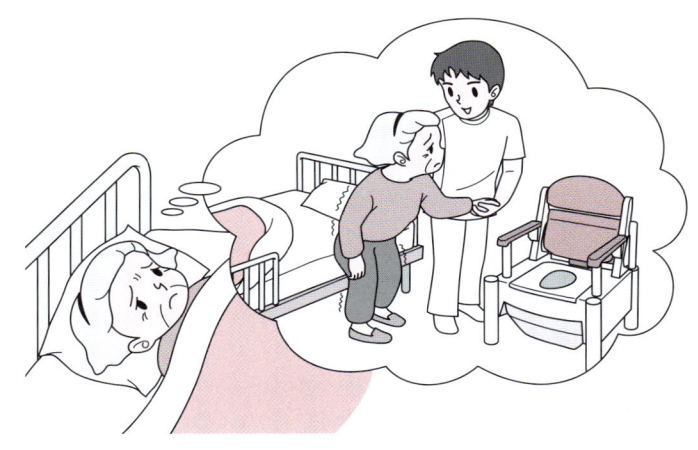

③作業ストーリーの重要性

　高齢者の支援において，心身機能やADLへのアプローチそのものが否定される訳ではない．問題は本人の作業ニーズに合致しているかどうかということである．対象者の作業ニーズを明らかにする手法は数多く存在するが，どの手法も作業ストーリーを理解することの重要性を強調している．Aさんの過去および現在の作業ストーリーは以下のとおりであった．

> 　Aさんは未熟児として生を受け，すぐに死んでしまうだろうと周りから思われながらも，農業に勤しみ，3人の娘を育て，今まで一生懸命生きてきた．学生時代は祖母の存在が大きく立ちはだかり，勉学も遊びもできて良い身分だといわれていた．夫と結婚してからは，農業を生業として行い，子育てもあったことから非常に忙しかった．子どもが自立した後は，自分の時間がもてるようになった．そのころは，ばら寿司（岡山の郷土料理）をたくさん作って，近所に配ることがとても好きであった．
> 　60歳代になってから通ったデイサービスで手工芸と出会い，はじめて趣味らしい趣味がもてた．ここでは，貼り絵，刺しゅう，押し花などを経験した．若い時から手工芸に出会えていれば良かったと思っている．現在の生活は楽しみがほとんどない．大好きだった手工芸は，今は身体が動かないし，目も見えないからできない．90歳の姉が毎週お見舞いに来てくれるので，私も頑張らなきゃいけないと思うが，何もする気が起きない．今の自分は邪魔者で家族の迷惑になっていると感じている．

　作業ストーリーの聴取から，対象者がいつ，どのような作業を行ったのかという「形」だけではなく，作業をすることがどのような役に立ったのかという「機能」や作業を行う本人にとっての「意味」[10]を解釈することが，作業ニーズの理解に必要である．

　Aさんは幼少期より，結婚して農家となり，子どもが独立するまでの間，食べて生きていくため，子どもを育てるための作業に取り組むことが多く，有能感や楽しさを感じる作業が少なかったことから，生活満足感はあまり高くなかったものと推測される．その後は自分の時間がもてるようになったため，料理をふるまい人々に喜んでもらうという楽しみができた．さらに，高齢者となってから取り組んだ手工芸が，日々の生活に楽しみと生きがいをもたらす習慣化した作業となった．しかし，現在は運動機能や視力の問題から，手工芸は実施できず，有能感が低下している．また，満足できる日課がほとんどないため，生活意欲も低下し，うつ傾向に陥っていると考えられる．

　このように作業ストーリーを解釈することで，本人の価値や興味が明確となり，習慣や役割の一部も理解することができる．したがって，Aさんの作業ニーズを考えると，**物語的リーズニング**[11]の観点から，手工芸を作業療法プログラムに導入することが求められる．

用語解説　物語的リーズニング
- 1994年にマッティングリーらによって提唱された概念で，対象者にとって意味のある目標やプログラムは何かということを本人の語りに基づいて判断し，対象者の行動を支援のプロセスに導くことである．
- 物語的リーズニングは対象者のケア場面で，OTが計画を立て，指導し，実践し，内省するために用いるプロセスを示すプロフェッショナル（クリニカル）リーズニングの1つである．

---

④作業参加そのものの改善

　高齢者のその人らしさを支援するためには，作業ストーリーから明らかにされた個人的に意味をもつ作業への取り組みだけではなく，その人の作業参加そのものを改善するアプローチも必要であ

表4 MOHOSTの結果

作業への動機付け				作業のパターン				コミュニケーションと交流技能				処理技能				運動技能				環境：病室		
能力の評価	成功への期待	興味	選択	日課	適応性	役割	責任	非言語的技能	会話	音声による表現	関係性	知識	タイミング	組織化	問題解決	姿勢と可動性	協調性	力と努力	エネルギー	物理的空間	物的資源	社会集団	作業要求
F	F	F	F	F	F	F	F	F	F	F	F	F	F	F	F	F	F	F	F	F	F	F
A	A	A	A	A	A	A	A	A	A	A	A	A	A	A	A	A	A	A	A	A	A	A
I	I	I	I	I	I	I	I			I		I		I		I	I	I	I	I	I	I
R	R	R	R	R	R	R	R	R	R	R	R	R	R	R	R		R	R	R	R	R	R

F：作業参加を促進する，A：作業参加を支持する，I：作業参加を抑制する，R：作業参加を制限する

る．作業参加とは，個人の社会文化的文脈の一部であり，個人の健全な状態にとって望ましい，あるいは必要なADL，仕事，遊びへの取り組みを意味する[12]．本人にとって大切な作業の支援は，その人らしさを取り戻すために非常に有効であるが，心身機能の低下や環境の変化によって，これまでの人生や生活の文脈から遠ざけられた対象者に対して，作業参加が適切に行えるような能力や環境に介入することもきわめて重要である．

AさんのADL参加への介入にあたっては，人間作業モデルスクリーニングツールModel of Human Occupation Screening Tool（MOHOST）[13]を用いた．MOHOSTは，観察や他の信頼できる情報源を用いて対象者の作業参加を測定するきわめて柔軟な評価法であり，なぜ対象者がADLや仕事，あるいは遊びに取り組まないのかを理解するための枠組みを提供するものである．

病室でAさんにMOHOSTを実施した結果（表4），「作業への動機付け」「作業のパターン」では，「何もできないし，する気が起きない」という発言が多く，何の役割も果たしていなかったことから，いずれの項目も作業参加を抑制・制限していた．「コミュニケーションと交流技能」「処理技能」では，「音声による表現」で作業参加を促進していたが，自ら話しかけることは少なく，認知機能の低下もあったことから「関係性」「タイミング」「問題解決」が作業参加を抑制していた．「運動技能」でも作業参加を抑制する項目が多く，特に「姿勢と可動性」は寝たきり状態であることから作業参加を制限していた．「環境」では，パーソナルスペースが狭く，病室外での交流も困難であったことから，いずれの項目も作業参加を抑制・制限していた．

実際，Aさんの作業参加は，ADL以外では訪室する売店職員をとおして好きなパンや飲み物の買い物をすることと，面会に来る家族と会話することに限られていた．MOHOSTの結果より，作業参加の制限には，「成功への期待」や「日課」「役割」の少なさ，「姿勢と可動性」や「物理的空間」の問題が大きく影響していた．そこで，安定した座位の獲得と関節可動域の拡大を目的とした運動療法，シーティングを中心とした物理的環境の調整をプログラムに導入することで，Aさんの作業ニーズである手工芸の実施をはじめとした机上での作業が可能となる．また，車いすの自操練習を導入す

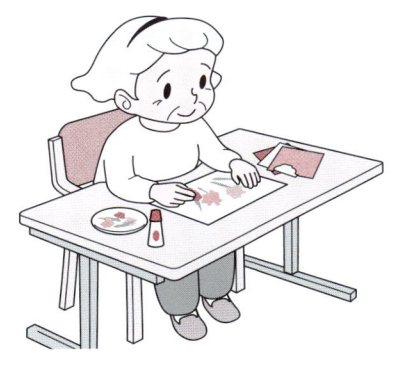

I ● 総　論

ることで，行動範囲が拡大され，社会的交流に関わる作業が可能となる．これらの介入を段階付けて行うことによって，自己効力感を高め，日課や役割の獲得につなげることができると考えられる．

このように対象者の作業参加に影響を及ぼす要因を明らかにし，作業参加そのものを改善することによって，新たな役割の獲得に発展する可能性も高まり，その人らしい健康的な生活の再構築を支援することができるであろう．

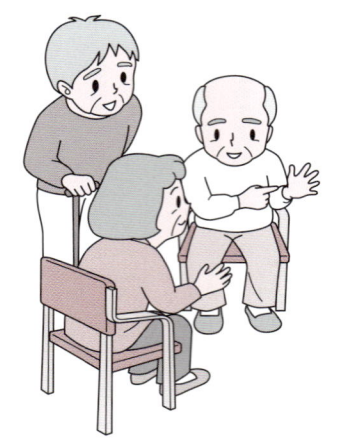
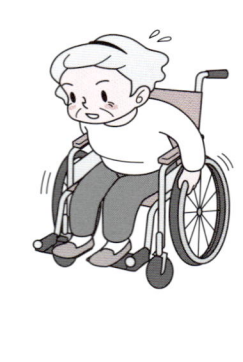

3. その人らしい作業の捉えかた

①人間作業モデルの観点から捉える

作業療法におけるその人らしさの支援とは，その人らしい大切な作業の実現が重要であることをすでに述べた．このようなアプローチをするためには，作業ストーリーの理解をはじめとした，高齢者のその人らしい作業を捉えるために必要な観点を具体的に知らなければならない．

人間作業モデルは，現在の実践モデルの中で，最初に作業に焦点を当てる重要性を表明したモデルである．また，作業療法に**クライエント中心**[14]という概念が出現する以前から，人間作業モデルは実践に対象者の考え方や希望を取り込む必要性を強調していた．したがって，このモデルからその人らしい作業を捉えるための多くの視点を得ることができる．

> **用語解説　クライエント中心**
> - 1939年にロジャーズによってはじめて提唱された概念で，非支持的で，かつサービスを受けているクライエントによって表現された問題に焦点を当てることを示す．
> - クライエント中心の作業療法は，カナダの作業療法の中核概念で，クライエントを尊重し，意志決定にクライエントを参加させ，クライエントのニーズに合うように支援することを目的としている．

このモデルでは，人がどのように自分の作業を選択し，組み立て，行うのかを説明するために，以下のことに焦点を当てている[15]．
・作業に対する動機付け
・作業のパターン
・遂行の主観的側面
・作業に関する環境の影響

作業に対する動機付けは「意志」として概念化され，人が作業を行おうとする思考と感情を表していることから，その人らしい作業を捉えるために必ず理解しておかなければならない．意志は興味，価値，個人的原因帰属という3つの思考と感情で構成されているため，本書では「興味・関心」「価値観」「できると思う気持ち」として，詳しく解説する．作業のパターンは「習慣化」として概念

化され，作業が規則的に繰り返されるようになったり，日課となる仕組みを説明したりするものであることから，これもその人らしい作業を捉えるために必要な概念である．特に，認知症などで自らの意志をうまく伝えることができない対象者では，作業のパターンを知ることが作業ニーズを理解するために役立つ．習慣化は習慣と役割で構成されているため，本書では「生活習慣」「役割・生きがい」として，詳しく解説する．

　遂行の主観的側面は「遂行能力」として概念化され，物事を行うためには身体と精神の客観的構成要素とそれに対応する主観的な経験の両者が必要であると考える．その人らしい作業を捉えるためには，主観的な経験を知ることが必要であるが，これは意志や習慣化の理解，作業ストーリーの聴取から情報収集が可能である．作業に関する環境の影響は「環境」として概念化され，意志，習慣化，遂行能力のすべてに影響を及ぼすと考えられていることから，その人らしい作業を捉えるために他の要因と合わせて理解しなければならない．環境は空間，対象物，社会的集団，作業形態と作業課題という4つの次元から構成されるが，本書では，物理的および社会的環境を包含した「取り巻く環境」として，詳しく解説する．

②作業科学の観点から捉える

　作業科学とは，作業的存在としての人間を研究する社会科学の一分野であり，作業の形(form)，機能(function)，意味(meaning)を研究する学問である[16]．そして，作業療法の独自性を明らかにするために，OTには病気や治療に関する知識だけではなく，作業に関する知識がもっと必要だという前提に基づいている．そもそも作業科学は，人間作業モデルなどの実践理論とは異なり，作業に関する知識の体系化を目的とした基礎科学であった．しかし，作業科学に基づいた作業療法が高齢者の健康増進に大きく貢献することを証明したWell elderly study[17]の発表を契機に，作業科学が実践と深く結び付くものであると考えられるようになった．

　対象者のその人らしい作業を捉えるためには，作業の主観的意味を理解しようとする作業科学の観点が非常に有用である．その人にとっての作業の意味は，本人の作業ストーリーから明らかになることが多い．その意味を理解して支援することで，新しいストーリーの構築が可能となる．作業科学では，作業を通して回復する具体的な方法として，共通の理解地平の確立，作業ストーリーテリング，作業ストーリーメイキングの3つの側面が重要であることを示している[18]．対象者の視点を共有し，作業的存在としての対象者の歴史を理解し，対象者とともにストーリーを作り出すというこのプロセスは，人間作業モデルにおける作業的ナラティブ[19]の観点とも共通している．本書では作業ストーリーを「生きてきたストーリー」として，詳しく解説し，実践編でも事例の作業ストーリーを重視して説明する．

　また，その人らしい作業を支援するためには，日常行っている作業のバランスが対象者らしいのかを検討する必要がある．作業科学では，作業バランスを作業の量と質の問題として考える[20]．量のバランスとは，ADL，仕事，遊びの時間や数などのバランスであり，質のバランスとは，その作業を義務でしているのか願望があってしているのか，楽しみにしている作業はどのくらいあるのかなどというバランスである．本書では作業バランスを「生活のバランス」として，詳しく解説する．

　表5にその人らしい作業を捉えるための視点を主な関連概念とともにまとめた．本書では，これらの視点からの情報をどのように収集するのかを情報収集編で，これらの視点からどのようにアプローチするのかを実践編で説明する．

表5 その人らしい作業を捉えるための視点

視点	主な関連概念
①興味・関心	意志：興味（人間作業モデル）
②価値観	意志：価値（同上）
③できると思う気持ち	意志：個人的原因帰属（同上）
④生活習慣	習慣化：習慣（同上）
⑤役割・生きがい	習慣化：役割（同上）
⑥取り巻く環境	環境（同上）
⑦生きてきたストーリー	作業ストーリー（作業科学） 作業的ナラティブ（人間作業モデル）
⑧生活のバランス	作業バランス（作業科学）

③どこまで実現すればその人らしいのか

　作業療法実践において，対象者の大切な作業を支援することはきわめて重要である．しかし，大部分の人にとって大切な作業は1つではない．対象者の大切な作業をどこまで実現すればその人らしいと判断できるのであろうか．OTが考えなければいけないのは，大切な作業をできるだけ多く実現するという数だけの問題ではなく，その人らしい作業の実現によって本人が望む役割をどのくらい担えるかということである．先に事例として紹介したAさんの例で考えると，人間作業モデルでいう趣味人/愛好家としての役割を担うために，作業療法に手工芸を導入した．手工芸にはたくさんの種目があることから，本人に経験がある貼り絵，刺しゅう，押し花などを中心とした多くの作業に取り組むことが検討される．しかし，ばら寿司を作って近所にふるまったり，デイサービスの利用を楽しんでいたりしたことを考えると，友人としての役割を担うための作業も必要であろう．つまり，Aさんは単に多くの手工芸を実施するというより，趣味人/愛好家と友人という2つの役割に関する作業に取り組む方がその人らしいのではないかと考えられる．

　人は高齢期に入ると，それまでに担ってきた役割が心身機能の低下，退職，家族や友人の死などの理由により喪失，または減少する．役割はいわば生活の舞台とも考えられ，こうした役割の変化にうまく対応することができなければ，生きがいを失い，健康に不調をきたす可能性もある[21]．特に認知症高齢者では，記憶障害，意欲の低下，認知症の行動・心理症状 Behavioral and Psychological Symptoms of Dementia（BPSD）などの問題から，これまで継続していた作業が途絶し，容易に役割を喪失してしまう．したがって作業療法では，役割再獲得や予防的な介入を通して，その人らしさを維持することが強く求められる．

　その人らしさと役割の関係を考えると，本人が担いたいと思うすべての役割を果たすことが理想的なその人らしさの実現である．そして，これらの役割遂行に必要な作業への取り組みをその人らしさの表明と捉えるならば，作業的存在としてどのようになりたいのかという作業同一性[22]は，その人らしさとかなり近似した概念である．Aさんに必要な役割を検討すると，趣味人/愛好家や友人の役割に加えて，家族の一員としての役割が非常に重要ではないかと考えられる．つまり，姉や娘とのつながりを互いに実感できる作業を行うことが，作業同一性を高め，理想的なその人らしさの実現につながるであろう（図4）．実際の作業療法場面では，対象者が望むすべての役割を支援することは難しい．しかし，それらの役割につながる作業がその人らしい大切な作業であることを認識し，可能な限り包括的に捉えて支援することを目標にしたい．

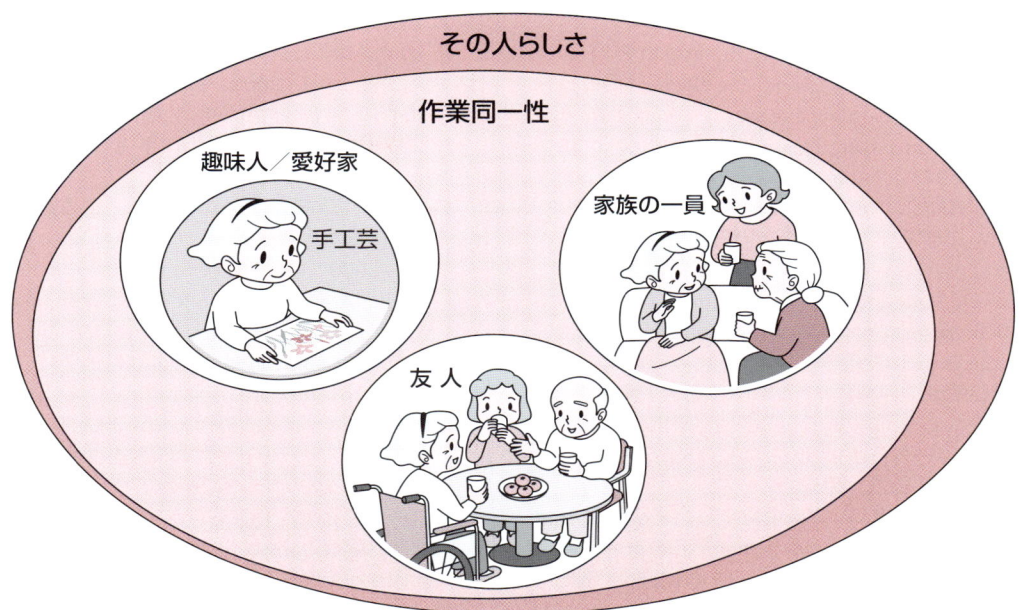

図4 Aさんの作業同一性とその人らしさの関係

> **おさらい**　対象者のその人らしさの尊重は，保健医療福祉実践の最重要事項である．しかし，その人らしさの支援は容易ではなく，定義や構成概念も確立したものはない．その人らしさを具体的に検討していくためには，ICFや人間作業モデルの概念が参考となる．また，その人らしさの支援におけるOTの役割とは，その人がしたい，する必要がある，することを期待されているその人らしい「大切な作業の実現」である．その実現のために，本人の作業ストーリーを理解することがきわめて重要である．作業ストーリーを聴取しないボトムアップアプローチは「その人らしくない」支援になる可能性が高いだろう．
> 　高齢者のその人らしい作業を捉える具体的な方法としては，人間作業モデルや作業科学の観点が非常に有用である．本書では，「役割・生きがい」「生活習慣」「興味・関心」「価値観」「できると思う気持ち」「取り巻く環境」「生活のバランス」「生きてきたストーリー」の8つの視点を紹介する．これらの視点を用いることで，対象者の大切な作業を支援することが可能となるが，重要なのはその支援によって本人が望む役割をどのくらい担えるかということである．本人が担いたいと思うすべての役割を果たすことが理想的なその人らしさの実現と考えられる．

【文献】
1) 佐藤進：なぜ今，連携なのか，IPWを学ぶ-利用者中心の保健医療福祉連携（埼玉県立大学 編），pp.1-27，2009，中央法規出版
2) Kitwood T（高橋誠一 訳）：人であることについて，認知症のパーソンセンタードケア-新しいケアの文化へ，pp.17-37，2005，筒井書房
3) 世界保健機関（WHO）：ICF 構成要素の概観，ICF 国際生活機能分類-国際障害分類改定版（障害者福祉研究会 編），pp.9-16，2002，中央法規出版
4) Jelsma J：Use of the international classification of functioning, disability health：A literature survey. J Rehabil Med. 44(1)：1-12, 2009
5) Kielhofner G（村田和香 訳）：意志，人間作業モデル-理論と応用 改訂第4版（山田孝 監訳），pp.34-

54，2012，協同医書出版社
6) Kurokawa H, Yabuwaki K, Kobayashi R：Factor structure of "personhood" for elderly healthcare services：A questionnaire survey of long-term care facilities in Japan. Disabil Rehabil. 35(7)：551-556, 2013
7) 大塚眞理子，杉山明伸，國澤尚子：IPWの仕組み，IPWを学ぶ-利用者中心の保健医療福祉連携(埼玉県立大学 編)，pp.30-39，2009，中央法規出版
8) World Federation of Occupational Therapists：Definitions of occupational therapy from member organisations, 2012
9) 籔脇健司，小林隆司，安田守：長期入院高齢者の作業参加を高める実践の有効性—人間作業モデルスクリーニングツールを用いた介入．作業行動研究．16(4)：258-266，2013
10) Larson A, Wood W, Clark F：Occupational science：Building the science and practice of occupation through an academic discipline, Willard & Spackman's occupational therapy 10th eds, Crepeau EB, Cohn ES, Schell BAB(eds), pp.15-26, 2003, Lippincott Williams & Wilkins
11) Schell BAB：Professional reasoning in practice, Willard & Spackman's occupational therapy 11th eds, Crepeau EB, Cohn ES, Schell BAB(eds), pp.314-327, 2009, Lippincott Williams & Wilkins
12) Yerxa EJ：Occupational therapy's role in creating a future climate of caring. Am J Occup Ther. 34(8)：529-534, 1980
13) Parkinson S, Forsyth K, Kielhofner G(野藤弘幸，小林隆司 訳)：人間作業モデルスクリーニングツール使用者手引き(山田孝 監訳)，2007，日本作業行動学会
14) Law M, Mills J(宮前珠子，酒井ひとみ 訳)：クライエント中心の作業療法，クライエント中心の作業療法-カナダ作業療法の展開(宮前珠子，長谷龍太郎 監訳)，pp.1-20，2000，協同医書出版社
15) Kielhofner G(石井良和 訳)：人間作業モデル，作業療法の理論 原書第3版(山田孝 監訳)，pp.144-166，2008，医学書院
16) Clark FA，宮前珠子：作業的存在としての人間を研究する作業科学．OTジャーナル．34(12)：1157-1163，2000
17) Clark FA, Azen SP, Zemke R et al：Occupational therapy for independent-living older adults. A randomized controlled trial. JAMA. 278(16)：1321-1326, 1997
18) Clark F, Ennevor BL, Richardson PL(村井真由美 訳)：作業的ストーリーテリングと作業的ストーリーメーキングのためのテクニックのグラウンデッドセオリー，作業科学-作業的存在としての人間の研究(佐藤剛 監訳)，pp.407-430，1999，三輪書店
19) Kielhofner G, Borell L, Holzmueller R et al(村田和香 訳)：作業的生活を加工すること，人間作業モデル-理論と応用 改訂第4版(山田孝 監訳)，pp.122-139，2012，協同医書出版社
20) 吉川ひろみ：作業の主観的意味，「作業」って何だろう-作業科学入門，pp.19-41，2008，医歯薬出版
21) 竹原敦：老年期の課題，作業治療学4 老年期 改訂第3版(村田和香 編)，pp.50-55，2008，協同医書出版社
22) Kielhofner G(小林隆司 訳)：行為の諸次元，人間作業モデル-理論と応用 改訂第4版(山田孝 監訳)，pp.112-121，2012，協同医書出版社

(籔脇健司)

2 大切な作業を実現するための方法

要 旨

- ◆作業療法におけるトップダウンとは，面接を行い，対象者にとって大切な作業を特定した後，その作業を実際に観察する．そして，観察された問題について情報収集を行い，作業遂行のポイントについて解釈し，設定した目標に向けて介入を行うプロセスを指す．
- ◆作業療法におけるボトムアップとは，対象者の病気や障害の程度の検査，活動などの評価を行い，幅広いデータを集め，作業が実現可能かどうか推定していくプロセスを指す．
- ◆トップダウンとボトムアップは，それぞれに長所と短所があり，お互いがその短所を補うという相補的な関係にある．ただし大切な作業を実現するためには，まずトップダウンによって対象者の大切な作業を明らかにした後，その作業ができるかどうか観察を中心としたボトムアップで判断する使い分けが望ましい．

1. トップダウンとボトムアップ

① トップダウンとボトムアップの視点

　近年，対象者にとって大切な作業を実現するための方法として，トップダウンアプローチが注目されている[1,2]．作業療法におけるトップダウンアプローチとは，対象者にとってどの作業ができるようになれば健康であるといえるのか，社会参加しているといえるのかを定義してから，作業の可能化に必要な評価および介入を行っていくプロセスを指す．トップダウンでは，評価—介入—再評価のプロセスにおいて，「対象者が大切にしている作業から離れない」ことが大きな特徴である．

　一方，作業療法におけるボトムアップとは，まず対象者の病気や障害の程度の検査，活動などの評価を行い，幅広いデータを集めて，そのデータに基づき対象者の活動や参加ができるかどうか推定していくプロセスである．ボトムアップでは，心身機能のデータを積み上げていくことで，「その作業ができるかどうか検証できること」が大きな特徴である（**表1**）．

　両者の違いは主に評価にある．トップダウンは活動や参加面に対して直接的な介入，ボトムアップは機能面への介入という解釈もある．しかし，介入は評価によって導かれる目標を達成するための方法である．どこを目標とするかによって介入方法は大きく異なる．よって，両者の評価が異なっ

表1　トップダウンとボトムアップの視点

トップダウンの例 　Bさんは主婦としての自分を非常に大切にしている．Bさんの家庭で求められる主婦業としては，料理，洗濯，掃除という家事の作業が必要となる．現在その作業を困難にしている理由は，物をもっての移動，立ち上がり，立位保持といった活動が難しいことにある．
ボトムアップの例 　Bさんにさまざまな検査を実施した結果，片麻痺による下肢筋力，上肢随意性，体幹機能の低下が認められた．それにより，立ち上がりや立位保持，物をもっての移動などが困難になり，料理や洗濯，掃除を1人で行うことが難しく，主婦としての役割が果たせなくなる可能性がある．

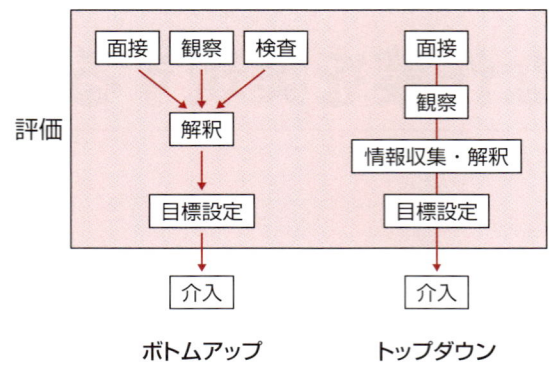

図1　トップダウンとボトムアップの違い

た結果，介入方法も異なっていると考えたほうが良いであろう．トップダウンであっても機能面に介入することや，ボトムアップでも活動や参加面に介入することもある．したがって，両者の違いは，主に評価にあるといえるだろう．

　さらに厳密にいえば，トップダウンとボトムアップで評価する項目はほとんど同じで，異なるのは項目の順序性や優先度の違いにある．図1にその順序を示す．ボトムアップの評価では，面接，観察，検査を並行して進めていく．そして，評価結果のすべてを統合する形で解釈し，設定した目標に向けて機能改善を中心とした介入を行う．一方，トップダウンの評価では，まず面接を行い，対象者にとって大切な作業を特定した後，その作業を実際に観察する．そして，観察された作業遂行上の問題に関する検査などを行って解釈し，設定した目標に向けて実動作中心の介入を行う．

②現状はボトムアップが主流

　現在，わが国の作業療法はボトムアップが主流である．もちろんボトムアップで検査結果を積み上げた結果が最終的に対象者役割につながればよい（表1）．しかしながら，ボトムアップでは，図1のとおり，面接，観察，検査で得られた質の異なる情報でも同じように扱われる．むしろ，客観的な検査が優先されがちになってしまう．そして，作業療法のプロセスが対象者の大切な作業から離れ，いつの間にか客観的に対象者に必要なこと（ニーズ）に焦点が当たってしまう．例えば，対象者の希望を聞き，その内容が「釣りができるようになりたい」であったとしても，検査やADLの評価を進めていくと，ADLの自立度が低い評価結果が優先され，目標すべてがADLの自立となってしまうことがある．

　さらに，ボトムアップでは実際の作業を観察せず，検査結果から作業遂行の成否を推定していくことが多い．例えば，「高次脳機能障害の検査でかなり異常値がみられたために，（自動車運転は観察していないが）自動車の運転はできないであろう」と推定されることがある．そして，その推定を確実なものにするためには，実際に作業を行うのではなく，より多くの客観的データが必要と考え，さらに多くの検査をしてしまう．結果，ますます作業を実際に観察する時間が少なくなるという悪循環に陥ってしまうことがある．

③トップダウンの特徴

　一方トップダウンでは，面接，観察，情報収集（検査を含む），解釈の順序性を守って実施する．

まず面接によって対象者の価値観，役割，人生のストーリーなどを共有し，対象者ができるようになりたい（またはできるようになる必要がある）と考えている作業を決定する．その決定した作業場面を観察し，作業の中でうまくできた部分やできなかった部分を整理し，うまくできなかった部分に限定してさまざまな情報収集（検査を含む）を行う．その情報をもとに，作業遂行機能障害の原因を解釈し，目標設定を行う．このプロセスによって，最初の面接で話し合った対象者にとって大切な作業を中心とした作業療法を進めていくことができる．

　もちろんトップダウンにもいくつか気をつけなければいけない点がある．トップダウンでは，最初に対象者の大切な作業を決め，その作業に必要な評価や介入を行っていく．仮に最初の面接で決定した作業が，実は対象者の健康や参加につながっていなかったという場合，その後すべてのプロセスが対象者の健康には関係のないものになってしまうリスクがある．そのため，トップダウンでは最初の説明や面接などが非常に重要になる．ただし，一般的に対象者の多くは作業療法のことを理解していない．そればかりか，リハビリテーションを機能回復訓練として認識している[3]．したがって，トップダウンの導入や最初の面接などは非常に難しくなるが，そのことは作業療法教育であまり重要視されていない現状がある．この点に関して，現状では後述するアセスメントツールを用いることが望ましいであろう．

　さらに，トップダウンでは面接で得られた対象者の「できるようになりたい」という主観的な希望を優先するあまり，現実的に実現困難な作業が目標になってしまうことがある．また，トップダウンではQOL，満足度，遂行度などの対象者の主観を優先したアウトカムが良く用いられる．QOL，満足度，遂行度などは，量で表現されているものの，客観的な指標と比べて曖昧で再現性が低くなる．もちろん対象者自身が作業をどう捉えるのか，その主観的な変化が作業療法において重要ではある．しかし「できると思う」「できるようになったと思う」という主観のみの評価ではなく，実際の作業遂行能力も客観的で測定可能な指標による裏付けがあると良い．それには，ボトムアップによる検査を組み合わせることが必要となる．つまり，トップダウンとボトムアップのどちらか一方のアプローチを行うのではなく，お互いの長所と短所を理解したうえで組み合わせることが重要であると思われる．

④両者は相補的な関係にある

　トップダウンとボトムアップは，それぞれに長所と短所があるが，基本的にはお互いがその短所を補うという相補的な関係にある．そのため，両者をうまく組み合わせて用いることが重要である．

　ではどのように組み合わせるのが良いのか．結論からいうならば，病期，場所に関係なく，まずトップダウンによって対象者にとって大切な作業を特定し，その後「その作業に関する」情報を広く集めて，実現可能かどうか検証する段階になってから，ボトムアップを展開していくことが望ましい．つまり，トップダウンで対象者にとって大切な作業を特定する前に，ボトムアップを行わないことである．

　現在，臨床場面においては，ボトムアップから始めてトップダウンに切り替える方法と，ボトムアップとトップダウンを最初から並行して行う手法が比較的よく用いられている．この2つは，ボトムアップとトップダウンを組み合わせているが，いずれにおいてもボトムアップを最初から実施している．これはトップダウンを組み合わせているとはいえ，対象者にとって大切な作業に関係のない検査や介入を実施してしまうこととなり，時間的，労力的にも非効率的である．また，トップダウンで対象者の大切な作業を明らかにした後，作業場面の観察なしに検査中心のボトムアップを

行ってしまうと，作業場面で観察されない問題までも検査することとなり，単にボトムアップから始める場合と大差ない可能性がある．したがって，トップダウンで対象者の大切な作業を明らかにした後，観察を軸としたボトムアップを行うことが望ましい．

2. トップダウンの実際

作業を実現するための方法としてのポイントは，評価の順序性(すなわち，面接，観察，情報収集，解釈，目標設定)を守るトップダウンにあることを述べた．ここからは，各項目ごとに，目的と具体的な方法について，架空の事例，Bさんを例にして述べていくこととする．

Bさん，60歳女性，脳卒中左片麻痺

①面 接

(1) 高齢者はクライエントであるか？

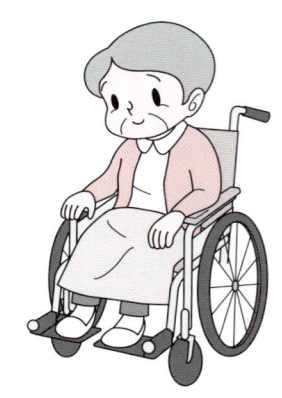

面接を実施する前に，目の前の高齢者が「クライエント」であるかどうか見極めていくことが必要となる．クライエントとは，作業療法の意思決定に参加することができ，自身の作業遂行上の問題があることを認識しつつ，作業療法を活用することで変化を求めている人である．このような対象者の場合には，トップダウンの作業療法の導入が容易である．

一方，重度の認知・知的機能の低下やコミュニケーションの障害などにより，意思決定への参加が困難な高齢者の場合には，トップダウンの作業療法を展開することは難しい．その場合，周辺からの情報収集や作業場面の観察などを通して，こちらからその高齢者に対して必要もしくは適していると思われる作業療法を提供していく．それと同時に，その高齢者の周囲にクライエントになりうる人がいるか探してみる．家族，主介護者，友人などに対して，作業療法で解決できる問題を抱えているか相談する．仮に高齢者の障害が重度な場合には，楽な介護方法を模索する目的で，施設の介護職員がクライエントになりうる場合もある．このように，作業療法が処方された高齢者がクライエントと決め付け面接を実施するのではなく，その高齢者を中心とした周辺の人たちまで含め，誰が作業療法の対象者になるのか十分に検討する必要がある．

(2) 作業療法を説明する

澤田らは，一般市民542名へリハビリテーションと作業療法のイメージについて街頭アンケートを実施した．その結果，リハビリテーションという言葉は認知されつつあるものの，機能回復に関するイメージが強かったことや，作業療法に関しては言葉の意味そのものや作業療法の内容に関する認識が低かったと報告している[3]．

通常，対象者が最初から作業療法を理解していることはきわめてまれで，作業療法という言葉自体を知らないことがほとんどである．また多くの高齢者は，理学療法も作業療法も「リハビリ」として捉えていることが多い．一般的に「リハビリ」とは筋力トレーニングやマッサージなどの機能訓練のイメージが強い．このような現状で，高齢者に対して，安易に「作業療法での希望は何ですか？」とか「何か困っていることはありますか？」と尋ねれば，主に機能面に関する要望が

表2 作業療法の説明の手順

1) 作業療法やリハビリテーションのイメージを聞く	作業療法自体を理解している対象者は少なく,徒手的で筋力トレーニングやマッサージというイメージをもっていることが多いが,否定せずに最後まで傾聴する
2) リハビリテーション関連職の中の作業療法の位置付けを説明する	職場によって異なると思われるが,リハビリテーションには心身機能を向上させる役割と,機能面を実際に生活場面に応用する役割があることを説明する.その中で作業療法の役割として,日常生活で大切なことができることを支援する仕事であると伝える
3) 作業と健康の関連性について説明する	人は自分の好きなことをやっている時間が楽しく,充実している.生活の中にそのような時間を増やしていくことが必要であることを伝える.普段あまり意識することはないが,そのような大切なことができることが健康な状態であることを理解してもらう
4) 作業療法は対象者とOTの協働作業であることを伝える	作業療法では対象者の病前の生活や,対象者が考える理想的な生活を把握しておきたいので,まず対象者の生活や考えを教えて欲しいと伝える

聞かれるのは当然のことである.まず必要なのは,対象者に作業療法を正しく説明し,正しい認識を促すことである.作業療法の説明抜きに作業療法を開始してしまうため,対象者との間にさまざまなギャップが生じてしまう.状況によって異なると思うが,参考までに説明の具体例を記載する(表2).

(3) 対象者の価値観を共有する

面接の目的は対象者の希望する作業を聞き出すだけではない.面接は,対象者の想い(ここでは価値観とする)を話し合い,その価値観を対象者とOTで共有するために実施する.しかし,価値観というものは対象者の主観である.主観は目に見えず,曖昧である.さらに,自分はどんな価値観をもっているかなどと,普段から意識している人は少ない.したがって,対象者の価値観を知るためには,まず生活上で目に見える「作業」を介して面接を進めていく.対象者が大切にしている作業を複数あげてもらい,OTがその作業に対する意味や目的を聞き出していく中で,対象者とOTの協働作業で価値観を可視化していく場合が多い.

例えば,Bさんに大切な作業を聞くと,「アイロン」「料理」「介護」などと答えた場合(図2),OTは「それは何のために行っていましたか？」「誰のためにしていましたか？」「それにはどのような意味がありましたか？」「どのようにやっていましたか？」などと掘り下げていくことで,作業の意味や目的を引き出していく.その中で,「夫はちゃんとアイロンがかかっていないシャツを着るのは嫌がるので,洗濯のりを使っていた」「息子が好きなご飯を食べたときの喜ぶ顔が好きだった.特に息子はカレーが好きだった」「今までお世話になった姑の介護はしてあげたい.特にトイレの介助などは夫の介護では嫌がるだろう」などといった,作業の意味や目的を聞き出すことができる.作業の意味や目的を紡いでいくと,Bさんの「母親として家族の一員でありたい」という価値観が浮かび上がってくる.

面接では対象者の価値観を共有することが重要である.単にアイロン,料理,介護という作業を聞き出し,それに取り組むだけでは不十分である.したがって,対象者の価値観は作業療法の方向性を決定付けるための最も質が高い重要な情報である.それは新しく創るものではなく,最初から対象者の中にあり,OTとのやりとりの中で一緒に「発掘」するものである.

Ⅰ● 総 論

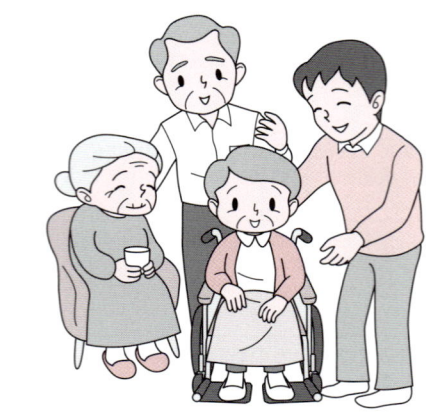

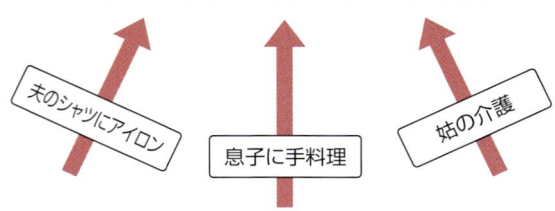

図2　対象者の価値観

(4) 半構成的なアセスメントツールを活用する

ただし，対象者は自分自身の大切な作業や価値観を普段から意識していない．作業に焦点を当てた面接には熟練したスキルが必要であり，半構成的に面接を進めることができるアセスメントツールの活用が推奨されている．

その際，どの時期に面接を行うか疑問に思うOTも多いと思われる．面接の時間を設けず，訓練中の会話の中で情報収集などを行ったり，信頼関係が構築されてから面接を実施するOTも多いと思われる．しかし上記のとおり対象者は作業療法のことを理解していないことが多い．そのため，対象者にとって大切な作業を特定するためには，なるべく作業療法開始初期の段階で，時間をしっかりと設けて面接を実施するほうが望ましい．

(5) カナダ作業遂行測定 Canadian Occupational Performance Measure (COPM)

COPMとは，1991年にカナダ作業療法士協会によって開発された，作業遂行における対象者の考えや捉え方の変化を知るための個別的かつ半構成的測定法である[4]．セルフケア・生産活動（仕事，学業など）・レジャーの3領域から，対象者が経験している作業上の問題を，対象者とOTがともに探る．各作業の重要度，遂行度，満足度を対象者が10件法で評定し，作業療法で取り組む作業を決定する．また，遂行度や満足度を作業療法の成果指標（アウトカム）として用いる．

COPMは特別な器具を使わずに手軽に実施できる．またCOPMを実施することで，作業療法では作業遂行上の問題について取り組む役割があることを説明しやすくなる．その他，対象者との協働関係の構築，作業に焦点を当てた実践への展開も促進されるなどの長所もある．評価者の特別な資格などは特に定められていないが，クライエント中心の作業療法やカナダ作業遂行モデルの概念を理解しておくとより容易に実施できるとされている．幼児（7歳未満）や，認知機能や

洞察力が低下した対象者に実施する際には注意が必要である．

(6)生活行為向上マネジメント
　生活行為向上マネジメントとは，作業療法の治療手段である「その人にとって意味のある作業・生活行為」に焦点を当て，病気や老化，環境の変化などによって遂行できなくなった生活行為の遂行障害を回復，向上させるための支援方法である[5]．

　全体のプロセスは，1) その人にとって意味のある作業を把握する，2) 作業の遂行を障害している要因を利用者とともに特定する，3) 作業遂行回復プログラムの実行，4) 作業継続のための申し送りに大別される．

　その最初の「その人にとって意味のある作業を把握する」というプロセスにおいて，COPM をベースに開発された「生活行為聞き取りシート」を用い，利用者の"目標とする作業"を聞き取り，実行度・満足度・達成の可能性の有無を確認する．目標とする作業が思い浮かばない場合には「興味・関心チェックシート」を用いて興味ある作業を抽出し，それを参考に作業目標を決定する．この生活行為聞き取りシートと興味・関心チェックシートを活用することができる．

(7)作業選択意思決定支援ソフト Aid for Decision-making in Occupation Choice(ADOC)
　ADOC とは，作業に焦点を当てた目標設定における意思決定を共有するための iPad アプリケーションである[6]．活動と参加場面のイラストを対象者と一緒に選んでいきながら，目標設定を行う．2011 年に友利らによって開発された．COPM や生活行為向上マネジメントとの主な違いは，iPad を用いること，イラストによって作業を選択していくこと，対象者だけでなく OT も対象者にとって必要な作業を選択できることなどがあげられる(情報収集編 第 1 章 35 頁参照)．

②観　察
(1)面接の後の観察が作業療法のプロセスを左右する
　トップダウンを意識して最初に面接を行い，対象者にとって大切な作業を特定したとしても，その作業を観察せずに検査を行うと，いつの間にか検査結果を中心とした対象者に「必要な作業」に焦点が当たっていく場合が多い．その理由は，検査結果のみで作業ができるかどうか推定してしまう点にある．

　しかし，人の作業遂行は，人・作業・環境のさまざまな要因が絡みあう複雑な条件の上に成り立っている．その一部分を切り取って測定した検査結果のみで，作業遂行ができない原因を推定することや，どうすればできるようになるかを推定することは難しい．OT は，対象者がその作業を本当にできるかどうかは実際にやってみるまでわからない，という意識をもつ必要がある．そして面接後，すぐ検査をするのではなく，まずは面接で特定された作業の観察を行うことが，最後まで対象者にとって大切な作業から焦点が外れることなく作業療法を展開することができるポイントといえる．

(2)観察は信頼性は低いが作業との関連性が高い評価である
　作業場面の観察は，比較的評価法が多い ADL などに限定して実施している OT も多いのではないだろうか．作業療法の評価は構成的評価と非構成的評価に大別される．関節可動域検査，ADL の評価法など，手順や方法が明確なのは構成的評価であり，面接や観察など，手順や方法

が特に決まっていないのが非構成的評価である．

　観察評価が難しいのは，非構成的な手順になるからであろう．作業は非常に多様性に富んでいる．たとえ同じ作業でも，対象者によってやり方が異なったりもする．よって作業の観察は，例えば関節可動域や筋力検査などのように，標準化および手順化することが難しい．標準化や手順化が難しいということは，場面によって，評価者によって，同じ結果が出ないという再現性（信頼性）の低下につながる．さらに，観察は数値化することが難しく，介入前後の変化を表現することが難しくなる．

　しかし，作業療法では，検査値が向上しても，実際の作業はほとんど変化していないということをしばしば経験する．逆に，検査値が変化しなくても，実際の作業ができるようになることもしばしば経験する．つまり，標準化された検査は，あくまで作業の一部分を測定したものであり，作業ができるかどうかを判断するには，実際にその作業場面を観察することが重要である．対象者の楽しそうな笑顔，真剣に取り組んでいる姿勢など，たとえ数値化が難しく再現性が低いといわれる非構成的評価でも，大切な作業に関連の深い重要な結果となる．

　Bさんに例えるならば，「母親として家族の一員でありたい」という価値観をもった主婦として，「息子が好きなカレーを作る」という作業ができることが，自身の健康や参加につながると判断した場合，息子が好きなカレーを作る作業場面を観察するのが最も関連性が高い評価である．逆に，訓練室で動作を中心に測定する検査や，単に包丁をもったりする模擬活動の観察，上肢機能検査などは，あくまでカレーを作るという作業全体の一部分を測定したものであり，カレーを作るという観察と比べると，大切な作業との関連性は低い（**図3**）．

(3) 観察時に注意したいこと

　観察のコツは，作業の観察中にうまくできなかった活動や動作の原因を考えないことである．どのように作業を行っていたか，まずはその様子を見たままに記録することである．疾患や障害の知識を身に付けると，観察中に対象者がうまくできなかったことについて，自動的にその原因を運動機能や認知機能に結び付けてしまいがちである．さらに評価と介入は一体であるとの考えのもと，観察しているその場で原因を導く必要があると思いがちである．しかし，人の作業遂行は複雑なシステムの上に成り立っている．運動機能や認知機能は作業遂行を決定する一要因であり，その他の要因は観察以外の評価で得ることができる．したがって，観察評価時には，終始対象者の作業を1つ1つの活動に細かく分割して記録することが求められる．そして，観察の後に，さまざまな情報を組み合わせて，作業遂行機能障害について分析し，原因を特定していくようにする．動画や画像で観察場面を撮影すれば，後からゆっくり確認することもできる．

　例えば，Bさんが息子が好きなカレーを作る動作を観察した際の記載方法を比較する．解釈が入っている観察記録では，「野菜を洗う際，麻痺側体幹の支持性の低下により健側肩甲帯に過剰に力が入っているため，上肢の操作性が低下している」となる．一方，解釈が入っていない観察記録では，「水を出す．じゃがいもを1つずつ取り出す．シンク内に入れる．じゃがいもをもつ．左手を添えて右手でピーラーを使って皮をむく．右手の操作がぎこちない．肘が上がっている．身体が左にやや傾いている．シンクにもたれている．じゃがいもを落とす．じゃがいもが転がる」となる．

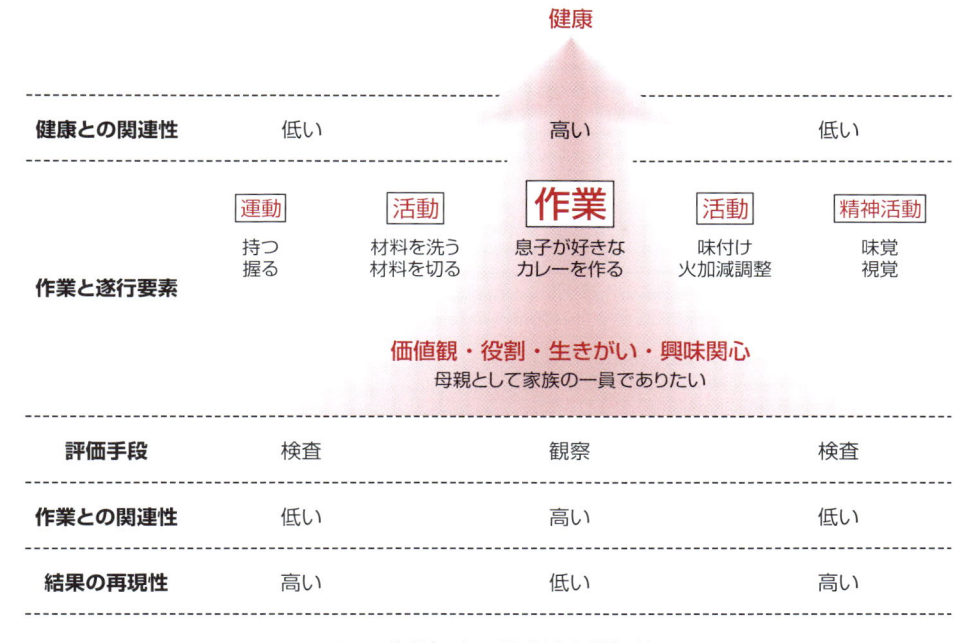

2 ● 大切な作業を実現するための方法

健康との関連性	低い	高い	低い
作業と遂行要素	運動 持つ 握る	活動 材料を洗う 材料を切る	作業 息子が好きな カレーを作る	活動 味付け 火加減調整	精神活動 味覚 視覚
			価値観・役割・生きがい・興味関心 母親として家族の一員でありたい		
評価手段	検査	観察	検査
作業との関連性	低い	高い	低い
結果の再現性	高い	低い	高い

図3 作業観察の関連性と信頼性

(4) 作業遂行上でポイントとなる行為や動作の整理

　作業の観察結果に基づき，ポイントとなる行為や動作を特定する．そして，ポイントとなる行為で共通するものがあればまとめる．Bさんであれば，ポイントとなる行為は，1) ピーラーの操作時に右手の動きがぎこちない（右手の操作がぎこちない，肘が上がっている），2) じゃがいもの皮むきの際に左手から落とす（じゃがいもを落とす），3) 身体が左側に傾いている（身体が左にやや傾いている，シンクにもたれている）となる．

(5) 運動とプロセス技能評価 Assessment of Motor and Process Skills (AMPS) の活用

　観察時に活用できる評価としてAMPSがある．AMPSは，1995年にフィッシャーらによって開発された，ADL/IADL遂行の質を測定するための観察評価である[7]．手順は，まず難易度が異なる全125課題項目（第8版）の中から，対象者にとって馴染みのある課題を2つ選択する．マニュアルに課題に必要な手順，道具，環境設定が記載されているため，それらを準備してから実際の作業場面の観察を行う．作業遂行の質は，課題全体について，努力量，効率性，安全性，自立性の観点から6段階で評定する．そして，観察した課題について，16の運動技能項目と，20のプロセス技能項目を4点尺度で評定する．評定結果をコンピューターに入力し，項目難易度，課題難易度，評価者寛厳度が考慮されたロジット (logits) という間隔尺度の単位で算出される．AMPSでは項目合計得点は意味をなさない．

　AMPSは，手順や方法などがセラピスト任せであった非構成的評価である観察を構成的評価にした画期的な評価である．観察の視点ができるほか，観察結果を定量化できる．しかしAMPSを使って評価するためには認定評価者でなければならない．5日間の講習会に参加後，自分で評価した10名分のデータを提出し，チェックを受けて初めてAMPS認定評価者となること

21

表3 クライエントの作業遂行文脈を理解するための10の側面

	側面	鍵となる概念
1	環境的	作業を一緒に行う人の有無（誰が一緒に行うかも含む），作業に使用する材料や道具，作業を遂行する空間
2	制度的	作業に関わる法律，政策，受けられるサービスの種類
3	課題的	クライエント自身のしたい，する必要があると報告する作業，社会的にすることが期待されている作業，作業の特徴（例：複雑さ，工程数，必要な時間）
4	社会（交）的	人間関係の範囲とその質
5	文化的	遂行する作業の（例：作業選択，遂行方法，使用する道具や材料，場所などが決まる際の）文化的信仰，価値，慣習からの影響
6	役割的	重視している役割，役割に関係している作業における論理的，時間的，社会（交）的遂行状況（適切さ），役割に期待されている行動とクライエントの実際の行動の一致度
7	時間的	一日のスケジュールや習慣，現在のライフステージ，過去にしていたこと，現在していること，将来したいこと
8	心身機能的	作業遂行に関わる①処方箋やカルテから得られる心身機能障害の有無とその程度，②面接時の観察から得られる心身機能障害の有無とそのレベルの印象，①と②を統合して考えられる心身機能障害の回復の可能性
9	動機的	クライエントの価値・興味・目標と作業との関係，将来の作業遂行におけるクライエントの作業の優先順位・希望・気になること（問題点），その作業を行う内的動因
10	適応的	問題解決のための環境調整を自ら行おうとする行動の有無とその程度，従来と異なる方法に対する柔軟さや受け入れ態度

「齋藤さわ子：作業遂行分析，作業療法がわかるCOPM・AMPS実践ガイド（吉川ひろみ，齋藤さわ子 編），p.26，2014，医学書院」より引用

ができる．また，コンピューターソフト代や講習代などを含め8万円程度（学生6.5万円）の費用が必要である．AMPSは認定を受けた者しか評価をすることができないが，AMPSの努力量，効率性，安全性，自立性の項目や，運動技能および遂行技能の項目は観察の視点として非常に参考になる．

③情報収集と解釈
(1)幅広い情報収集・解釈（10の側面）
　作業遂行機能障害は機能面だけの情報で解決するものではなく，幅広い情報収集が必要となる．幅広く，といってもどのような項目を集めればよいのだろうか．そこでは，トップダウンのモデルである作業療法介入プロセスモデル Occupational Therapy Intervention Process Model（OTIPM）の中で，情報収集のための視点として推奨されている10の側面（10 dimensions）が参考になる[8]（表3）．作業遂行に関する情報を10の側面から偏ることなく集めていくことで，幅広い情報収集が可能となる．特に高齢者の場合には「適応」や「時間」の項目を考慮する必要があるだろう．

(2)検　査
　作業中の観察によってポイントとなる行為について，なぜうまくできなかったのかを判断するための情報収集として，検査を実施する．観察結果に基づいているので，検査の目的がより明確になる．

表4 作業の観察結果と検査の関連性（Bさんの場合）

ピーラーの操作時がぎこちない	健側だけども何か障害があるのだろうか？→STEFでは右手の巧緻性も確認しておこう
じゃがいもの皮むきの際に左手から落とす	じゃがいもを落とすのは左手の把持力が低いからか？→左手の大きめの物品操作を注意して観察しよう
身体が左側に傾いている	立位だったので体幹の問題か，下肢の問題か？→座位でも傾くかどうか確認する．傾かなければ下肢に問題が大きいのかもしれない

　具体的に，上肢機能検査の簡易上肢機能検査（STEF）を実施する場合，通常は測定時間と標準値を比較することで判断することが多い．また，検査で観察された失敗から，作業場面で観察されていない失敗までもあたかも失敗するかのように推定してしまう．しかし，作業の観察結果を経て検査を実施すると，検査の目的が単に「上肢機能の把握」というよりは「観察でポイントとなる動作が不十分であった原因を特定するため」といった，より具体的で個別的な目的になる．

　BさんにSTEFを実施するならば，表4のように作業場面で観察されたポイントとなる行為と検査の関連性が高くなる．さらに検査をする目的と意味が理解でき，どこを見ればよいかという観察の視点や検査の解釈が容易になる．そればかりか，検査を実施しても対象者の大切な価値観や作業から焦点がずれていないことがわかる．

④目標設定

(1)価値観を実現するための目標を立てる

　作業療法の目的は，対象者の健康と参加を促進することである．言い換えれば，面接で確認した対象者の価値観を実現することである．価値観を実現するために，作業ができるようになることが目標となる．つまり，価値観を見える形で実現するための手段が作業であり，作業自体ができるようになることが大きな目的ではない．

　対象者が以前行っていた作業にこだわりすぎると，作業に焦点を当てた実践は困難になる．作業は価値観を実現するための手段として位置付けることで，価値観に沿って作業を選ぶことができ，対象者の多様性に柔軟に対応することができる．

　例えば，Bさんは「息子の好きなカレーを作る」という作業を通して，「母親として家族の一員でありたい」という価値観を達成することが作業療法の目的である．作業を観察後，作業遂行機能について整理し，解釈の段階で目標設定は表5に示したとおり，5つに分類される．すなわち，「カレーを作る」という以前の作業ができると見込めた場合には，1）～3）のいずれかになる．しかし，どのような手段をもってしてもカレーを作ることが困難である場合，4）～5）の方法を模索する．作業の形態は変わったとしても，対象者の価値観を尊重し，その価値観が実現するという作業療法の目的は変わらない．

(2)目標は対象者と共有する

　目標を設定しても，その内容を対象者と共有していない，もしくは一部分しか伝えていないOTも少なくない．それでは，どんなに質が高い訓練内容であっても，対象者のなかで何のための訓練なのか，意味付けすることができない．また，目標設定のプロセスに対象者を巻き込むことは，モチベーションやパフォーマンス，目標の達成を高めたりするなど，ポジティブな効果が

表5 目標設定の例

1) 以前と同じ作業で価値観を実現する
　（前と全く同じ方法でカレーを作る　など）
2) 以前の作業より規模を縮小して価値観を実現する
　（家族分から1人分を作る　味付けを担当する　材料を減らす　など）
3) 以前の作業の方法を変えて価値観を実現する
　（電子レンジを活用する　レトルトのカレーを活用する　など）
4) 全く別の作業で価値観を実現する
　（息子の洗濯物を整理する　など）
5) 作業は行わずに環境を利用して価値観を実現する
　（息子に「家事ができなくても母親である」ことを伝えてもらう）

あることも報告されている[9]．予後予測が難しい場合や障害の認識状況によっては対象者に目標を伝えることが難しいこともあるが，可能な限り，目標は対象者と共有するように心掛けたい．

⑤介　入
(1)介入も対象者と一緒に決める

　トップダウンは実際場面での作業への直接的な介入，ボトムアップは機能面へ間接的な介入というイメージがある．たしかにそのように定義されている場合もあるが，これまで述べてきた面接から目標設定までのプロセスをふまえていれば，介入は効率的に目標を達成できるのであれば，実際場面への介入，機能面への介入，どちらでも良く，むしろ臨床では両者を組み合わせた実践が多いと思われる．

　ただし，病院や施設といった環境下においては，対象者が希望するその作業を実際的に行うことはさまざまな制約がある．例えば，Bさんが病院内で「姑の介護の練習をしたい」と希望しても，それを実際に行うことは難しい．このような場合，現在の環境では希望する作業をOTが提供できないので，作業に関して作業療法では取り扱わないと判断してしまうことがしばしばある．もしくは，はじめから現在の環境で提供できる作業のみを提案し，対象者に選択してもらうことがある．

　たしかに専門職として現実的に実行可能な作業を選択することは重要ではあるが，それでは対象者の個別的な希望に合わせるといった作業療法の長所を十分に発揮することができない．作業を提供できないからやらないのではなく，制約やリスクも含めてどうすれば実行できるのかを対象者と一緒に考えていくことがポイントになるであろう．そのためには，作業に関する情報は何でも対象者と共有することが求められる．作業療法の目的や目標はもちろん，その作業の実現に伴うリスクや，診療報酬上の時間的制約，施設の作業療法の体制など，一見対象者に関係ないこちら側の都合のようなことであっても，環境的な制限因子として対象者と共有すると，より作業の実現が現実的になる．

　対象者にとって大切な作業であれば，その作業に関しては対象者の方がOTより経験が多く，詳しいことがある．大切な作業であればあるほど，対象者自身が実現する方法をいろいろと知っているはずである．対象者の作業に関する知識や意見を引き出していくことにより，実際に作業を遂行していなくても作業に対して有能感や主体性が高まってくることがある．もし，対象者が作業の実現に向けての話し合いに消極的で意見が得られないようであれば，対象者にとって本当に大切な作業かどうか，目標設定までのプロセスを再度確認する必要があるだろう．

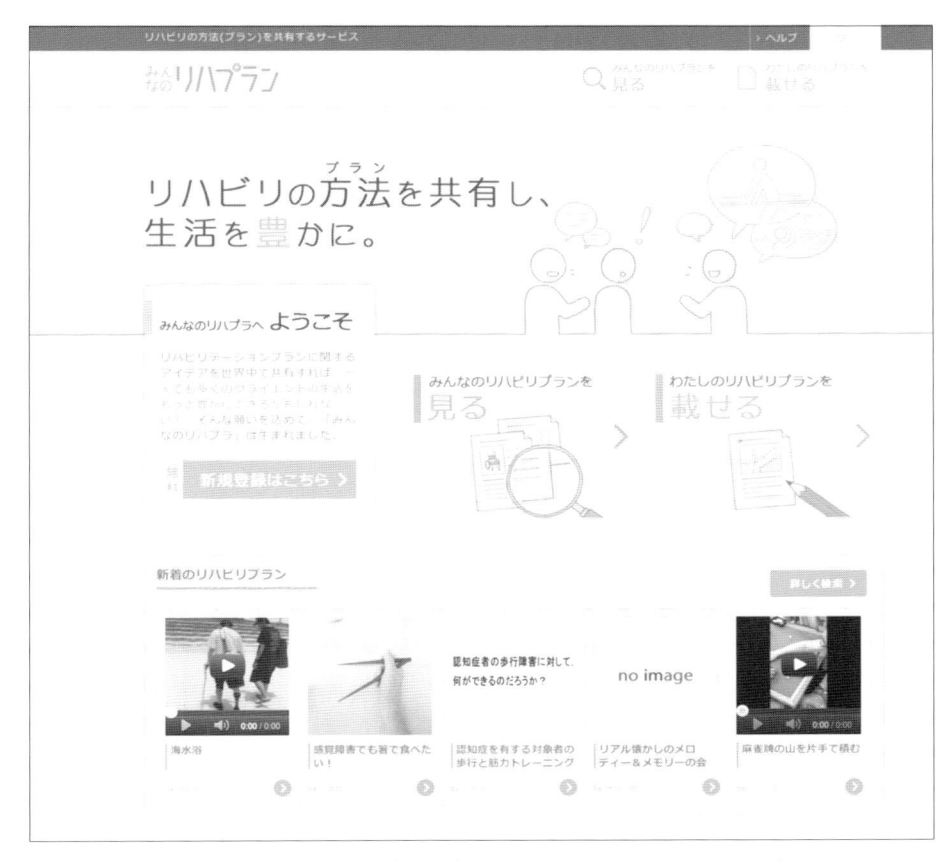

図4　みんなのリハプラン（http://rehabilitation-plan.com/）

　専門職であるOTが介入内容を何でも提供するべきだと考えてしまうと，さまざまな障壁の前に身動きが取れなくなってしまうばかりか，対象者の作業に対する強みを引き出す機会を奪ってしまうこともある．介入方法を決める際にも，対象者を巻き込み，対象者の主体性を引き出していくように心掛けたい．

(2) みんなのリハプラン

　友利らは，リハビリテーションの介入内容を共有するためのWebサイト「みんなのリハプラン」を運営している（http://rehabilitation-plan.com/）．リハビリテーション専門職だけでなく，対象者や家族でも，誰でも無料で，気軽に検索，閲覧，投稿ができることや（投稿のみユーザー登録が必要），画像や動画も投稿できるため介入内容がイメージしやすいことなどが特徴である．通常，介入を決める意思決定に対象者を巻き込むことは容易ではない．しかし，みんなのリハプランを活用することで，いくつかの選択肢の中から対象者と一緒に介入を決定するというプロセスをふむことが可能となる（図4）．

> **おさらい**　大切な作業を実現するための方法としてトップダウンアプローチがある．作業療法におけるトップダウンアプローチとは，最初に対象者にとって大切な作業を決め，その作業の可能化に関する評価や介入を行っていくプロセスである．そのポイントは，面接，観察，情報収集，解釈，目標設定といった評価の順序性を守ることである．ただし，トップダウンでは対象者の主観的側面を優先するあまり，現実的に実現困難な作業が目標になることや，アウトカムの再現性が低くなることもある．したがって，トップダウンとボトムアップのどちらか一方のみのアプローチを行うのではなく，お互いの長所と短所を理解したうえで組み合わせることが重要であると思われる．

【文献】

1) Fisher AG：Occupational therapy intervention process model：A model for planning and implementing top-down, client-centered, and occupation-based interventions, 2009, Three Star Press, Fort Collins
2) Weinstock-Zlotnick G, Hinojosa J：Bottom-up or top-down evaluation：Is one better than the other? Am J Occup Ther. 58(5)：594-599, 2004
3) 澤田辰徳，建木健，藤田さより 他：一般市民における「作業療法」，「リハビリテーション」についての認知度調査．作業療法．30(2)：167-178, 2011
4) 吉川ひろみ：カナダ作業遂行測定（COPM）．OTジャーナル．38(7)：563-566, 2004
5) 一般社団法人日本作業療法士協会 編集：作業療法マニュアル57 生活行為向上マネジメント，2014，一般社団法人日本作業療法士協会
6) Tomori K, Uezu S, Kinjo S et al：Utilization of the iPad application：Aid for decision-making in occupation choice. Occup Ther Int. 19(2)：88-97, 2012
7) 齋藤さわ子：運動技能とプロセス技能の評価（AMPS）．OTジャーナル．38(7)：533-539, 2004
8) 齋藤さわ子：作業遂行分析，作業療法がわかるCOPM・AMPS実践ガイド（吉川ひろみ，齋藤さわ子 編），pp.23-44, 2014, 医学書院
9) Leach E, Cornwell P, Fleming J et al：Patient centered goal-setting in a subacute rehabilitation setting. Disabil Rehabil. 32(2)：159-172, 2010

（友利幸之介）

Ⅱ 情報収集編

1 その人の役割・生きがいを知る

なぜ・どのように知るのか？

- ◆役割や生きがいを知ることは，対象者の人格や行動パターン，価値観，社会的地位，環境との交流，周囲からの期待など，作業療法に必要ないろいろな側面を捉えることにつながる．
- ◆役割は作業の階層の最上位に位置しているため，対象者の大切な作業の実現を効果的に支援するには，対象者の役割的側面に注目して評価・介入を行うことが必要となる．
- ◆高齢者は仕事からの引退，配偶者や友人との別れなどさまざまなライフイベントにより，役割や生きがいの喪失・転換を強いられることがある．そのため，OT は役割や生きがいの変化がもたらす影響に関心をもつことが大切である．

1. 役割・生きがいとは？―深く考えると

①役割・生きがいとは何か

OT は「役割」や「生きがい」という言葉をよく使用する．臨床場面においてはもちろん日常生活の中でも使用することが多い．しかし，改めて「役割・生きがいとは何か」を考えてみると，その概念は非常に曖昧であることに気付く．本項では，まずはじめに「役割」「生きがい」について整理していく．

役割には，認識的側面（所属する社会や集団の中で，自分自身や周囲が自分をどう位置付けているか）と，作業的側面（役割を果たすために必要な課題や活動）の2つの側面がある（文献1）より一部改変して引用）．例えば，「父親」という役割を考えてみる．父親は家族に対して自分がどうありたいかというイメージがあるし，家族もまた父親に対して求めるイメージがある．それは「経済的安定を提供する人」「教育者」「理解者」「遊び相手」などのイメージかもしれない（認識的側面）．これらのイメージを実現するためには，「収入を得る」「子供との触れ合いを大切にする」など，実際に課題や活動を遂行することが必要になる（作業的側面）．

認識的側面は，その人自身がもっている役割のイメージ（内的期待）と，所属する社会や集団がもつ役割のイメージ（外的期待）との間に不一致や葛藤が生じていないかどうかが大切な要素となり，作業的側面は，役割を果たすために必要な作業が実際に遂行できるかどうかが大切な要素となる．認識的側面と作業的側面は互いに影響を与え合い

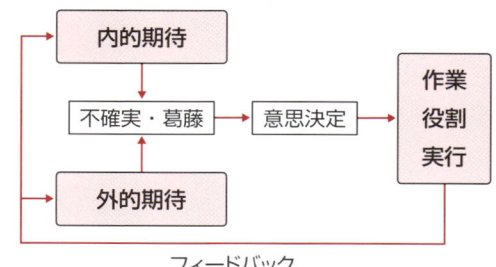

図1 作業役割獲得モデル

「Heard C：Occupational role acquisition：A perspective on the chronically disabled. Am J Occup Ther. 31(4)：245, 1977」より引用

ながら人の役割獲得に関係しているため，OT が対象者の役割を評価する場合，この両側面に関心をもつ必要がある（図 1）[1]．

　役割と同様に，生きがいもまた曖昧さを回避できない概念であり，「生きる張り合いや喜び」といったイメージで捉えられる場合が多い．学術的にも生きがいは，主観的幸福感の概念にしばしば代用されてきた．しかし，生きがいの概念を整理してみると，主観的幸福感の概念には収まりきらない要素を含んでいることがわかる．生きがいの概念には，「生活・人生に対する楽観的・肯定的感情」「未来に対する積極的・肯定的姿勢」「自己存在の意味の認識」などの複合的な因子が強く関与している[2]．つまり，この概念には，将来に対する態度と社会との関係性における価値認識が含まれる．

　加えて，人が生きがいを感じるためには，他の要素が複雑に関係していることも考慮しなければならない．例えば，筆者の生きがいは何かと問われたならば，「OT としての自己実現」と答えると思う．しかしながら，趣味や友人との交流，家族の存在など，生活を構成する要素の一部，もしくは大部分を失うことになったら，OT として筆者が感じている生きがいも，同様の認識をもてるかどうか疑問である．このように生きがいは，個人がある特定の事柄に対して認識するものであることは間違いないが，その認識はさまざまな要素が存在することによって成立しており，OT が対象者の生きがいを知ろうとする場合，対象者の主観的認識を知ることに加えて，その生きがいを支えている構成要素を多面的に捉えようとする姿勢が必要である．

用語解説　主観的幸福感

主観的幸福感（subjective well-being）とは，生活満足度などの幸福感に関する類似概念の総称であり，米国におけるモラールや生活満足度などがその代表的な尺度である．これら主要尺度の共通次元を抽出すると，主観的幸福感は，「人生全体についての満足感」「楽天的・肯定的気分」「老いについての評価」の 3 つの共通因子から構成されると今井らによって報告されている[2]．

---

②役割と生きがいの関係

　社会的に重要な役割を担っている人が，必ずしも生きがいを感じているとはいえないし，反対に周囲からみればありふれた日常を過ごしている人でも，十分に生きがいを感じながら生活している人はたくさんいる．

　役割と生きがいは，どちらもアイデンティティや自立と深く関わる概念といわれている．たしかにどちらの概念も，現在（または過去から現在）の生活に対する満足感や充足感に関連するという側面は類似している．しかし，役割が内的・外的期待などの認識的側面や作業的側面を内包した概念，つまり PEO モデルに代表される，人―環境―作業の相互作用によって成される作業遂行によって内在化された，あるいは社会・文化の中で位置付けられるものであるのに対し，生きがいは，「生活・人生に対する楽観的・肯定的感情」「未来に対する積極的・肯定的姿勢」「自己存在の意味の認識」などを含む複合的な感覚であり，また，その成立には他の複雑な生活関連要素の充足が関与しており，両者の概念構造は似て非なるものである．

　人が主観的に重要であると認識できる役割をもち，その役割遂行において更なる内発的な動機付けがなされ，未来に肯定的で発展的な具体的展望をもつことができるならば，それは生きがいと考えることができる．そして，その成立にはさまざまな生活関連要素が関係していることを忘れてはならない．

> **用語解説** **PEO（Person-Environment-Occupation）モデル**
> PEOモデルは，ローが提唱した作業遂行モデルである．人間の作業遂行は，人（Person），環境（Environment），作業（Occupation）の相互交流の結果であり，「環境内で目的のある課題や活動を行う人のダイナミックな経験」と定義されている．作業遂行は環境の中にあり，人と環境と作業の適合が最大になるとき，作業遂行は最適な状態となる．

③役割の分類と意味

　役割という言葉を聞くと，「仕事」や「家事」などをイメージすることが多いかもしれない．しかし，OTが対象者の役割を捉えようとする場合，役割は，「友人」「趣味人」などを含む広義な概念として扱う必要がある．役割の基本的な分類は10の作業役割で捉えることができる（**図2**）[3]．

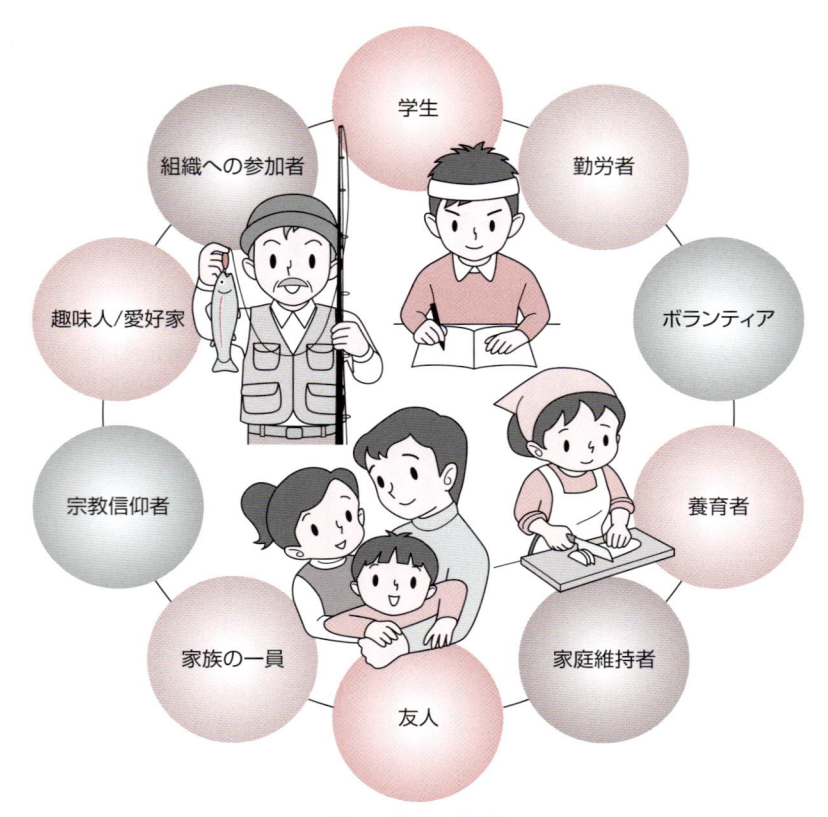

図2　役割の分類

「Kielhofner G（竹原敦 訳）：習慣化：日常作業のパターン，人間作業モデル–理論と応用 改訂第4版（山田孝 監訳），pp.55-73，2012，協同医書出版社」より項目のみ抜粋し作成

　特定の役割がどのような意味をもつかは人それぞれであり，個人の価値観や生活文脈によって異なる．役割は，自己維持，自己促進，自己拡大の3領域に分類して考えることもできる（**表1**）[4]．例えば，勤労者という役割を考えてみても，ある人にとっては昇進の手段として認識されるかもしれない（自己促進）．またある人にとっては，家族を養うための手段として認識されるかもしれな

表1　役割の分類・種類

自己維持	例：家族における自立した人間，親，息子，娘，孫，家事担当者，家主，訓練者
自己促進	例：学生，勤労者，通勤者，買い物好き，探検家，得意客，旅行者，管理者
自己拡大	例：趣味人，友人，会員，信者，行楽客，ゴルファー，映画鑑賞者，楽器演奏者

「Trombly C：Anticipating the future：Assessment of occupational function. Am J Occup Ther. 47（3）：256, 1993」より引用

い（自己維持）．したがって，OTが対象者の役割を知ろうとするとき，対象者がその役割にどのような主観的意味をもっているかを含めて知ることが必要である．

④作業の中の役割の位置付け

クリスチャンセンは，役割を作業の階層の最上位に捉えている[5]．人は特定の役割をもつことでいくつかの課題を行うことになる．また，課題を行うためにさらにいくつもの活動を行うことになる．例えば「OT」という役割には，「対象者の支援」「職場の円滑な運営」「質の高い後輩や学生の育成」などのさまざまな課題が存在する．その課題を達成するために，「対象者に効果的なセラピーを提供する」「記録や報告書などの書類を作成する」「他職種との情報交換を行う」「カンファレンスに参加する」「後輩や学生の指導を行う」など多くの活動が必要になる．

つまり，面接や日々の会話のなかで対象者の作業ニーズを聞き出そうとする場合，むやみに意味のあるであろう「作業項目」のみを聞き出そうとするのではなく，「役割」「課題」「活動」の各側面を考慮して話を進めれば，より効果的な情報収集が可能となる．

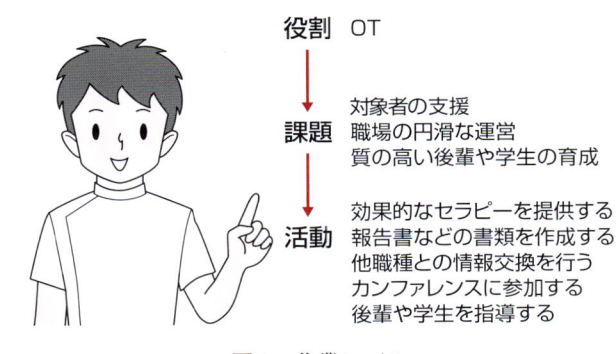

図3　作業レベル

役割　OT
課題　対象者の支援
　　　職場の円滑な運営
　　　質の高い後輩や学生の育成
活動　効果的なセラピーを提供する
　　　報告書などの書類を作成する
　　　他職種との情報交換を行う
　　　カンファレンスに参加する
　　　後輩や学生を指導する

⑤要するに

役割と生きがいは，類似した側面をもちながらも，その基本的な概念構造は異なる．役割は認識的側面と作業的側面で構成されている．そして，役割は作業の階層の最上位に位置しており，活動や課題を所属する環境のなかに位置付けられる．生きがいは，人が大切な役割を効果的に遂行し，その役割に肯定的で発展的な認識を与えるものであり，役割に重要度と具体性を付加するものである．また，生きがいの構造は複雑であり，生活を構成している他の作業の充足度や安定性の影響を強く受ける性質をもっている．高齢者は，仕事からの引退や親しい人との別れなど，役割・生きがいに影響を与えるライフイベントを頻繁に経験するようになる．したがって，高齢者の生活を支援するうえで，役割・生きがいに焦点を当てた評価・介入はとても大切な要素となる．

2. 役割・生きがいが人に与える影響

① 役割をもつということ

　役割は対象者の生活習慣や居場所を作り出したり，適応的な生活を構築することと密接に関係している．我々は役割をもつことで行う活動が決まり，時間が費やされ，生活リズムを形成している．また，人は役割をもつことで「自分は何者なのか」というアイデンティティを確立したり精神的な安定を生み出している．我々が日々の生活で行っているあらゆる作業には役割的側面があるため，老化や病気，環境の変化などで作業遂行機能に問題が生じた対象者は，いくつかの，あるいは多くの役割を喪失している可能性がある．

　老化や疾病によって役割を喪失した対象者は，身体機能の回復やADL能力の向上に伴っていくつかの役割を取り戻すことができるかもしれない．しかしながら，図1に示したように，役割は遂行技能によってのみ構築されているわけではなく，内的・外的期待やその遂行に関与する作業的側面など複合的な因子によって構築されている．ゆえに一時的に特定の役割と距離を置いた対象者が，身体機能やADL能力が向上し，日常生活に必要な動作が自立したからといって，再び以前と同じ役割に価値を見出し，その役割を遂行するまたはしようとする確約はないのである．OTは，対象者が生活習慣や居場所を獲得し，自己肯定的な生活を構築できるよう，介入初期から対象者の役割に関心をもち，役割の再獲得に向けた評価・介入を行う必要がある．

②「作業の実現」とは―役割との関係

　例えば，片麻痺の対象者が料理の自立を希望したとする．OTは立位の耐久性や道具の工夫，作業場の効率的な使用法などについていろいろな支援を行うだろう．その対象者は自助具を使用しながら再び料理が可能になるかもしれない．しかし，もしもその対象者にとっての大切な役割が，毎朝家族の朝食と弁当を作ることであったならばどうだろうか．朝の忙しい時間の中で，より速く料理を作るための練習や環境の工夫が必要になるし，毎日いろいろなメニューを考えることも必要になる．もしも作業スピードに限界があるならば，起床時間を早めたり，前日に準備をするなど，生活スケジュールに対する介入も必要になるかもしれない．

　このことからわかるように，対象者の大切な作業が実現するということは，単にその作業に必要な動作が可能になるということではなく，その作業に含まれる役割を果たし，大切な環境と結び付くということなのである．したがって，OTが対象者の大切な作業の実現を支援しようとする場合，その作業の役割的側面を考慮することが必須となる．OTが身体機能や動作レベルにばかり介入したとしても，ある程度の遂行能力の向上は期待できるかもしれない．しかしそれは，真の作業の実現とはいえない．どんなに遂行能力が向上しても，その遂行が期待するまたは期待される役割を果たす水準に達していないのならば，対象者は大切な役割を喪失してしまう可能性がある．役割を失うということは，その作業の意味を失うと言い換えることもできる．反対に，仮に障害が重度で身体機能や動作の著しい改善が期待できなくても，その作業の役割的側面に関心をもち，役割の再獲得を目標にすることができたならば，単なる機能訓練や動作練習にとどまらず，方法の工夫や環境の変更，資源の利用などによって，その役割を取り戻すことは可能かもしれない．役割の再獲得を含めた真の作業の実現を目標にすることで，OTと対象者の協働は，とても柔軟で目標志向的になるのである．

③高齢者の役割・生きがいの変化

　生産的作業からの引退や配偶者・友人の死は，高齢者の生活に大きな変化をもたらす可能性がある．ある人にとっては厳しい労働から解放され，新しい仕事や趣味など，新たな役割の獲得につながる転機となるし，ある人にとっては社会との接点やアイデンティティを構成していた役割を失い，生活が悪循環に陥る転機になるかもしれない．このように高齢者の生活は，役割の喪失や転換によって促進的・抑制的どちらにも変化してしまう可能性をはらんでいる．

　生きがいもまた年齢とともに変化する場合がある．若年・中年層は，自分が発展的な認識をもつことができる「仕事」「趣味」「子供の成長に関わること」などを生きがいとして認識していることが多い．しかし，高齢者は引退や身体機能の低下，子供の自立などに伴い，生きがいの対象が，「家族や友人との結び付き」「健康維持」「信仰」「経済的満足」など，より維持的で安心や安定を求める方向に変化する傾向がある．

④望ましくない役割—病者役割と障害者役割

　老化や疾病により能力障害が生じると，人は大切な役割を喪失するだけでなく，病者や障害者特有の役割へと追いやられることがある．人は病気になったとき，通常の社会的な期待が中断されるかわりに，医療者の助言に従うことを期待されるようになる（病者役割）．また，病気を有していなくても，障害をもつだけで周囲の外的期待は狭小化し，過剰な援助を受けることを強要されたり，参加の可能性を否定されることがある（障害者役割）．

　もともと病者役割は，病者が治療行為に専念し，本来の社会的役割に復帰することを目的に作られた概念であるし，障害者役割は，障害をもった人の負担を軽減しようとする意図があったかもしれない．しかし，必要以上に病者役割や障害者役割を継続することは，人が自分の生活に責任を担い，作業的な役割に戻ろうとすることを妨げる可能性がある．特に，入院や入所生活は「時間」「場所」「意味」「目的」「文化」「制度」など，作業遂行に影響を及ぼす背景因子がもともとの生活とはかけ離れているため，対象者は，仮に障害や能力の低下が軽度であったとしても，馴染みのない環境や作業で構成される日常によって，容易に本来の役割を喪失してしまう可能性がある．

　OTは，対象者の可能性を引き出し，作業的存在としての健康を支援しようとする．しかし，対象者の身近にいる家族や友人などは，対象者の支援を「介助」や「免除」という方向性で考える傾向がある．それは言い換えれば，対象者を障害者役割に追い込むことにつながりかねない思考である．したがって，OTが対象者の身近な人に対する介入を行う際は，単に身体的な介助の方法を指導するだけでなく，身近にいる人の考え方を知り，対象者が作業的存在としての健康を取り戻すために必要な支援について，認識を深めてもらうための介入を行わなければならない．

⑤役割喪失・減少

　先行研究によると，少ない役割にしか関わることができない人は，多くの役割をもつ人よりも，心理社会的状況を害する可能性が高いことが報告されている[3]．失業による自殺やうつなどはその典型である．人は十分な役割をもつことができなければ，人生の目的や構造化された規則正しい日常から逸脱し，自分特有の性質を維持することが難しくなる．また，内的期待に欠く役割を担わされたり，役割を喪失するときも同様である．OTは，対象者が遂行している目の前の作業遂行ばかりに注目するのではなく，対象者が，所属している所属するであろう環境の中で，大切な役割を内包した作業を行う権利を侵害されていないかという作業的不公正（**表2**）[6]を常に意識する必要がある．

表2　作業的不公正の例

作業不均衡	健康に必要な作業バランスが崩れている状態
作業剝奪	自分以外の要因により意味のある作業を行うことが長期的に妨害された状態
作業周縁化	作業参加についての選択や意思決定が否定されたり制限されている状態
作業疎外	日常生活において意味のなさや目的のなさを経験している状態

「Townsend E：Occupational therapy's social vision. Can J Occup Ther. 60(4)：174-184, 1993」より作成

⑥新しい役割(1)―自己管理者役割

　多くの高齢者や障害者は，自己管理者という新しい役割を担わなければならなくなることがある．これは，医学的管理や社会との繋がりの維持，環境の調整，資源の調達などといった行動を含んでいる．この特別な役割は，他の多くの役割と異なり，社会的な認識や地位を与えられていないため，外的期待のような環境からの要請を伴わない隔離された非常に個人的な成立を求められるものである．それゆえに，自己管理者役割の遂行は，実際の役割遂行のみならず，内発的動機付けの発動や維持に相当なエネルギーを必要とする．同時に，この役割の作業的側面にストレスを感じない程度の遂行機能や習慣を獲得することは，新たな役割獲得に対する意思の発動や生きがい獲得のための重要な前提となる．

⑦新しい役割(2)―功労者役割

　高齢者は疾病や老化により，若いころと同様の作業遂行機能を維持することが難しくなる．しかしその反面，年齢とともに充実する要素も存在する．それは過去の作業歴である．米国では，高齢者同士が過去や現在の作業歴を語り合い，尊重し，祝い，自分の価値認識を保つ「名誉の劇」と呼ばれるプログラムが実際に行われている．

　高齢者は，過去の就労実績や親しい仲間との思い出，自分が養育した家族の成長など，たくさんの作業歴を持っている．これらの作業歴は，高齢者の生活にとってかけがえのない資源となる．高齢者は，「功労者」という新しい役割を担うことで，自分のアイデンティティを維持したり，自分の価値を語る言葉を手に入れることができる．しかしながら功労者役割は，他の多くの役割と比較して，より外的期待の影響を強く受ける特徴をもっている．周囲の人が高齢者を敬い，過去のストーリーを尊重する態度をとれば，功労者役割は高齢者にとって非常に価値のある役割になりうるが，反対に周囲の要請に欠く環境に身を置けば，高齢者は自分の居場所や存在に価値を見出せなくなる可能性がある．この事実は，身体機能が低下し，若いころと同様の作業遂行機能を維持することが難しい高齢者に対し，OTがどのような態度をとるべきかを示している．

3. 役割・生きがいの評価法

　役割を評価する手段は，役割チェックリスト[7]が有名だが，作業選択意思決定支援ソフト Aid for Decision-making in Occupation Choice (ADOC)[8]のような作業に焦点を当てたツールを活用することも有効である．この項では，対象者の役割を知るために有効な評価について紹介する．

表3 役割チェックリスト

役割	役割の同定			価値の割り当て		
	過去	現在	未来	まったくない	いくらかはある	非常にある
学生						
勤労者						
ボランティア						
養育者						
家庭維持者						
友人						
家族の一員						
宗教信仰者						
趣味人/愛好家						
組織への参加者						
その他						

「山田孝,竹原敦,石井良和 他:役割チェックリスト・日本版の検討.作業行動研究.6(2):62-70, 2002」より作成

①役割チェックリスト

役割チェックリスト(表3)は,対象者が価値を置く役割やある役割に対する「過去」「現在」「未来」における価値の認識を知るために開発された評価法である.このチェックリストは,青年と成人を対象としており,回答者はあげられている10の作業役割に対して,4つの観点(1:過去にその役割を担っていたかどうか,2:現在その役割を担っているかどうか,3:未来にその役割を担うと予想しているかどうか,4:その役割にどれくらい価値を置いているかどうか)から回答する.

この評価における役割とは,最低でも週に1回参加することを基準としている.つまり,家族の一員という役割を考える場合,単に血族的な家族ではなくて,週に1回以上は家族と一緒に,「親」「子供」「配偶者」など親類として何かをすることと定義されている.この評価法は,いくつかの,あるいはすべての「役割の喪失」「価値を置いている役割参加の欠如」「役割の数と重要性とを識別することの困難さ」「不釣合いな役割欲求」などを明らかにするかもしれない.また,評価結果の解釈を対象者と共有することは,対象者に情報を提供することに加えて,OTの解釈と対象者の体験の妥当性の一致度を確認するうえで重要なプロセスになる.

②作業選択意思決定支援ソフト(ADOC)

ADOCは,対象者とOTが作業に焦点を当てた目標設定を行うiPadアプリケーションである(図4).ADOCは国際生活機能分類(ICF)の「活動・参加」の項目から抽出した95項目のイラストで構成されている.対象者とOTは,イラストをヒントにしながら重要な作業を選択したり,作業に関連するエピソードを共有することができる.「なぜその作業が大切なのか」「どのように遂行することが求められるのか」など,いろいろな側面を意識しながら面接を進めることで,対象者の選択した作業の役割的側面についても知ることができる.

II ● 情報収集編

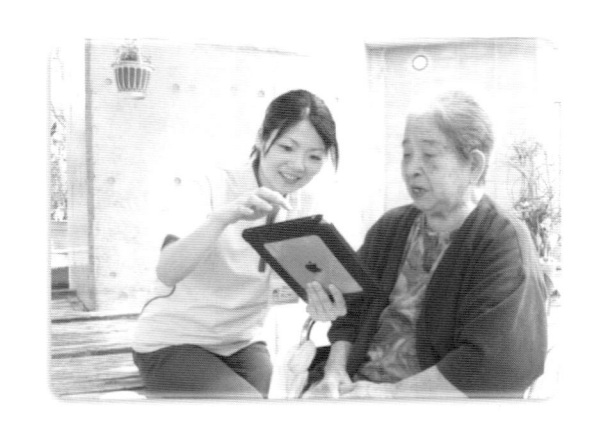

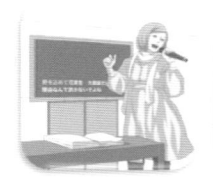

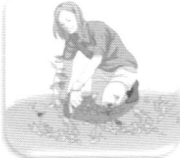

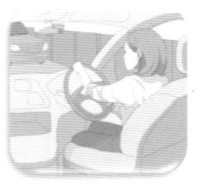

図4 作業選択意思決定支援ソフト（ADOC）とイラストの例

「齋藤佑樹，友利幸之介，東登志夫：作業選択意思決定支援ソフト（ADOC）を用いた認知症クライエントと作業療法士の意思決定の共有と協働．作業療法．32（1）：57，2013」より引用

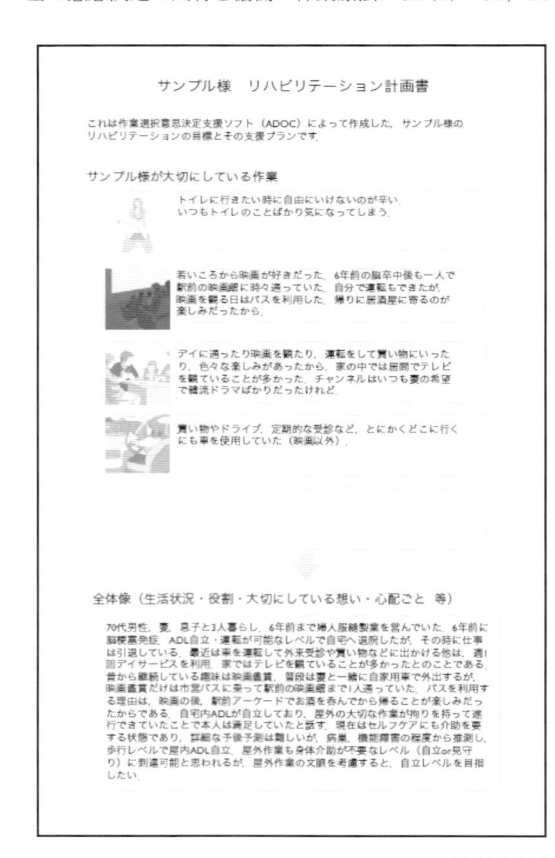

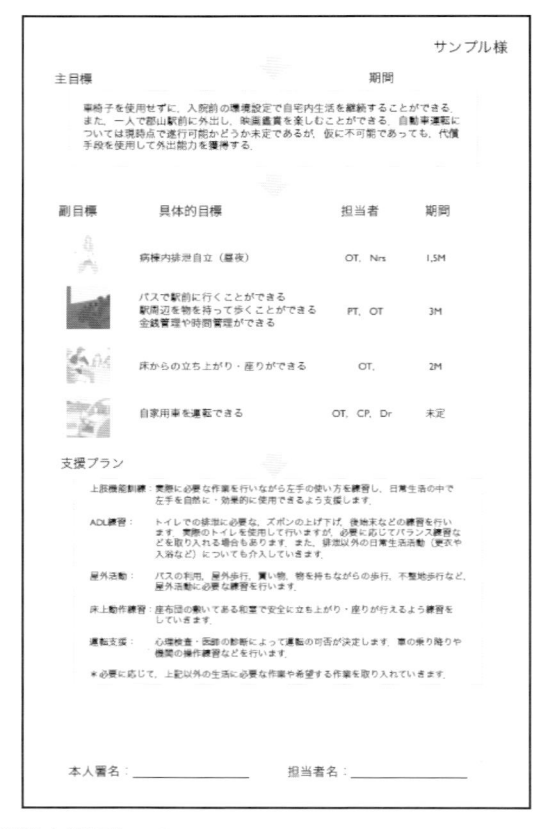

図5 作業療法目標設定説明シート

また，選択した作業項目や面接時の会話の内容，支援計画を記載した「作業療法目標設定説明シート」（図5）はPDFファイルとして保存することが可能であり，シートをプリントしてチーム（対象者や家族，他職種など）に配布し情報の共有を図ることで，対象者に関わるチーム全員が役割的側面を含めた意味のある作業を認識しやすくなる．これは効率的なチームアプローチを促進するとともに，過剰な援助や外的期待の減少による対象者の病者役割や障害者役割への従事を予防することにもつながる．

評価の実施にはiPad（Apple社）が必要であるが，操作方法は非常に簡単であり，直感的な操作で面接を進めることができる．ADOCの公式ホームページ（http://adoc.lexues.co.jp/）にて，ペーパーベースの試用版を無料で試用できる．

4. 非構成的評価

構成的な面接評価に難しさを感じるOTは多い．多くの高齢者は，自分の作業や役割について客観視したり言語化した経験が少なく，OTの質問に対して的確な回答をすることが難しい傾向にある．病院や施設など馴染みのない環境に所属する対象者であればなおさらである．さらに，構成的な面接評価は，その多くが介入の初期に実施されることが多いため，構成的な面接では聴取することができなかった内容が，日々の何気ない場面ではじめて聴取可能になるということは珍しくないのである．ここでは，対象者の役割を知るうえで大切な非構成的評価について紹介する．

①作業に根ざした実践に寄り添いながらの評価

対象者は，病院や施設のような，住み慣れた場所以外で作業療法を経験する場合，自分の大切な作業について洞察することが難しいことが多い．それは同時に大切な役割や生きがいを再認識することを妨げることを意味する．そこで重要になることは，対象者が大切な作業の体験を通して自分自身を洞察するという貴重な機会にOTがしっかりと寄り添うことである．

OTは日ごろから対象者との会話に多くの時間を費やしている．しかし，日常的に展開される会話は，関係性の構築や雰囲気作りのためだけに有効なのではない．対象者との会話はOTに多くの情報を与えてくれる貴重な評価機会であることを認識しなければならない．またそれは，作業に根ざした実践の中で展開される会話において，さらに効果的な情報収集手段となる．

対象者は，自分の大切な作業を実際に体験することで，本来の作業遂行文脈（いつ，どこで，誰と，何のために，どのように，など，その作業を遂行する背景や脈絡）に復帰するうえで必要となる課題や技能を想起しやすくなる．役割や生きがいについても同様であり，期待する，または期待されている役割や遂行に求められる水準，その作業に関連する自己の肯定的・発展的な感覚などの想起が促進されるだろう．そして，それらの情報を対象者とOTの両者が共有することで，その作業の可能化に必要な条件が両者の間で認識されることになる．

OTは，対象者が作業を遂行するとき，作業遂行分析などの観察評価や技術指導，心理的配慮などに終始するだけでなく，「なぜその作業は大切なのか」「遂行に必要な要素は何か」「どのように遂行していたのか」「その作業の前後には何をしていたのか」など，遂行の目的や関連要素に関心をもちながら対象者と会話を展開するべきである．

名前が同じ作業でも，その作業に関連する文脈は一人一人違う．作業を通して担う役割や生きがいの程度も当然異なる．OTが何に関心をもち，対象者に何を訪ねるか，何を共有しようとするか

によって，何気ない会話の内容が，両者の間で貴重な情報として焦点化されるかどうかが決まる．

②親しい人からの評価

　例えば父親という役割は，子供との日々の関わりによって成立しているし，勤労者という役割は，職場での立場や職務によって成立している．生きがいはあくまでも対象者の主観の中で成立する感覚であり，他人が語ることは難しいかもしれないが，役割の側面に関しては，対象者と関係のある親しい人が代弁者になりえる可能性が高い．また，親しい人から情報収集を行う際は，役割における認識的側面，特に外的期待を知ることも不可欠である．

　多くのOTは，親しい人から情報収集を行う場合，自宅の物理的環境や活用できる資源について訪ねることが多いのではないだろうか．当然これは大切な情報である．しかし，それらは特定の物理的環境の中で，対象者が活動を遂行するための必要条件の1つを確認しているにすぎない．情報収集時は，「対象者は周りの人にとってどのような存在だったのか」「対象者にどうあってほしいか」など，周囲と対象者の関係性や望まれる姿に焦点を当てた情報収集を行うことで，対象者と親しい人との認識の相違を確認したり，必要な作業的側面の要素を知ることにつながる．それは対象者が望む，または望まれる形で自分の生活に再び参加するための課題を明確化する際の不可欠な情報となるのである．

　また，親しい人からの情報収集は，失語症や認知症などのコミュニケーションに問題を抱える対象者の役割や生きがいを知るうえでも非常に有効である．しかしながら，多くの対象者が自分の大切な役割について語ることに苦労するのと同様に，親しい人もまた，対象者の大切な役割を語るのは容易ではないことが多い．多くの人は，OTを「手を治す先生」「マッサージ師」などと認識していることが多いように思う．そこで突然，OTが対象者の役割について質問しても有効な情報が得られる可能性は低いかもしれない．したがって，効果的な情報収集は，まずOTが対象者の親しい人に対して，自分が何をする専門職なのかを明確に表明することから始めるべきである．またこれは，親しい人から情報収集を行う時に限らず，すべての作業療法評価・介入を効果的に実践するうえで最も大切な行程であると考えられる．

親しい人からの評価によって良循環を再獲得することができた事例

　失語症のため構成的な評価は困難ながらも，親しい人からの評価によって役割や生きがいを知り，効果的な作業療法実践につなげることができた事例を紹介する．

　70代の男性Cさんは，重度の右片麻痺と全失語を呈し，筆者の勤務する回復期リハビリテーション病棟に入院してきた．入院当初，Cさんは離床を拒否し，セラピストの介入を受け入れようとしなかった．担当OTはCさんの妻に対し，「作業療法は，対象者が大切にしていた作業に取り組み，自分の役割を取り戻し，再び自分らしい生活を取り戻すことを支援する専門職です」と説明した．その後，Cさんが病前遂行していたさまざまな作業についての聴取を行った．Cさんは発症直前まで温泉レジャー施設に勤務し，送迎バスの運転手をしていた．とにかく周囲の人とのコミュニケーションが大好きだったとのことである．送迎相手をカラオケで楽しませたり，仕事以外の時間はいつも近所の友人宅でお茶のみをしながら世間話に興じていたとのことであった．さらに筆者は妻に対して，これらの交流作業におけるCさんのこだわりについて質問した．すると妻は興味深い話をしてくれた．男性は若いころよりとにかくお洒落に強いこだわりをもっていたとのことである．毎週白髪染めを行い，髪型は常に完璧な角刈りで，いつでも外出時はY

シャツを着てお気に入りのベストを着用していた．ベストは10枚以上所有しており，季節ごとに専用のベストがあるとのことであった．

そこでOTは，妻にCさんが愛用していた服をもってきてもらうことにした．それまでチームで取り組んでいた決められた時間のトイレ誘導や離床を一時中断し，毎日ベッド上で整容とお気に入りの服への更衣を実施した．数週間後，Cさんは離床に対して拒否を示さなくなっていた．入院当初の暗い表情はみられなくなり，重度の失語を呈しながらも，周囲のスタッフや他の対象者に対して笑顔を向けるようになった．当初はかたくなに拒否していたトイレでの排泄も抵抗を示さなくなり，約1ヵ月後には介助歩行でトイレでの排泄が可能になった．

入院時の情報から，OTはCさんが送迎バスの運転手をしていたことを把握していた．通常であれば，「復職は困難であり，ADLの介助量の軽減を目指す」などのアセスメントに終始してしまう事例かもしれない．他者とのコミュニケーションが好きだったというエピソードも，全失語という状況では積極的に介入に活かそうとはしないかもしれない．しかし親しい人（妻）に作業療法の説明を行い，Cさんの大切な作業やこだわりについて聴取したことで，Cさんが他者との交流を好み，他者を楽しませることを役割としていたことを知ることができた．また，お洒落をして「お気に入りの自分」でその役割に従事することによって，その役割が生きがいと呼べるほどCさんにとって大切なものになっていたことも推察することができた．そしてその情報は，離床を拒否していた病棟でのCさんに良循環のきっかけを与えてくれることになったのである．Cさんは現在も入院中であり，妻との生活に復帰するために毎日リハビリに精力的に励んでいる．言葉で話しかけることはできないが，ユーモア溢れる表情で，他者を楽しませてくれている．

Cさんの例からわかるように，役割や生きがいは，親しい人を介して評価できる場合がある．構成的評価のみに頼るのではなく，積極的に非構成的評価を活用することで，意思疎通が困難で意欲の低下した難しい事例についても，より効果的な介入が可能になるのである．

おさらい　役割は認識的側面と作業的側面から構成されており，役割の概念は我々のもつイメージのそれよりも広義である．また，役割は人の生活習慣やアイデンティティの確立と密接に関与している．役割は作業の階層の最上位に位置しており，対象者の大切な作業を実現するためには，作業の役割的側面に関心をもたなければならない．高齢者をはじめとした対象者の多くは，疾病や能力低下，環境の変化によって役割の変化を要請されたり喪失しやすい存在であり，役割を理解するためには対象者自身の認識に加えて，周囲の人の認識を知ることも重要である．そして，病院や施設にいる対象者は，自分の役割を客観視することが難しい場合が多いため，OTが対象者の役割を知ろうとする場合，構成的評価や非構成的評価，作業に根ざした実践などをとおして多面的に情報収集を行わなければならない．

　生きがいは特定の事柄についての対象者の主観的認識でありながら，その成立にはさまざまな他の要素が関連する複合的な構造をしており，生きがいを理解するためには，対象者の主観的認識を知ることと同時に，その成立要素にも関心を向ける必要がある．

【文 献】

1) Heard C：Occupational role acquisition：A perspective on the chronically disabled. Am J Occup Ther. 31(4)：243-247, 1977
2) 今井忠則, 長田久雄, 西村芳貢：60歳以上退職者の生きがい概念の構造―生きがい概念と主観的幸福感の相違. 老年社会科学. 31(3)：366-377, 2009
3) Kielhofner G（竹原敦 訳）：習慣化：日常作業のパターン, 人間作業モデル−理論と応用 改訂第4版（山田孝 監訳）, pp.55-73, 2012, 協同医書出版社
4) Trombly C：Anticipating the future：Assessment of occupational function. Am J Occup Ther. 47(3)：256, 1993
5) Christiansen C：Occupational therapy intervention for life performance, Occupational therapy：Overcoming human performance deficits, Christiansen C, Baum C（eds）, pp.3-44, 1991, SLACK Incorporated
6) Townsend E：Occupational therapy's social vision. Can J Occup Ther. 60(4)：174-184, 1993
7) 山田孝, 竹原敦, 石井良和 他：役割チェックリスト・日本版の検討. 作業行動研究. 6(2)：62-70, 2002
8) 齋藤佑樹, 友利幸之介, 東登志夫：作業選択意思決定支援ソフト（ADOC）を用いた認知症クライエントと作業療法士の意思決定の共有と協働. 作業療法. 32(1)：55-63, 2013

（齋藤佑樹・籔脇健司）

コラム

「作業療法ができる」環境をつくる
—回復期リハビリテーション病棟の現場から—

　回復期リハビリテーション病棟は，医師，看護師，介護士，理学療法士，作業療法士（OT），言語聴覚士，ソーシャルワーカー，歯科衛生士，管理栄養士など，いろいろな職種が同じ空間で仕事をする場所です．対象者のリハビリテーションゴール達成のためには，すべての職種がお互いの職種を尊重し合い，強みを生かし合って連携することがとても大切です．

　私が回復期リハビリテーション病棟に勤務していたころ，作業療法の力を他職種に知っていただき，チーム連携の中でOTの強みを活用してもらえるよう取り組んできた内容を一部紹介しようと思います．

　作業療法は，「作業を通して対象者の健康を支援する」専門職であるため，医療・保健・福祉領域の中でも，他の職種の方々に専門性を理解していただくことが難しい職種であると私は常日ごろ感じていました．そこで最初に取り組んだことは，対象者の変化をしっかりと言語化し，発信するという取り組みです．

　そのために，現在どのような目標で対象者に関わっているのか？対象者が取り組んでいる作業には，どのような意味や背景が存在するのか？など，OTが大切にしている情報を多職種に向けて積極的に発信していくことを心掛けました．このような取り組みの中で，他の職種の方々も，OTの考えや目的を少しずつ理解してくださるようになり，「もっと対象者の生活に関連する情報を発信してほしい」という意見もいただけるようになりました．

　少しずつ多職種の理解を得られるようになってから，次に取り組んだのは，作業療法の専門性をチームで共有できるシステム作りでした．具体的には，これまでADLの介助方法など，断片的な情報しか記載していなかったシート（多職種で情報を共有するための用紙）に，対象者との面接評価の内容を記載する欄を追加しました．また，すべての職種が自分たちの専門性を出しあい，じっくりと意見交換ができるよう，カンファレンスの方法の見直しを行いました．カンファレンスに関しては，対象者に関わる担当者だけでなく，管理職が司会役として参加することにより，すべての職種の意見を集約し，対象者の目標を設定できる形態へと変更を行いました．これらの取り組みによって，チームで立案する主目標が，より対象者の生活に根ざした具体的な目標に変化しました．また，その目標に向かって各職種が役割分担を行うため，それぞれの職種が専門性を生かしながらも，みな対象者の主目標の達成に視点が向いている，そんな連携が可能になってきました．

　現在，「OTの専門性を多職種に伝えるのが難しい」との声をよく聞きます．確かに作業療法は人の作業遂行を扱うというユニークな専門性を核に据えているため，理解を得ることが難しい専門職かもしれません．しかし，まずはOTが大切にしている視点を言語化する．そして作業療法を受けたことで対象者がどう変わったのかをしっかりと発信する．そのうえでシステム作りに取り組む．これらを段階的に行いながら業務改善に取り組むことができれば，必ず作業療法の力を活かした職場作りができる．それを自分自身の経験から強く感じています．

（齋藤佑樹）

2 その人の生活習慣を知る

なぜ・どのように知るのか？

- ◆生活習慣は，日々の行いを繰り返していく中で構築されるため，対象者が高齢である場合，強く組織化された習慣をもっていることが多く，作業療法を進めていくうえで特に重要な評価となる．
- ◆生活習慣を評価する際，「生活習慣」「日課」「習慣」といった多角的な視点をもって理解していく必要がある．
- ◆生活習慣は無意識の中で形作られているため，対象者が意識したことがなく，言語化することが難しいという場合も多い．構成的な評価だけでなく，非構成的評価も併せて行っていくことが重要である．
- ◆対象者の生活習慣は多種多様であるため，先入観をもたず，細かい部分まで評価していくことが，その人らしい生活を支援することにつながる．

1. 生活習慣とは？—深く考えると

　私たちOTは，対象者が生き生きとその人らしく生きていくことを支援する専門職である．アメリカ作業療法士協会は，OTが何に焦点を当て，どのように方向付けて実践を進めていくことを専門性としているかを明確に説明し，評価や介入のプロセスをわかりやすくすることを目的に「作業療法実践の枠組み」[1]を発表している．その中で，作業療法の領域とプロセスについて説明されており，作業療法の領域の1つに「遂行パターン」があげられ，それは日課（ルーチン），役割，習慣のことを指している．つまり，習慣や日課は，その人がどのように作業へ取り組んでいるかといった従事の仕方を表すものであり，OTがその人にとって重要な作業を，その人なりの形で実現するために捉える必要のある要素の1つとして示されている．

　一方，作業療法の対象となることが多い入院・入所中の対象者は，これまでの生活習慣から切り離された状態であるといえる．その対象者は，日々行っていた日課を行えない状況にあり，これまで経験したことのない生活習慣を強いられているかもしれない．そのためOTは，どのような要素が対象者の今後の生活における日課の遂行を阻害するのかを明らかにしたり，対象者が新しい生活習慣や日課を身につける方法について一緒に考えていく必要がある．

①習慣化された作業と行為としての習慣

　OTは，作業という切り口から生活を支援する専門職であるため，生活習慣を評価するうえで，生活の中に埋め込まれた日課となっている作業は何か，習慣化された作業は何かをみていく視点が重要である．また，そのような作業を単独でみるのではなく，さまざまな作業を連続性をもって捉え，全体としての生活習慣をみる視点や習慣化された作業の中にある行為としての習慣をみる視点など，各レベルから多角的に捉えることが必要となってくる．

皿全体を
みる視点

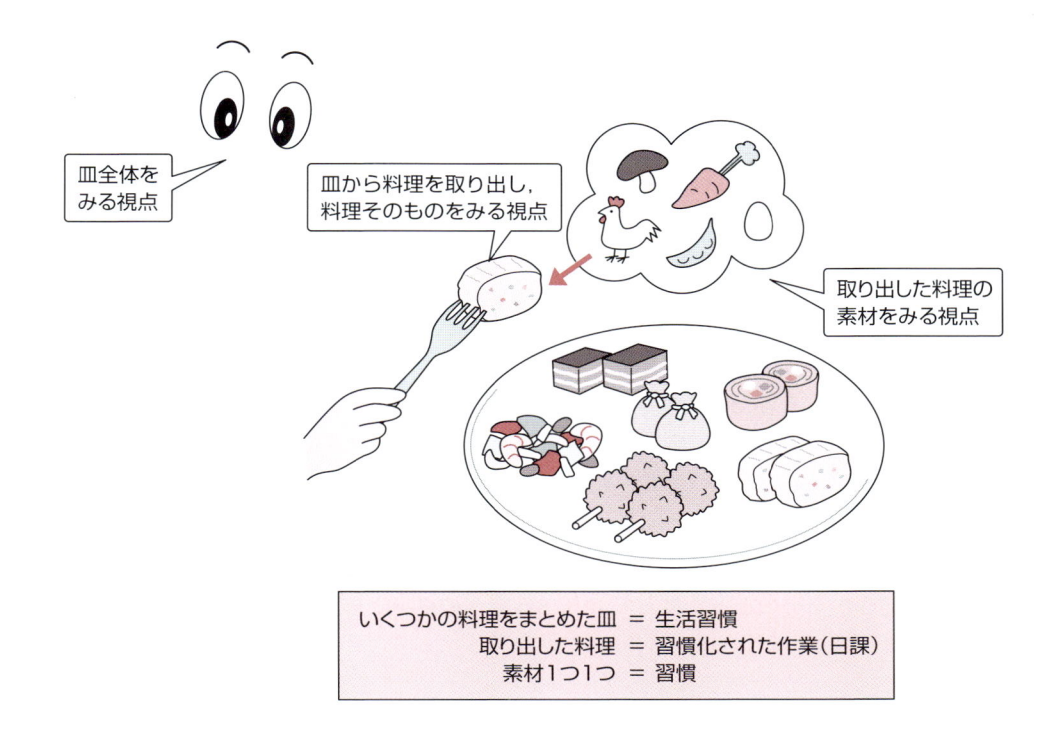

皿から料理を取り出し，
料理そのものをみる視点

取り出した料理の
素材をみる視点

いくつかの料理をまとめた皿 ＝ 生活習慣
取り出した料理 ＝ 習慣化された作業（日課）
素材1つ1つ ＝ 習慣

　ここで，概念的な区別が曖昧になりやすい日課と習慣について説明したい．日課とは，順序どおりに行う，また，繰り返し行っている作業のことを指す．例えば，入浴した後，体を拭き，寝巻を着たあと歯磨きをし，居間でお茶を飲みながらでテレビを見るといったように，入浴してから寝るまでの間に行うことの順番は，毎日の繰り返しによって決まってくる．日課とは，このように順序や手順が決まった活動レベルのことである．一方，習慣とは，基本的な生活機能のための複雑なパターンで統合された自動的な行動を指す．例えば，身体を拭いたタオルを決まって同じ方法で洗濯機の中に入れる，いつも決まった場所にリモコンや鍵を置くなど，意識化されない中で行っている行為レベルのことである．つまり，習慣が寄り集まって日課となり，いくつかの日課が生活習慣を構成している．これらそれぞれのレベルから詳細を捉えていくことが，対象者の生活習慣を評価する際に役立つものとなる．また，習慣や日課は，慣れ親しんだ環境や状況の中で身につけた傾向であり，日常生活の中で，自動行動の引き金になる[2]ともいわれている．例えば，庭に出て庭木が目に入ると，自然にホースを手に取り，決まった場所にホース先を向け，蛇口をひねって，決まった順序で水をまくというように，慣れた環境の中で自然に行為が引き出され，その行為が無意識のうちに次の行為を引き出し，一連の行い方が決まってくる．もしこれが，はじめて訪れる場所だったら，または買い替えにより初めて使用するホースだったら，行為1つ1つを考えながら行う必要があり，無意識のうちに行われるということはないだろう．つまり，習慣化された作業が遂行される背景には，慣れ親しんだ環境であり状況であること，自身の役割となっていることなどが密接に関係している．そのため，習慣を通して生活を組織化するためには，それに影響を与える要素である環境や役割の評価を同時に行うことが必要不可欠である．

表1　作業の形態・機能・意味

作業の形態	いつ，どこで，誰となど，観察可能な作業の外観
作業の機能	その作業を行うことが，どのようなことに影響を与えているか，その人が発達したり，社会や環境に適応したり，健康や人生の質へ影響するなど，影響の仕方
作業の意味	作業のもつ，個人的な価値や重要性

「Clark F, Wood W, Larson EA et al：Occupational science：Occupational therapy's legacy for the 21 st century, Willard and Spackman's occupational therapy 9 th ed, Neistadt ME, Crepeau EB (eds), pp.13-21, 1998, Lippincott-Raven Publishers」を参考に作成

②作業と習慣

　作業療法の専門性を支えるための理論である作業科学では，「作業」を「文化的個人的に意味をもつ活動の一群」と捉えたうえで，便宜上，作業を形態・機能・意味という3つの視点から捉えることができるとしている（表1）[3]．つまり，人が本人にとって意味のある作業を行う際，その作業にはその人なりの形態があり，意味があり，その人にとって何かに役立っていると考えられている．

　岡[4]の研究では，人々は自身の価値観を反映した行い方で作業に取り組み，その行い方が自分に合っているのかどうかをその都度確認しており，作業への従事と確認を繰り返すことで，自分なりの頻度，手順，タイミングが作られ，自分らしい作業として定着していくことが示唆されている．つまり，これまで培ってきた作業観が，作業の行い方（形態の組み合わせ）に影響を与え，日課を形作っており，自分らしい生活につながっている．そのため，対象者が作業を満足した形で行えるようになることを目指す場合，例えば，「私は何事も丁寧に，きっちりとやる」などといった，対象者のこれまでの自分らしいと感じる作業に共通する作業観は何かを評価することが大変重要である．

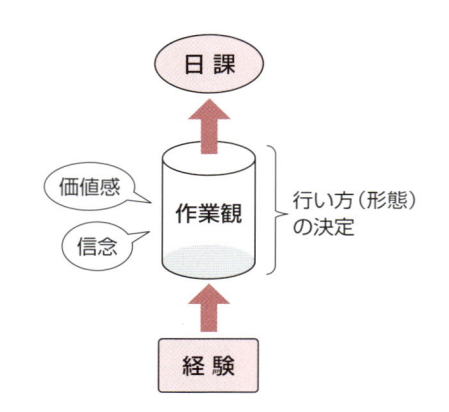

用語解説　作業観

自身がもつ信念や価値観を実現するものであり，自分らしい生活に影響を与える作業に共通して存在するこだわりのようなものである．

---

③習慣形成のプロセス

　習慣がどのように形作られ，変化していくかということは，心理学や社会学などでも研究されている．反射などの生得的行動では，行動を繰り返し行うことにより，反復の初期には鋭敏化が，後期には低下が認められる．習慣は，習得的行動であって生得的行動とは異なり，安定化が特徴である．安定化とは，習得された行動が繰り返されるうちに行動が定型化し，エネルギー消耗を避けるなど，無駄が省かれた状態である．行動の定型化は，正の強化により形成され，経験を通して多様に変化していく[5]．習慣は基本的には個人の行動様式を指すが，ある集団に共有されるようになった場合は「慣習」と呼ばれる．

> 時間がかかるし疲れる…

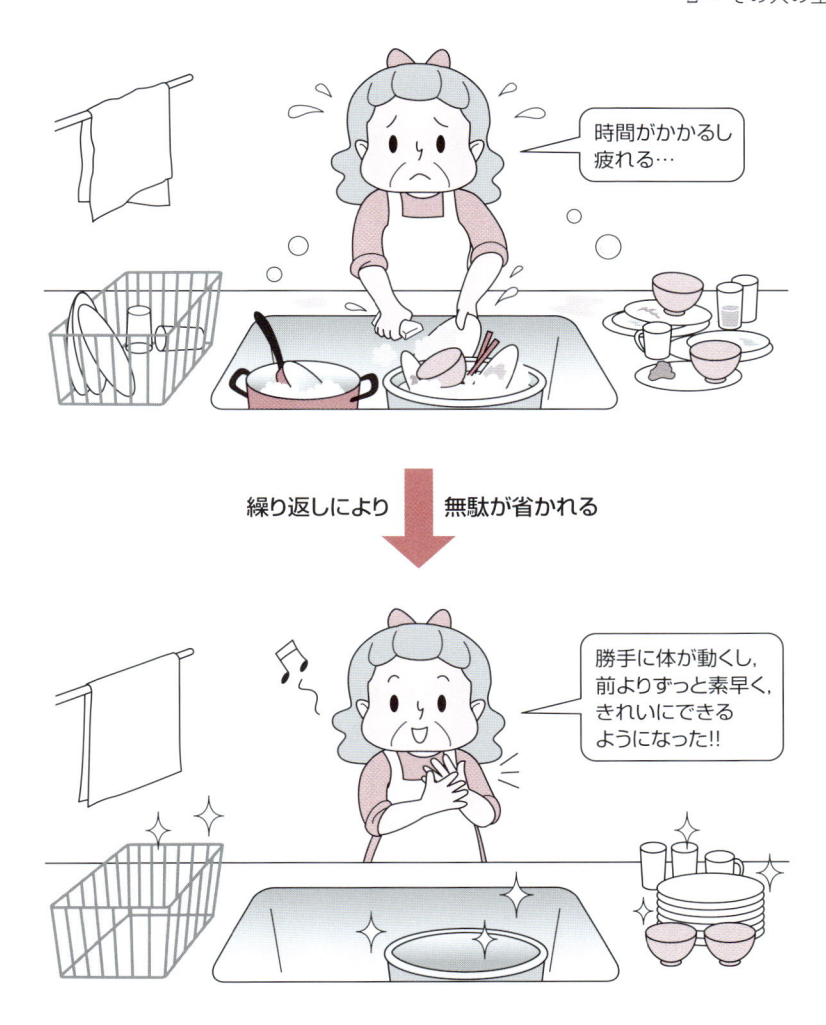

繰り返しにより　無駄が省かれる

> 勝手に体が動くし，前よりずっと素早く，きれいにできるようになった!!

> **用語解説　習慣**
> 日常的に繰り返されている行い，またはしきたりや習わしとして確立されたもの．学習理論においては，特別な状況で学習した反応を意味し，特に強化による反応や条件反射を指す．

　要するに，生活習慣は長い年月をかけて変化しながら作りあげられていくものであるため，歳を重ねた対象者ほど多くの，そして強く組織化された習慣をもっている．そのため，高齢者を対象にする場合，この評価はより重要なものとなる．

2. 生活習慣が人に与える影響

①生活習慣の心身への影響

　「生活習慣病」という疾患があるように，生活習慣が変化することで，我々の健康は左右される．生活習慣病が指す「生活習慣」とは，食事のとりかた，喫煙の有無，運動量などであるが，それだ

けに留まらず，どのような作業をどのように行うかが人々の健康へ影響を与えるという視点がOTにとって重要である．当然のことであるが，一般的に心身に良い影響を与えると考えられる行いを習慣として行うことは人々の健康にプラスの影響を与え，心身に悪い影響を与えると考えられる行いを習慣として行うことは，人々の健康にマイナスの影響を与えることが多い．しかしながら，一般的には健康に悪いとされている作業を本人が好んで習慣的に行っている場合がある．例えば，休憩時の喫煙や深夜のテレビ鑑賞などがこれにあたる．このような場合，OTの視点から考えると，そのような作業が心身に良い影響を与えているのか，悪い影響を与えているのかは，一概にはいえない．例えば，喫煙は身体には有害であるかもしれないが，いつもの喫煙場所での友人との付き合いやタバコを買うために出かけることなどが，その人に良い影響を与えているかもしれない．そのため，その作業が健康にどう影響しているかを捉えるために，健康を幅広い視点から捉えたうえで，その作業のもつ，本人なりの重要性や本人への影響を評価していく必要がある．

　一方，高齢者は，何らかの活動に取り組むことで生活にテンポやリズムを作っており，そのような活動が日課となることは，自然な無意識的リズムで1日を経験し，安心感を得るためのストラテジーであるとされている[6]．つまり，生活習慣とは，「花の水やり」「友人とのお茶」など，1つの作業単独のことを指すのではなく，作業の連続を指しており，それらを行うことで，生活にリズムが作られ，安定した生活を送ることにつながっているといえる．例えば，生活リズムが崩れている対象者に対し，他職種とのカンファレンスなどで「生活リズムを整える」といった目標を立てることがある．作業の視点からこの目標に向けた介入を考える際，作業と生活リズムは密接に関係しているという前提があるため，これまでの生活ではどのような作業を行い，生活にテンポを作っていたか，どのような作業を行うことで生活リズムを整えていくかといった評価が必要となってくる．

　また，加齢とともに，退職や配偶者の死別など，生活習慣が変化するさまざまな出来事が起こる．生活習慣の変化は，その人の健康状態の変化につながる可能性が高いということを予測しながら，高齢者に関わっていく必要がある．

②健康につながる作業の意識的な習慣化

　近年一般的にも，健康につながる習慣を意識的に作ることで，より効果を高めようとする考え方が広まってきている．例えば，「1駅ウォーキング」といい，1駅手前で電車やバスを降りて歩くことを意識的に習慣化することで，ダイエットや健康増進につなげるなどの取り組みがある．臨床場面においても，「私は健康でいるために毎日お庭を散歩している」「近くの自然食品店に毎週火曜日に行って，烏骨鶏の卵を買って，毎日飲んでいる」などと，自分の健康法を生き生きと語る対象者に多く出会う．このように高齢者は，自分が健康でいるための，自分なりのこだわりの行いを自然に身につけていることが多い．作業療法実践においても，教育モデルや代償モデルを選択し，介入していく場合，物事を覚えておくことが苦手な対象者に対して，「約束をしたらメモリーノートに記載すること」を習慣化したり，麻痺により上肢の痙性が高まり，痛みを誘発しやすい対象者に，特定の頻度・タイミング・方法で行う体操を日課にするなど，対象者がより健康的で快適に生活できるよう，これまでの生活習慣の中に新しい活動を組み込むような介入をする場合がある．そのような介入を考える際，対象者の元々の生活習慣や日課を評価することが必要不可欠であり，その生活習慣の中に組み込むためにはどうすればよいかを検討しなければならない．行動を意識的に習慣化するためのポイントを**表2**に示した．

表2 意識的な習慣化のポイント

1. 作業のタイミングの選択と決定
   何かを行う前に行う「前行動」，何かを行いながら行う「同時行動」，
   何かを行った後に行う「後行動」など，その作業をどのようなタイミングで行うかを決定する
2. 作業の意味や機能を明確化
   どのようなことが意志やモチベーションの源になっているのかを明確にする
3. 作業観に合った形態の選択
4. 記録
5. 継続できるよう形態のレパートリーの充実

③習慣の広がり

　1つの作業が繰り返し行われ，習慣化されたことで，別の作業の習慣化へも波及する場合がある．また，習慣として何かを行うことが心身機能面や周囲の人との関係などの環境面へも影響を与える場合もある．さらに，クラーク[7]が，人間は日常的な慣習や習慣，活動に浸ることにより，自らを徐々に作業的存在として発達させ，自らにとってふさわしい自己を作り上げていくと述べているように，自分自身が発展したり変化していくことに影響を与える場合もある．例えば，警察官として長年働き，退職後に脳出血を発症したDさん（64歳）は，病院を退院後，自宅内での日常生活は自立したものの，特に楽しみや没頭する作業のない生活をしており，「生きた心地がしない」と語っていた．そのため，訪問作業療法において，生活習慣について評価を行うと，テレビを見ることに多くの時間を費やし，この生活習慣に満足できていなかった．そのため，これまで家でテレビを見ながら過ごしていた時間に，本人の挑戦してみたい作業であった自宅近辺の散歩を行う機会を作った．散歩は三日坊主になると思われたが，歩いてみると鳥や花がきれいに咲いており，また，通学中の子供たちの声を聞くことも楽しく，日々の変化を実感できるものであった．散歩はいつの間にか「パトロール」と称した日課となっていった．繰り返し行われる中で，どの時間帯に，どの道を通ることが自分に合っているかが決まり，作業形態が定着した．それによって，それまでは入浴も面倒で家族に促されてから行っていたが，散歩の直後に入るようになり，自然と入浴も習慣化された．Dさんは家にいる時間が少なくなり，妻との仲は良くなり，散歩中に出会った人との交流が生まれた．

　このように，Dさんの生活は1つの作業経験をすることから始まり，その作業が日課となり，その日課が，他の作業を生活の中に組み込んでいくことに発展した．このような生活習慣が，身体的な健康につながっていたり，社会的な交流機会を獲得していたり，情緒的な安定を図ることにもつながるのである．

3. 生活習慣の評価法

　生活習慣についての評価は，作業療法開始初期に行うことが多いため，評価の導入として行えるよう，比較的簡易的な方法が望ましい．作業療法開始時に，作業を行ううえでの細かい要素（身体機能，精神機能，認知機能など）の評価ではなく，生活全体をみるような評価から始めることで，OTが作業の可能化を目指す職業であることを対象者に伝えることにつながる．さらに，対象者にこれまでの時間の使い方を振り返る機会を提供することにもつながるため，双方にとって大変重要な評価となる．より詳しい内容の評価は，回を重ねながら進めていくことが望ましい．

II ● 情報収集編

表3　調査票見本

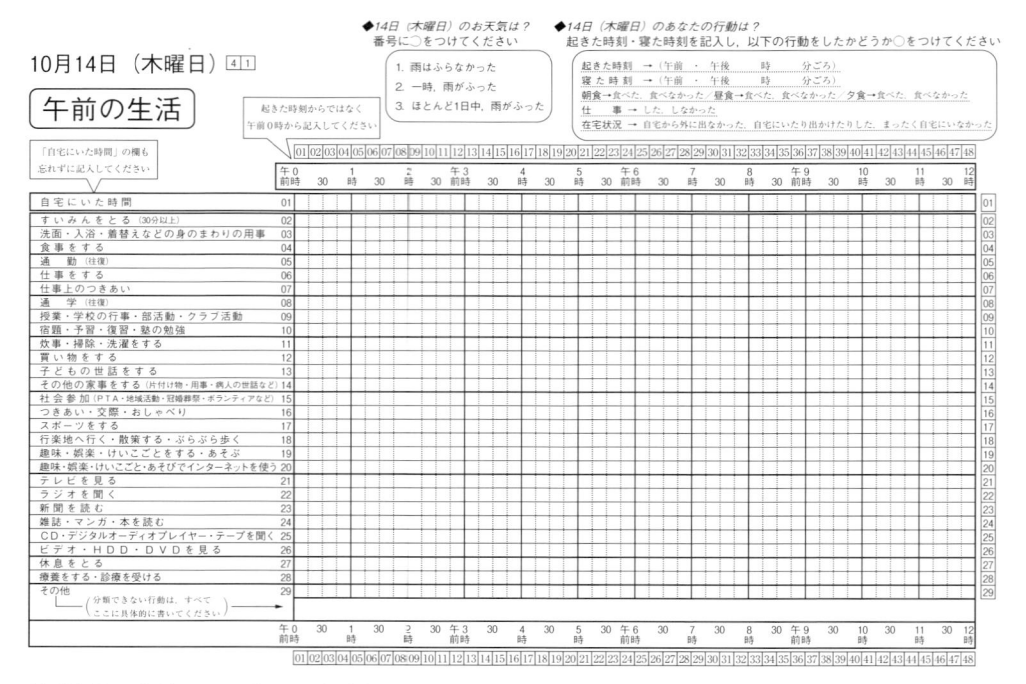

「NHK放送文化研究所：2010年国民生活時間調査報告書［internet］，http://www.nhk.or.jp/bunken/summary/yoron/lifetime/pdf/110223.pdf［accessed 2014-08-15］p.63, 2011」より許諾を得て転載

①NHK生活時間調査

　NHK放送文化研究所が国民の生活実態を明らかにするために1960年以降，5年ごとに実施している調査であり，人々の1日の生活を時間の面から捉え，日本人の生活実態の基本データとして蓄積している．生活時間とは，1日24時間を個人がどのように消費したかの記録のことである[8]．この調査で使用される調査票が，作業療法において対象者の生活習慣を捉えるために使用できる（表3）．調査事項は，(1)2日間の午前0時から24時間の時刻別（15分きざみ）の生活行動と在宅状況，(2)個人属性（性別，年齢，職業など）である．

　この調査票に記載された生活行動を分類し，従事時間の視点から分析していく．大分類では，必需行動，拘束行動，自由行動の3分類であり，その中に，さらに中分類，小分類がある（表4）[8]．

　この調査票を作業療法実践や研究における評価で導入するメリットは，以下のとおりである．
　①もっとも歴史が長い生活時間調査であり，大規模かつ継続的に行われており，信頼性が高いこと．
　②一般の方の特性が，年齢や性別などの属性ごとにデータになっているため，比較しやすいこと．
　③比較的行い方が理解しやすく，誰でも広く利用できること．

　しかしながら，この調査票では，おのおのの活動をどのカテゴリーに分類するかが決まっており，個人の認識を重要視する作業療法の前提とは，多少相違がある．例えば，買い物は買う品物の種類や行く場所，一緒に行く人によって，ある人にとっては「余暇」と感じるかもしれないし，ある人にとっては「家事」と感じるかもしれない．しかし，この調査の分類では，本人にとっての意味は

表4 生活行動の分類

大分類	中分類	小分類	具体例
必需行動	睡眠	睡眠	30分以上連続した睡眠，仮眠，昼寝
	食事	食事	朝食，昼食，夕食，夜食，給食
	身のまわりの用事	身のまわりの用事	洗顔，トイレ，入浴，着替え，化粧，散髪
	療養・静養	療養・静養	医者に行く，治療を受ける，入院，療養中
拘束行動	仕事関連	仕事	何らかの収入を得る行動，準備・片付け・移動なども含む
		仕事のつきあい	上司・同僚・部下との仕事上のつきあい，送別会
	学業	授業・学内の活動	授業，朝礼，掃除，学校行事，部活動，クラブ活動
		学校外の学習	自宅や学習塾での学習，宿題
	家事	炊事・掃除・洗濯	食事の支度・後片付け，掃除，洗濯・アイロンがけ
		買い物	食料品・衣料品・生活用品などの買い物
		子どもの世話	子どもの相手，勉強をみる，送り迎え
		家庭雑事	整理・片付け，銀行・役所に行く，子ども以外の家族の世話・介護・看病
	通勤	通勤	自宅と職場（田畑などを含む）の往復
	通学	通学	自宅と学校の往復
	社会参加	社会参加	PTA，地域の行事・会合への参加，冠婚葬祭，ボランティア活動
自由行動	会話・交際	会話・交際	家族・友人・知人・親戚とのつきあい，おしゃべり，電話，電子メール
	レジャー活動	スポーツ	体操，運動，各種スポーツ，ボール遊び
		行楽・散策	行楽地・繁華街へ行く，街をぶらぶら歩く，散歩，釣り
		趣味・娯楽・教養	趣味・けいこごと・習いごと，観賞，観戦，遊び，ゲーム
		趣味・娯楽・教養のインターネット	趣味・娯楽・遊びとしてインターネットを使う（電子メールは除く）
	マスメディア接触	テレビ	BS，CS，CATV，ワンセグの視聴を含める
		ラジオ	
		新聞	朝刊・夕刊・業界紙・広報紙を読む
		雑誌・マンガ・本	週刊誌・月刊誌・マンガ・本・カタログなどを読む
		CD・テープ	CD・デジタルオーディオプレイヤー・テープ・パソコンなどラジオ以外で音楽を聞く
		ビデオ・HDD・DVD	ビデオ・HDD・DVDを見る（録画しておいた番組も含む）
	休息	休息	休息，おやつ，お茶，特に何もしていない状態
その他	その他・不明	その他	上記のどれにもあてはまらない行動
		不明	無記入

「NHK放送文化研究所：2010年国民生活時間調査報告書［internet］，http://www.nhk.or.jp/bunken/summary/yoron/lifetime/pdf/110223.pdf［accessed 2014-08-15］p.5, 2011」より許諾を得て転載

考慮されず，買い物は「家事」に分類され，「拘束行動」として捉えることとなっている．また，この方法では48時間の生活行動を調査するため，評価の実施に多少時間がかかる．そのため，臨床的に使用する際は，作業療法開始時などに24時間の調査のみを行うことも多い．

表5a　OPHI-Ⅱ作業同一性尺度の一部

項目	評点	基準	評定者の記録
個人的目標と計画をもっている	4	□ [目標／個人的計画]が，[努力を喚起し／精一杯努力させ／努力を要求し]ている □ 将来の[目標／個人的計画]に対して[エネルギーを燃やし／興奮し]ているように感じている	
	3	□ [目標／個人的計画]は[長所／限界]に見合ったものである □ [問題／挑戦]を克服するために将来に対して十分に望みをもつ □ [目標／個人的計画]に取り組むことに動機付けられている	
	2	□ [目標／予想された計画]は能力を[過大／過小]に評価したものである □ [目標／個人的計画]に取り組む意欲が十分ではない □ [目標／個人的計画／将来]を困難なものと考えている □ [約束／興奮／動機付け]が限られている	
	1	□ [目標／個人的計画]を明らかにできない □ [個人的目標／望ましい計画]は，もってる能力では達成不可能である □ 目標は[長所／制限]と[わずかしか／まったく]関係をもたない □ 将来への[約束／動機付け]に欠ける □ [相いれない／極端な][目標／個人的計画]のために，動機付けられていない	
望ましい作業的生活様式を明らかにする	4	□ 特定の生活様式に非常に傾倒している □ 生活の過ごし方に強い感情をもつ □ 将来の生活様式に非常に強い好みを明らかにする □ 1つ以上の非常に有意義な作業を明らかにする □ 時間を[組み立てる／満たす]ことに明確な優先順位の考えをもつ	
	3	□ 若干の[不安／不満]をもつ望ましい生活様式を明らかにする □ 時間を[組み立てる／満たす]ことに適切な優先順位の考えをもつ □ いくぶんか[重要／有意義]な1つ以上の作業を明らかにする □ 現在の作業的生活様式で基本的に幸せである	
	2	□ 望ましい作業的生活様式を明らかにすることが困難である □ 現在の作業的生活様式に大きな[不安／不満]を明らかにする □ どのように時間を[組み立てる／満たす]のかを明らかにするのが困難である □ 現在の有意義な作業を明らかにするのが[困難である／熱意を失っている]	
	1	□ [生活様式／日課]を非常に気に入っていない □ 将来の有意義な生活様式を明らかにできない □ [ワクワクする／果たすべき]作業を明らかにできない □ 時間を[組み立てる／満たす]方法を心に描くことができない	
成功を期待する	4	□ [障壁／制限／失敗]を克服することに大きな自信をもつ □ 挑戦を楽しみにする □ 個人的有効性に強い信念がある □ 生活が向かう方向をコントロールしていると感じている □ 落胆せずコントロールできない状況を受け入れる	
	3	□ [障壁／制限／失敗]を克服することに適切な自信を維持している □ 成功への希望をもって挑戦に立ち向かう □ 多くの領域で成功を予想している □ 個人的有効性に適切な信念を持っている	
	2	□ [障壁／制限／失敗]に[立ち向かう／自己コントロールする]能力に疑いを抱いている □ 成功の見込みは不確かだと感じる □ [障壁／制限／失敗]を克服することに自信を維持することが困難である □ 挑戦に直面すると，容易に落胆してしまう	
	1	□ 自分の遂行能力を悲観的に見ている □ 無力だと感じている □ 自己をコントロールできないと感じている □ 結果に影響を及ぼす能力がないと感じている □ [障壁／制限／失敗]に直面すると諦めてしまう	

評点：4＝きわめて有能な作業機能，3＝適切で満足すべき作業機能，2＝やや作業機能障害，1＝非常に作業機能障害的
[　／　]内は適切な単語または語句を選択すること

「Kielhofner G, Mallinson T, Crawford C et al：作業療法遂行面接 第2版 使用者用手引 OPHI-Ⅱ（山田孝 監訳），p.60，2003，日本作業行動学会」より引用

表5b　OPHI-Ⅱ作業有能性尺度の一部

項目	評点	基準	評定者の記録
満足できる生活様式を維持する	4	□ 大いに有益な［同一性／経験］を与える［役割／個人的計画／習慣］の十分な賛辞にかかわっている □ 生活様式は重要な［価値／目標］と直接結びついている □ 広範囲の［役割／個人的計画］をもつ充実した生活 □ 生活様式は強い［方向性／意味］の感覚を示している	
	3	□ ［同一性／満足］をもたらすさまざまな［役割／個人的計画］にかかわっている □ 複数の重要な［価値／目標］が生活様式に表現されている □ 全体的に生活空間を満たす［役割／個人的計画］の良好なバランスがある □ 生活様式は一般に［方向性／意味］の感覚を表現している	
	2	□ ある範囲の［役割／個人的計画／活動］を［持続する／仕上げる］ことが困難である □ 適切な［役割／個人的計画／活動］で生活空間を満たすのが困難である □ あまりにも多すぎる［要求／優先順位］のために，ストレスの多い生活様式である □ 生活様式は明確な［方向性／意味］の感覚に欠けている □ ［役割／個人的計画／責任］の間に［首尾一貫性がない／対立がある］	
	1	□ ［役割／個人的計画］に関連する責任で圧倒された □ ［役割／個人的計画］に一貫して失敗している □ 生活様式を満たす［役割／個人的計画／責任］の大きな欠如 □ 生活様式が［方向性／意味］を示していない	
役割期待を果たす	4	□ すべての役割の役割義務を果たすことに優れている □ 高度に生産的な生活様式と首尾一貫している役割［義務／要求］をもつ	
	3	□ 全般に，いくつかの役割義務を果たしている □ 役割［義務／要求］は全般に達成の首尾一貫したパターンを維持するのに十分である	
	2	□ 役割期待を果たすのが［時折／徐々に］困難である（過剰な［役割要求／能力低下］による） □ あまりにも義務が少なく，達成の首尾一貫したパターンを持続できない	
	1	□ 主要な生活役割の要求を満たすことができない □ 能力障害によって完全に主要な生活役割を失う □ 達成の機会がほとんど伴わない役割要求が［ごくわずかしか／まったく］ない	
目標に向かって働く	4	□ 目標達成に向けて，［焦点を合わせた／非常にうまい］努力を持続している □ 目標を首尾一貫して［達成する／超える］ □ 最適な［生産性／満足］のために目標を再形成する方法や時期を予想している	
	3	□ 目標に向かって規則的な努力を続ける □ ほとんどの目標を［達成して／ほぼ達成して］いる □ 状況が命ずれば，［目標／努力］を向け直すことができる	
	2	□ 病気が目標達成の［断続的／部分的］な妨害を起こしている □ 時折，目標への［焦点／約束］を失っている □ 目標は病気によって重大な影響を受けた □ 目標に向かって不安定に前進している □ 達成不可能な目標に向かって固執することがある	
	1	□ ［病気／外傷］が目標を無効にした □ 長い時間にわたり目標に［焦点を当て続けられない／努力を維持できない］ □ 目標を放棄する □ 結果的に慢性的な失敗をもたらす達成不可能な目標に向かって奮闘する	

評点：4＝きわめて有能な作業機能，3＝適切で満足すべき作業機能，2＝やや作業機能障害，1＝非常に作業機能障害的
［　／　］内は適切な単語または語句を選択すること

「Kielhofner G, Mallinson T, Crawford C et al：作業療法遂行面接 第2版 使用者用手引OPHI-Ⅱ（山田孝 監訳），p.64，2003，日本作業行動学会」より引用

表6 OPHI-Ⅱ資料要約シート

項目	記入欄
日付	
セラピスト名：	
クライエント名：	

説明と同意の状態
- □ 説明と同意が得られ，添付
- □ 説明と同意が得られ，カルテに添付
- □ クライエントの資料収集の1部として面接が実施され，2次的な分析がなされる

翻訳が □ 不必要　□ 必要（以下に）
- □ 中国語　　　　　□ ドイツ語版
- □ デンマーク語　　□ アイスランド語
- □ オランダ語　　　□ 日本語
- □ フィンランド語　□ ポルトガル語
- □ フランダース語　□ スペイン語
- □ フランス語　　　□ スウェーデン語

年齢：

性別： □ 男性　□ 女性

人種：
- □ コーカサス系（白人）
- □ アフリカ系
- □ アジア系
- □ アメリカン・インディアンまたはアラスカ先住民族系
- □ ヒスパニック系
- □ 複合系
- □ その他_____
- □ 不明

診断／ICD-9 コード

主診断名_____
副診断名_____

就労状態
- □ 就職　　　　□ ボランティア
- □ 学生　　　　□ 引退
- □ 家庭維持者　□ 失業
- □ 養育者

住居状態
- □ 独居
- □ 援助者が同居
- □ 施設（例：老人ホーム，6ヵ月以上）
- □ 家族と同居
- □ 友人やルームメイトと同居
- □ その他_____

教育年数_____

卒業資格_____

作業行動の自立度
- □ 自立
- □ 援助が必要
- □ 全面的な依存

作業同一性尺度	1	2	3	4
個人的目標と計画をもっている				
望ましい作業的生活様式を明らかにする				
成功を期待する				
責任を受け入る				
能力と限界を評価する				
約束と評価をもっている				
同一性と義務を認識する				
興味をもっている				
有効感をもつ（過去）				
生活様式に意味と満足を見出した（過去）				
作業選択を行った（過去）				

作業有能性尺度	1	2	3	4
満足すべき生活様式の維持				
役割期待を満たす				
目標に向かって働く				
個人的遂行基準を満たす				
責任に対して時間を組織化する				
興味への参加				
役割を果たした（過去）				
習慣を維持した（過去）				
満足を達成した（過去）				

作業行動場面尺度	1	2	3	4
家庭—生活・作業形態				
主たる生産的役割・作業形態				
レジャー・作業形態				
家庭—生活・社会的集団				
主要な生産的役割・社会的集団				
レジャー・社会的集団				
家庭—生活・物理的空間，対象物，および資源				
主要な生産的役割・物理的空間，対象物，および資源				
レジャー・物理的空間，対象物，および資源				

評点：4＝きわめて有能な作業機能，3＝適切で満足すべき作業機能，2＝やや作業機能障害，1＝非常に作業機能障害的

「Kielhofner G, Mallinson T, Crawford C et al：作業療法遂行面接 第2版 使用者用手引 OPHI-Ⅱ（山田孝 監訳），p.165，2003，日本作業行動学会」より引用

一方，習慣化された作業について捉えることができる評価法は，人間作業モデルを理論基盤にした評価法にいくつかあり，中でも，特に習慣について把握しやすい評価法について，以下に紹介する．

②作業遂行歴面接第2版 Occupational Performance History Interview Version 2.0（OPHI-Ⅱ）

この評価法[9]は，作業生活史の質的特徴を評価するために開発されたものであり，面接，評定尺度，生活史叙述の3部構成である．半構成面接では，活動選択と作業選択，重大な人生の出来事，日課，作業役割，作業行動場面の5つのテーマについて情報を得る．収集した情報は，作業同一性尺度，作業有能性尺度，作業行動場面尺度の3つの尺度で評定する．表5に作業同一性尺度，作業有能性尺度の一部を示す（作業行動場面尺度は割愛）．そして，尺度のチェックボックスへチェックを入れ，要約シート（表6）に評点を転記していく．その後，生活史叙述（対象者がこれまでどのように生活してきたかの流れ）をまとめ，ナラティブ・スロープなどのグラフィックを描き出すという手順となる．

対象者の作業生活史の全体像は，要約シートで確認することができ，必要な項目のみ取り出して利用することもできる．生活習慣は，この評価法の「生活様式」や「習慣」といった項目と特に関係があり，これらの項目の基準やその評点が，対象者の生活習慣を理解するために役立つ．

③作業質問紙 Occupational Questionnaire（OQ）

この評価法[10]は，日常のスケジュールにおいて，回答者がうまく処理できていないと感じる時間や活動と，時間の使い方に関するバランスの障害を明らかにするために開発されたものであり，回答者の年齢や障害を限定せず，すべての人に用いることができるとされている．実施手順としては，回答者が典型的な平日と週末の各1日の中で行っている諸活動を30分間隔で記録し，各活動に対する認識を有能感，価値，興味などの視点から明らかにするものである（表7）．

表7　作業質問紙（OQ）の一部

時間 (30分毎)	活動名	質問1 私はこの活動を次のうちのどれだと考える ・仕事 ・日常生活活動 ・レクリエーション ・休息	質問2 私はこの活動を次のようにやった ・非常に良くやった ・良くやった ・普通にやった ・うまくできなかった ・非常にうまくできなかった	質問3 私はこの活動を次のように考えた ・非常に重要 ・重要 ・どちらでもない ・ない方がいい ・時間の無駄	質問4 私はこの活動を次のように楽しんだ ・非常に好きだった ・好きだった ・どちらでもなかった ・嫌だった ・非常に嫌だった
5：00		仕　日　レ　休	非良　良　普　不良　非不良	非重　重　?　な　無駄	非好　好　?　嫌　非嫌
⋮	⋮				

「Kielhofner G, Forsyth K, Suman M et al（中村 Thomas 裕美 訳）：自己報告：クライアントの視点を明らかにすること，人間作業モデル-理論と応用 改訂第4版（山田孝 監訳），p.264，2012，協同医書出版社」より一部改変して引用

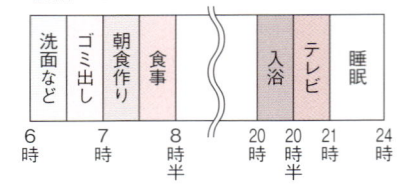

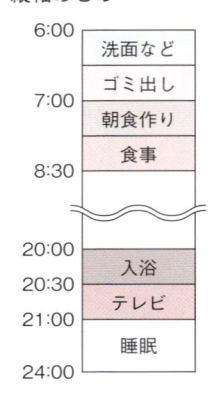

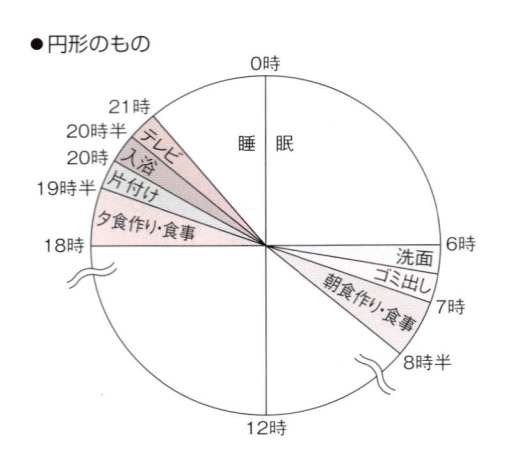

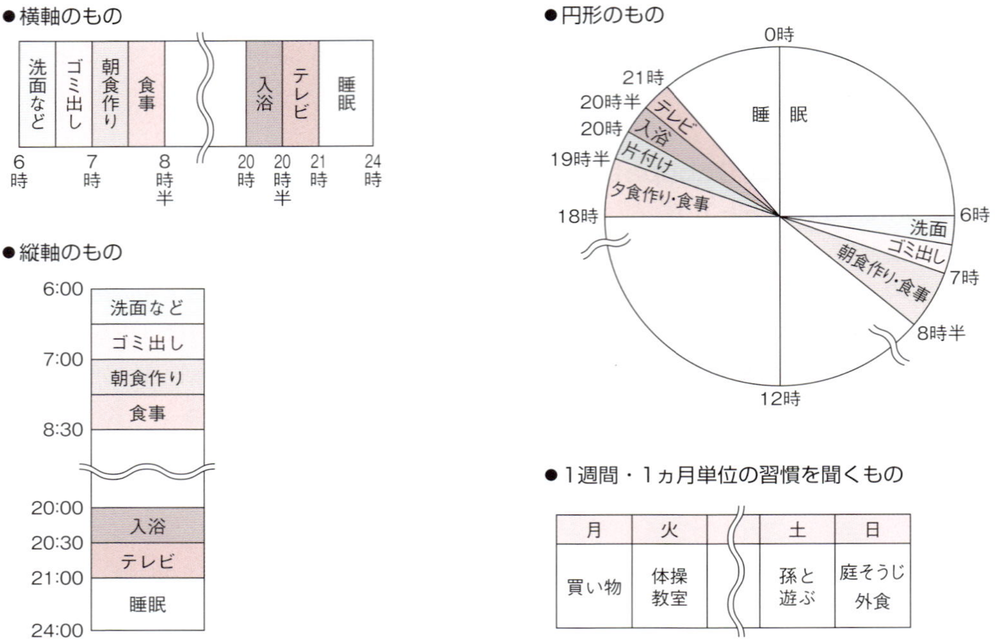

図1　図表を用いた評価の例

④図表を用いた評価

方法としては，自己記入，聞き取りなど，対象者の状況によって選択する．使用する図表についても横軸，縦軸，円形など，対象者にとって使用しやすい形態のものを用いる（**図1**）．また，1週間，1ヵ月などの単位での習慣を評価する場合や，平日と休日を分けて評価する場合がある．この方法は，特別な評価用紙を準備する必要がなく，いつでもどこでも実施できるというメリットがある．

4. 非構成的評価

生活習慣や日課は言葉や形にするのが難しく，本人にとって無意識であることも多いため，構成的な評価だけでは不十分な場合が多く，会話や観察など，非構成的な評価を相互補完的に行っていくことが重要である．

①インタビューからの評価

「当たり前の1日についてお話しください」といった，幅の広い質問（オープンクエスチョン）をした場合，対象者から聞きたい内容をうまく聞き出せないことが多い．特に高齢者の場合，特別なイベントがなく，同じような1日を何気なく繰り返していることもある．そのため，「何もしていない」と答え，作業についての語りが得られなかったり，「ごはんを食べて，テレビを見て……それくらいです」と答え，それ以上は語れないことも多い．生活習慣を明らかにするようなインタビューでは，意識したことのない「当たり前の1日」を聞く必要があるため，会話の促進因子を考えておくことが重要となる．促進因子は，評価者が聞きたいことを話してもらえるような項目にする必要があるため，事前にインタビューガイド[11]を用意しておくと良い．

> **用語解説** **インタビューガイド**
> 主として，半構成的インタビュー実施のために作成され，質問の項目やテーマ，具体的な質問文，あるいはインタビュー進行上の指針などをリストアップしたものである．量的調査における質問紙の場合と違って，多くの場合，個々のインタビュー状況に応じて柔軟に変えることが望ましいとされる．

例えば，前述した生活習慣の特性から，以下のようなものがあげられる．

(1) 生活習慣について聞く場合
- ごく当たり前の1日についてお話しください．
- 朝起きて，まず何をしますか．
- その後は何をしていますか．
- その前は何をしていますか．　など

(2) 習慣化された作業について聞いていく場合
- 習慣として行っていることはありますか．
- 毎日（毎週，毎月）必ず行っていることはありますか．
- 生活の中で自分が自然に行っていることは何ですか．　など

例えば，先ほど登場したDさんに対してインタビューにより生活習慣について評価すると，このような流れになる．

OT　　「Dさんの普段の1日について，どんなことをしているかお話しください」
Dさん　「朝起きて，テレビを見て，朝食をとって，孫が来たら遊んで……そんなところです」
OT　　「朝起きて，まずテレビを見るのですね．どれくらいの時間ですか？」
Dさん　「妻が起きるまで2時間くらいかな．ニュースを見ています」
OT　　「その後，何をしていますか？」
　　　……（続く）

このように，初めの質問で，あまり作業があがらなかった場合，前行動や後行動を意識しながらインタビューを進め，1日の流れを聴取し，作業表に記載していくと良い（**表8**）．

表8　Dさんの作業表

6:00		8:00		11:30	12:00	13:00	14:00	16:00		18:00	19:00		22:00	22:30
起床	テレビ	朝食	テレビ	孫と遊ぶ	昼食	新聞や雑誌を読む	昼寝	夕食の準備の手伝い	テレビ	夕食	孫と遊ぶ	テレビ	入浴	就寝

(3) 作業の機能や意味から習慣化された作業について聞く場合

　対象者によっては，自分自身の生活習慣を語ることが難しい場合がある．また，習慣化された作業を行う頻度が毎日ではない場合，(1)(2)の方法ではあがらない作業もある．そのため，例えば，「リラックスできる作業はどんなものか」などと，作業の機能や意味から，作業形態を聞く方法がある．順を追って話す方法ではなかなか語ることができない対象者も，この方法であれば表現できることも多い．じっくりと思い出しながら答えることを期待する場合は，OTが表を作成し，自己記入してもらうなどの工夫もできる（表9）．

- 健康で暮らすためにしていたことはありますか．
- どんな風に1日を過ごした時，有意義だったと感じますか．
- ストレスを発散するために，どんなことをしていましたか．
- 暇つぶしに行っていたことはありますか．
- あっという間に時間が過ぎるのは，何をしていたときですか．　など

表9　機能や意味からの日課の聴取（自記式）

質　問	作業を記載してください
健康で暮らすためにしていたことはありますか	
どんな風に1日を過ごした時，有意義だったと感じますか	
ストレスを発散させるため，にどんなことをしていましたか	
（続く）	

②環境因子からの評価

(1) 自宅の環境から得られる情報

　人が習慣として何かを行う時は，ほとんどの場合，慣れ親しんだ環境で行われる．そのため，個人がもつ生活習慣は，必ず過ごしている環境に表れている．特に，長時間過ごす自室やリビングでは，大量の新聞や雑誌が置いてあったり，自室から見える庭がきれいに剪定され，縁側に沢山の剪定用具が置いてあったりと，使用するものや場所を見ると，その人がこれまでどんな風に過ごしてきていたのか，その人の暮らしぶりが手に取るように理解できる．自宅に実際に出向くことが難しい場合には，本人が過ごしていた場所を写真に撮ってきてもらう方法がある．

(2) 家族から得られる情報

　高齢者と関わっていく中で，さまざまな問題により，本人が自分自身のことを語ることが難しい場合も少なくない．そのような場合は，本人のことを一番良く知る人物からの情報も有用である．方法としては，前述したインタビュー内容と同様の質問を用い，評価を進めていくことが多い．また，対象者本人だけではスムーズに話すことが難しい場合に，両者から情報を得ることもある．

> **おさらい**
> 我々が何気なく過ごす当たり前の生活の中には，日課や習慣が数多くある．生活習慣全体を捉えることや習慣化された作業の1つ1つを捉えることは，高齢者に関わる際，大変重要である．なぜなら，生活習慣は作業の繰り返しでその人に合ったパターンとして構築されていくものであるため，人となりが明確に表れているからである．また，そのような強く組織化された日課に取り組むことは，日々の安心感につながり，生活のテンポやリズムを作っている．生活習慣の評価は，構成的な方法と非構成的な方法があり，対象者の状況や目的に合わせて，それらをうまく使い分ける必要がある．また，これらの評価は，良し悪しを決定するために行うのではなく，ありのままを聞き出すことが目的である．生活習慣の評価でみえてくることは作業の形態であり，その形態の個人的な意味や機能については，別の評価が必要である．また，生活習慣の評価単独では，目標設定や介入の焦点を導くことは難しい．このような評価の後で，抽出された作業1つ1つについて理解を深め，介入につなげていくことが重要である．

【文献】

1) American Occupational Therapy Association：Occupational therapy practice framework：Domain and process（2nd ed）. Am J Occup Ther. 62(6)：625-683, 2008
2) Kielhofner G（山田孝 訳）：基本的概念：作業の動機，パターン，遂行，人間作業モデル-理論と応用 改訂第3版（山田孝 監訳），pp.13-29, 2007, 協同医書出版社
3) Clark F, Wood W, Larson EA et al：Occupational science：Occupational therapy's legacy for the 21st century, Willard and Spackman's occupational therapy 9th ed, Neistadt ME, Crepeau EB（eds），pp.13-21, 1998, Lippincott-Raven Publishers
4) 岡千晴：自分らしい人生を作業で描くプロセス．作業科学研究．3(1)：29-35, 2009
5) 鈴木常元，谷口泰富，有光興記 他：行動・学習，心理学，pp.55-78, 2014, 新曜社
6) Jackson J（小田原悦子 訳）：老年期に意味ある存在を生きる，作業科学-作業的存在としての人間の研究（佐藤剛 監訳），pp.373-396, 1999, 三輪書店
7) Clark F, Ennevor BL, Richardson PL（村井真由美 訳）：作業的ストーリーテリングと作業的ストーリーメーキングのためのテクニックのグラウンデッドセオリー，作業科学-作業的存在としての人間の研究（佐藤剛 監訳），pp.407-430, 1999, 三輪書店
8) NHK放送文化研究所：2010年国民生活時間調査報告書［internet］, http://www.nhk.or.jp/bunken/summary/yoron/lifetime/pdf/110223.pdf［accessed 2014-08-15］2011
9) Kielhofner G, Mallinson T, Crawford C et al：作業療法遂行面接 第2版 使用者用手引OPHI-II（山田孝 監訳），2003, 日本作業行動学会
10) Kielhofner G, Forsyth K, Suman M et al（中村Thomas裕美 訳）：自己報告：クライアントの視点を明らかにすること，人間作業モデル-理論と応用 改訂第4版（山田孝 監訳），pp.257-282, 2012, 協同医書出版社
11) Flick U：質的研究入門〈人間の科学〉のための方法論（小田博志，山本則子，春日常 他訳），p.392, 2002, 春秋社

（島谷千晴）

3 その人の興味・関心を知る

なぜ・どのように知るのか？

◆その人の興味・関心を知ることは，生活，意味ある作業，役割など多くのことを評価しやすくなる．
◆高齢者は老いとともに作業を簡略化し，興味・関心を抑制に働きかける状況に陥るため，作業療法評価を駆使したとしてもすべてを捉えることは難しい．
◆OTが行う面接や行動観察は，隠れた興味・関心を引き出す場合もあり，評価のみに留まらず，介入を兼ねるものである．

1. 興味・関心とは？―深く考えると

　興味や関心は作業療法を行ううえで重要だとされる．この重要性を理解するには，人の行動に至るまでのプロセスを捉えることで解釈しやすくなる．プロセスを理解することで，興味や関心が生成され人にどのように重要なのかを理解すると同時に，OTに新たな視点を授ける．興味・関心は次のような手順で生成される．
　①動機の生成
　②継続因子の入力
　③興味・関心の生成

　動機が生成され，行動を開始し，その行動に継続したいと思う因子が加わることで活動に取り組む．その継続から興味・関心は生成されてくる．
　これは日常的に観察され，身近な出来事で説明することができる．例えば，高齢女性が編み物をはじめる場面において，マフラーを作成し，プレゼントすることで，知人の喜ぶ顔がみたいと動機付けられ，製作を開始する．技能に裏付けられた作業により，自己能力の信頼と楽しみの感覚が伴い，順調に作業を継続する．プレゼントに知人が喜びを示した体験や編み物を行った時間を振り返る作業により，編み物という作業の肯定的な評価が入力され，興味・関心を生成する．
　このように興味・関心は，作業経験から生

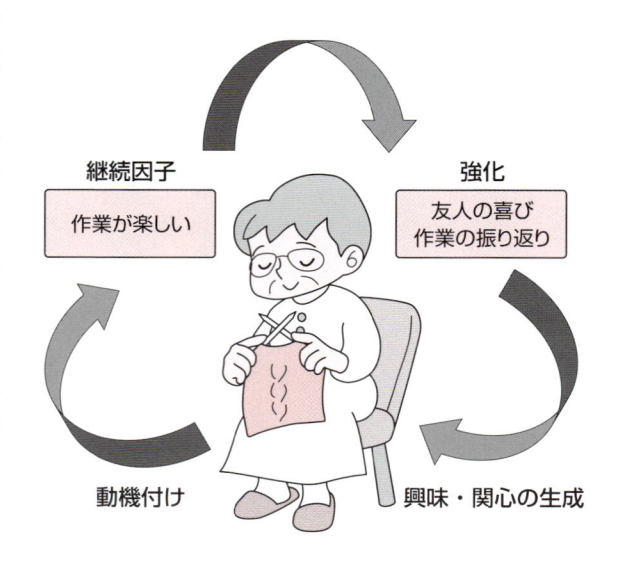

表1 目標の種類

個人目標	情動目標	心身機能への働きかけにより，身体の維持改善強化を目標とする動機
	認知目標	認知機能を使った行動による，認識力，判断力の維持改善強化を目標とする動機
	構成目標	自己と他者の関係性を維持改善強化することを目的とする動機
環境目標	自己主張目標	環境を自分に合わせていこうという動機
	総合的目標	自分を社会に適応させていこうということを目指す動機
	課題目標	物事の熟練度をあげるなどの効果によって社会適応を目指す動機

「上淵寿：人間が持つ目標の分類，動機づけ研究の最前線，p.12，2004，北大路書房」より一部改変して引用

成され，身近な作業の観察により捉えることができる．

①動機の生成

人が行動する最初のステップは，行動しようと考える動機の生成である．この動機は自分で目標を作り出す個人目標と他から与えられる環境目標に結び付く．目標の種類を**表1**に示す．

個人目標は，個人を高める動機により能動的に設定される．例えば，認知症防止のため軽作業をはじめようと考え，編み物を開始したなどの動機で編み物を継続した結果，作業が楽しく，人との交流も広がり，充実した毎日を過ごすことができた．このように，自分のために自分で目標を設定し，行動することがあてはまる．個人の中だけに生じるものなので，はじめようと思えばすぐにはじめられるが，やめようと思えば，すぐにやめられる熱しやすく冷めやすい動機である．

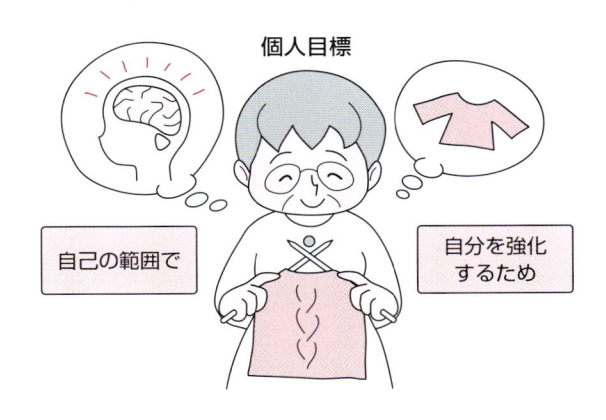

次に環境目標であるが，こちらは環境の中で自分を優位な位置に保つなど，環境との調和によって安定的な環境を形成しようと動機を生成する．例えば，編み物を行う機会を増やすため，編み物の会を設立し，広く仲間を集めたいと考えた．行動の結果，多くの賛同者が得られ，継続的に編み物を実施することができた．このように多くの環境をコントロールし，統合させた結果として，環境にうまく適応するという動機になる．これは自己内に生じ，環境を巻き込むため，責任や役割など環境からの強力な束縛と維持に向けた感情が生じ，一度はじめると継続を余儀なくされる．

このように動機生成を行う目標は大きく2つに分けられ，何かを行う動機となる．

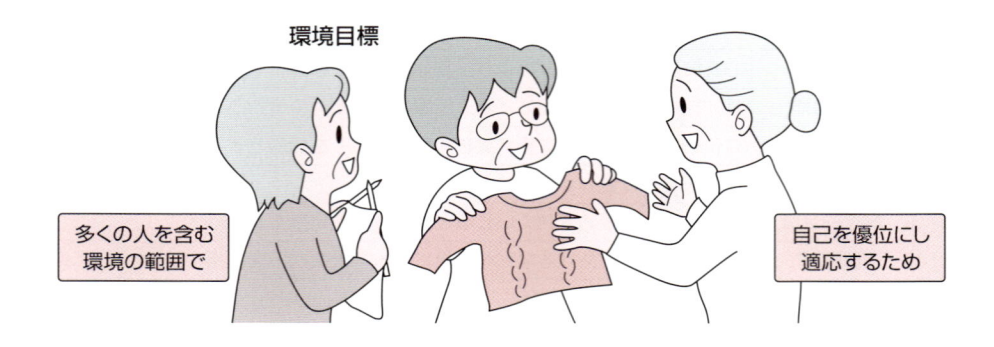

環境目標
多くの人を含む環境の範囲で
自己を優位にし適応するため

②継続因子の入力

　さまざまな動機によって，行動が促され，行動を開始したとしても，継続できるか否かは，継続因子が含まれるかどうかに関わる．環境の影響を受けず，能動的に行動を継続する因子は，楽しみの感覚，できる感覚に分けられる．楽しみの感覚については，チクセントミハイがフロー[1]という概念で説明している．これは課題難易度と自己能力が一致する作業であることと，ある程度の基礎能力を有していることを条件として，楽しみの感覚を生み出すチャンネルがあるとするものである．このような楽しみの感覚は，以下の複数要素が得られた場合に出現する．

- 明確な目的
- 専念と集中，注意力の限定された分野への高度な集中
- 自己に対する意識の感覚の低下，活動と意識の融合
- 時間感覚のゆがみ
- 直接的で即座な反応
- 能力の水準と難易度とのバランス
- 状況や活動を自分で制御している感覚
- 活動に本質的な価値があるため，活動が苦にならない

　このフロー状態を評価する方法は少なく，作業療法の臨床では馴染みがないように思われる．しかし，記憶をたどると，時間を忘れ作業に没頭した経験は，誰しもにあるだろう．それがフロー状態である．その没頭した状態は，仕事場面でも，余暇場面でも出現する．仕事が楽しいとは認めにくいことかもしれないが，上記の多くの項目が一致する．その感覚が仕事を継続させている因子の1つであることは，間違えのない事実であろう．このようにフローは身近に存在している．

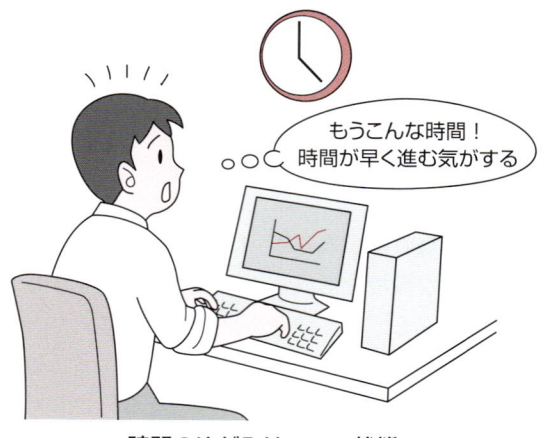

もうこんな時間！時間が早く進む気がする

時間のゆがみはフロー状態！

次にできる感覚は，自己の経験・判断によって「できる！」という感覚を生み出している．そのため，成功体験が続いている作業であれば，強くできる感覚を生み出す．しかし，失敗が続くと，できるという感覚は想起されにくくなる．

これを編み物で説明すると，過去に作業経験があり，成功体験を積み重ねた人は，今後もできると想起することができるが，作品が完成しなかった経験や，上手にできず，負の感情を抱いた経験がある場合，今後もできないと想起してしまう．

できる感覚は，今後をどのように予期できるかという形で，捉え方をかえると解釈しやすくなる．バンデューラによれば，できる感覚を自己効力感と呼び，結果予期と効力予期（図1）によって決定される[2]とし，GSES[3]などの評価法によって，その状態を評価することができる．結果予期はある行動がどのような結果を生み出すかという予期であり，効力予期はある結果を生み出すための行動をどの程度うまくできるかという予期である．

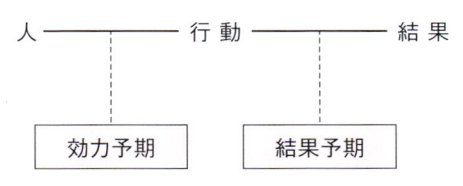

人 ──── 行 動 ──── 結果
         │   │
       効力予期   結果予期

図1　結果予期と効力予期の関係

「板野雄二，前田基成：人間の行動とセルフ・エフィカシー，セルフ・エフィカシーの臨床心理学，p.4，2002，北大路書房」より引用

用語解説　GSES (General Self-Efficacy Scale)
- 一般性自己効力感尺度と訳される．
- 自己効力感の高低を測定する16項目の質問紙である．

前述の編み物の例を予期におきかえた場合，蓄積された体験により，編み物をどれくらいの速さで，どの程度の課題レベルならば，どの程度実施可能かといった知識によって，効力予期が想起され，行う，行わないという行動を規定する．同時に結果も予期され，どの程度の出来栄えかの予期もされる．このように継続因子である楽しみの感覚やできる感覚が得られる限り，行動は能動的に継続される．

環境の影響については，環境目標でも説明したが，責任や役割から生じる圧力があると，継続せざるをえない状態[5]で，行動を継続することになる．このようにさまざまな環境の影響を受け，生成された動機によって開始した行動を人は継続することができる．裏を返せば，環境の影響を受けなければ，動機によって行動が誘導されてもその行動は継続できなくなる．

用語解説　環境の影響
環境の影響は，アフォード（提供する）とプレス（圧力をかける）に分類される[4]．アフォードはギブソンのアフォーダンスの語源となっており，プレスはプレッシャーという精神的圧力の語源となっている．

③興味・関心の生成

このように人の行動は，動機からはじまり，継続因子が加わることでさまざまな作業として観察される．この作業の経験は，自己に作業の選択をもたらす．そして，この作業はできる，この作業は楽しい，この作業は重要であるなどの価値観に対する知識を植え付けていく．この作業の知識が興味や関心となる．

興味は，どの作業が楽しいと思えるかを経験的に判断した結果として出力されるものである．関心は，行いたい作業，または行わなければならない作業について，過去の作業経験から得られた能力の認識と環境の影響から生成される新たな動機として出力されるものである．このような興味や関心によって作業を選択することで，スケジュールの中に作業が組み込まれ，その人らしい時間の使い方が可能となる．

④要するに

個人目標や環境目標によって動機付けられ，人は行動を開始する．その行動に楽しみの感覚，できる感覚が加わることで行動が継続され，作業として観察される．その作業を継続することで経験が蓄積され，その作業に個人的判断が加わるようになる．その判断が興味・関心である．作業の好き嫌いを判断する感情を興味と呼び，行いたいと思う感覚や行わなければならないという義務感から生じる感情を関心と呼ぶ．この興味・関心によって，人はどの作業で時間を占めていくのかというスケジュールを決定していくのである．

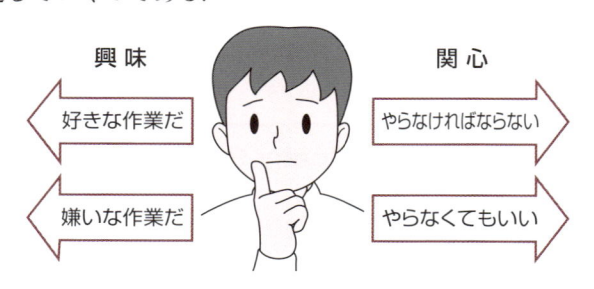

2. 興味・関心が人に与える影響

①興味―正の体験，負の体験

興味は私たちの行為を予測し，選択し，経験し，解釈するという循環から生まれ出たきわめて個人的な好みを反映している[5]．何らかの興味がある場合，人は過去の経験から，成功体験や快の感情を呼び出し，その行為を行うことによる正の体験を想起する．そこからその行為を選択し行う．しかし，興味のない場合，その行為による過去の失敗体験や負の感情を呼び起こし，負の体験を想起する．この感情により行為を避け，さまざまな理由で回避しようとする行動となる．

②好きではないが関心がある

ただし，ここに関心がある場合は別となる．興味は自己の中で生じ，自己の感情で生成される個人的なものだが，関心は環境の影響を強く受け，責任や役割があるために仕方なく行うという動機によっても，さまざまな活動への関心となって生成される．好きではないが関心があるというのはごく自然な感情となる．前述した環境目標の影響によっても関心は生まれる．

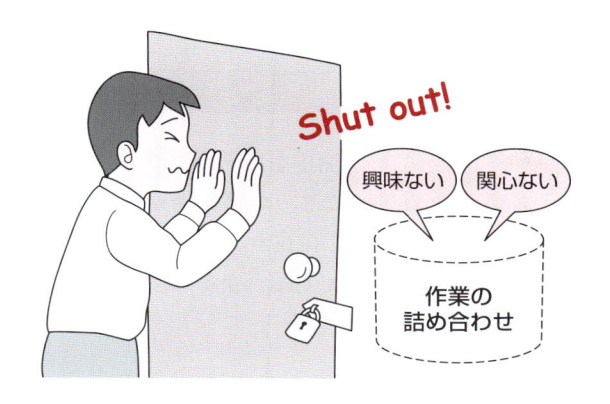

③興味・関心は人を行動（作業）に導く

これらの興味・関心は，人を行動に導く．また，その背景となる動機によって，自ら進んで行う作業になるか，それとも義務的に行う作業になるのかが決まり，効率性や生産性へ影響していく．このように，興味・関心は作業経験により生成するものであるが，生成した後は，経験する作業の幅を狭める要因にもなる．

④作業そのものを楽しいと捉える（フロー）

編み物の例で，動機の生成から順にまとめると，自己の健康維持のため（動機），軽作業をはじめようと考え，編み物を開始した．編み物を継続した結果，作業が楽しく，人との交流も広がり，充実した毎日を過ごすことができた．その経験から作業そのものを楽しいと捉え（フロー），完成度の高まりとともに，自己の技能を信頼し（自己効力），予期を肯定的に描いた（継続因子の入力）．その経験から，編み物に対し，好むといった感情（興味）を生み出し，自分の生活には必要（関心）だと捉えた．その結果，編み物を継続できるように，時間を確保し，材料を集めるなどの行動が生まれた．

このように，興味・関心が生成された後，今までの行動を変化させ，興味・関心を満たす行動へと変革をもたらす．興味は人に好みを示し，行動を行いたいかどうかの判断を与える．関心は作業に必要度を示し，どのような気持ちで行うのかを決める要素として働いてくる．そのため，興味は動機に作用しやすく，関心は作業の継続に作用しやすい．

⑤高齢者の問題

高齢者は，身体的な老いとともに行動の制限を余儀なくされ，興味・関心の発現が抑制される．これにより多くの高齢者は，興味・関心に対する質問に対し，何も思い付かなくなり，会話を継続するために過去の興味・関心を提示する．しかし，これは行動が制限され，情動に働きかける体験の少なさから生じる状況であり，老いに合わせて潜在的に興味・関心が変化しているものの，言語として出力されていない状態であることも多い．この場合，OTのスキルによって興味・関心の表出を促すことが可能である．

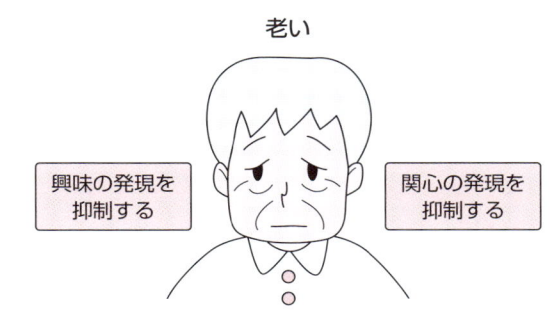

3. 興味・関心の評価法

　興味・関心を評価する既存の手法として，面接や自己記入によって用いられる興味チェックリスト[6]が代表的なものだが，作業場面の観察によって第三者が興味や関心を評価する意志質問紙 Volitional Qestionnaire（VQ）[7]などの評価法も存在する．認知面やコミュニケーションに問題がない場合は前者，問題がある場合は後者を選択する場合が多い．

①興味チェックリスト

　NPI 興味チェックリストは 80 項目の活動が記載され，その活動が自身にとって興味が「強い」「普通」「なし」の 3 段階で示す評価法である．日本の高齢者には 29 項目の活動が記載されている高齢者版[8]も開発されている．自己記入や質問紙として用いることが可能で，両者ともに使用方法はほぼ同様である．

②意志質問紙（VQ）

　VQ は，作業の観察に用いられる評価法であり，活動中に観察される反応を 16 項目の評価領域で捉え，「自発的」「巻き込まれ的」「躊躇的」「受身的」の 4 段階で評定する評価法である．作業に対する価値・興味・個人的原因帰属という意志を反映する行動が観察可能で，言語的コミュニケーションを必要としないため，言語の問題を有する対象者や認知症の方へも実施が可能である．

4. 非構成的評価

①会話からの評価

(1) 会話を通してどう評価していくか？

　興味や関心のある内容は会話に表れやすい．OT はさまざまなプログラムの実施中に，多くの会話を組み込み，信頼関係の構築，ライフストーリーの把握，心理面の判断など多くの主観的認識を評価するが，興味や関心もこの会話から得ることができる．

　OT の主な評価法は面接であるといわれるように，会話は多用される評価手段である．その会話における興味・関心の評価のポイントは，会話の中に含まれる「個人目標」「環境目標」をしっかりと拾い上げ，継続因子を捉えつつ，話を膨らませながら深く追求していくことである．前述のとおり，目標は行動の動機に関わる要因となる．その目標が得られると，どのように物事を選択し，行動を定義付けて，時間を経過してきたのかが想定できるため，興味・関心の生まれる前提が明らかとなる．

(2) ある高齢女性の場合

　例えば，ある高齢女性から「私，汚い部屋って耐えられないのよね」という言葉を聴取できたとする．そこで深く追求するため「それはどうしてですか？」と質問を行うと，(i)身体に害が及ぶから，(ii)片付けそのものが楽しくて，汚い部屋をみると片付けずにはいられなくなるから，(iii)人からきれい好きと思われたいため，など何らかの理由が抽出される．もし，(i)ならば，心身への働きかけに基づく動機であるため情動目標と判断できる．(ii)ならば，片付けという作業を構成

表2 NPI興味チェックリスト

NPI興味チェックリスト

氏名_____ 男・女 年齢_____ 職業_____
日付_____年_____月_____日

下記の活動のうちで，あなたが興味のあるものはどれですか．興味の強さに従って，各項目のあてはまるところにチェック（○）してください．

活動名	興味 強い	興味 普通	興味 なし	活動名	興味 強い	興味 普通	興味 なし
1. 園芸				41. 体操			
2. 裁縫				42. バレーボール			
3. トランプ				43. 大工			
4. 外国				44. ビリヤード			
5. クラブ活動				45. ドライブ			
6. ラジオ				46. 掃除			
7. 将棋				47. 彫金			
8. 自動車修理				48. テニス			
9. 作文				49. 料理			
10. 舞踊				50. バスケットボール			
11. 刺繍				51. ギター			
12. ゴルフ				52. 歴史			
13. フットボール				53. 科学			
14. 流行歌				54. 収集			
15. パズル				55. 卓球			
16. 休日				56. 皮革細工			
17. 占い				57. 買物			
18. 映画				58. 写真			
19. 講演				59. 絵画			
20. 水泳				60. テレビ			
21. ボウリング				61. 演奏会			
22. 訪問				62. 陶芸			
23. 修繕				63. キャンプ			
24. 囲碁				64. 洗濯			
25. バーベキュー				65. デート			
26. 読書				66. モザイク			
27. 旅行				67. 政治			
28. 手工芸				68. 落書き			
29. パーティ				69. 飾りつけ			
30. 演劇				70. 数学			
31. スケート				71. ボランティア			
32. アイロンかけ				72. ピアノ			
33. 社会見学				73. スカウト活動			
34. クラシック				74. 遊び			
35. 床みがき				75. 衣服			
36. プラモデル				76. 編物			
37. 野球				77. 髪型			
38. 麻雀				78. 宗教			
39. 歌う				79. ドラム			
40. 家屋修理				80. おしゃべり			

「山田孝：NPI（Neuropsychiatric Institute）興味チェックリスト―理論的背景と評価法の説明．理・作・療法．16(6)：395，1982」より引用

表3 高齢者版興味チェックリスト

特定の活動への興味（高齢者版）

氏名_____ 男・女 年齢_____ 以前の職業_____

日付_____年_____月_____日

やり方：以下に書かれている活動について，あなたがその活動に興味がある場合は空欄に○を
つけて下さい．

活動名	興味あり 強い	興味あり 少し	興味なし
1. 園芸・野菜作り			
2. 裁縫			
3. ラジオ			
4. 散歩			
5. 俳句・川柳			
6. 踊り			
7. 歌を聴く			
8. 歌を歌う			
9. ペットや家畜			
10. 講演会			
11. テレビ・映画			
12. 知人を訪問			
13. 読書			
14. 旅行			
15. 宴会			

活動名	興味あり 強い	興味あり 少し	興味なし
16. 相撲			
17. 掃除・洗濯			
18. 政治			
19. 婦人会・老人会			
20. 服装・髪型・化粧			
21. 山菜・キノコとり			
22. 異性とのつき合い			
23. ドライブ			
24. ゲートボール			
25. 料理			
26. 収集			
27. 釣り			
28. 買い物			
29. グランドゴルフ			

上に書かれていること以外のことで興味があることを下の欄に記入して下さい．

1.	6.
2.	7.
3.	8.
4.	9.
5.	10.

「山田孝，石井良和，長谷龍太郎：高齢者版興味チェックリストの作成．作業行動研究．6(1)：32，2002」より引用

3 ● その人の興味・関心を知る

表4　意志質問紙（VQ）

クライエント氏名_____	施　設　名_____
年　齢_____	セラピスト名_____
診断名_____	評価年月日_____

評　価　領　域	評　定　尺　度				
1. 好奇心を示す	P	H	I	S
2. 行為／課題を始める	P	H	I	S
3. 新しいことをやろうとする	P	H	I	S
4. プライドを示す	P	H	I	S
5. 挑戦を始める	P	H	I	S
6. もっと責任を求める	P	H	I	S
7. 間違いを訂正しようとする	P	H	I	S
8. 問題を解決しようとする	P	H	I	S
9. 他人を援助しようとする	P	H	I	S
10. 好みを示す	P	H	I	S
11. 他人に関わる	P	H	I	S
12. 完成や成就に向けて活動を追求する	P	H	I	S
13. 活動に関わり続ける	P	H	I	S
14. 活発でエネルギッシュである	P	H	I	S
15. 目標を示す	P	H	I	S
16. ある活動が特別であるとか重要であることを示す	P	H	I	S
合計得点				
	P=1	H=2	I=3	S=4

P＝受身的：援助，構成，刺激を受けても行動を示さない
H＝躊躇的：最大限の援助，構成，刺激を得て行う
I＝巻き込まれ的：最小限の援助，構成，刺激により行う
S＝自発的：援助，構成，刺激なしに行う

「De las Heras CG, Geist R, Kielhofner G（山田孝 訳）：意志質問紙使用者手引 第4版，p.41，2009，日本作業行動学会」より引用

掃除の理由

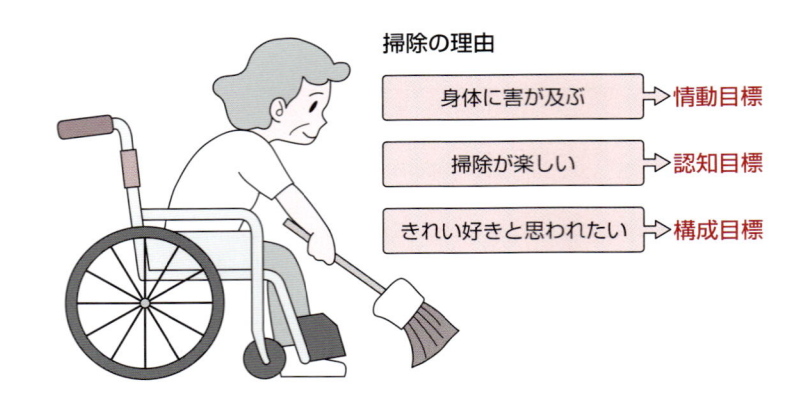

身体に害が及ぶ → 情動目標
掃除が楽しい → 認知目標
きれい好きと思われたい → 構成目標

し，行動を規定する認識力や判断力の強化に基づく動機であるため認知目標と判断できる．(iii)ならば，きれいにすることで人からよく思われたいなどの関係性に基づく動機となるため構成目標と判断できる．

　このように汚い部屋は耐えられないという情報から高齢者の個人目標を明らかにし，健康に興味・関心がある（情動目標），物事を判断し行動することに興味・関心がある（認知目標），他者との関係に興味・関心がある（構成目標）のように分析していくことが可能となる．このように会話から目標につながる内容を捉え，一歩踏み込むと興味・関心を捉えやすくなる．

(3)「表情」「声のトーン」から

　会話による評価で興味・関心のあるエピソードを見逃さないさらなる方法は，「表情」「声のトーン」に注目することである．自分の興味ある出来事や関心事については，いきいきと話す傾向にあり，声が大きくなった場面や笑顔が増えたなどの「表情」「声のトーン」の変化は，感情に働きかける何らかの要因が想起されているため，その部分に着目することで，何らか手掛かりが得られやすくなる．

②作業反応からの評価

　活動の際に出力される取り組みや好みなどの作業反応は，主にVQを利用して評価を行うが，VQ以外の要素について以下に述べる．

(1)フロー

　先に述べたフローにおける要素の中で観察しやすい項目として，「時間感覚のゆがみ」「制御している感覚」「活動が苦にならない」がある．作業中に時間を忘れて没頭している状態や作業自体を制御し，自己能力を存分に発揮しているという感覚が得られたり，作業が苦にならずいつまでも継続したいと感じている場合，その作業は興味・関心の高い作業だと考えられる．しかし，有意識下にない場合も多く，本人が興味・関心はないと述べている場合，興味・関心の生成途中にある可能性が浮かび上がる．これは無意識的に興味・関心がある状態といえる．このように，作業遂行を観察することでその作業に関する興味・関心の程度が得られ，VQの結果と合わせて総合的に考えると，どのような要素をもつ作業が好みなのかを把握できるため，高齢者の根幹にある普遍的な興味・関心の理解に一歩近づくことができる．

例えば，作業療法場面で「的へのお手玉投げ」を導入した際に，フローの要素が得られていた．この場合，VQで他の作業を評価すると，

スポーツ系課題	I（巻き込まれ的），S（自発的）の項目多い
机上系課題	P（受身的），H（躊躇的）の項目多い
対人系課題	I（巻き込まれ的），S（自発的）の項目多い
個人課題	P（受身的），H（躊躇的）の項目多い
ダイナミックな課題	I（巻き込まれ的），S（自発的）の項目多い
巧緻作業	P（受身的），H（躊躇的）の項目多い
ゲーム課題	I（巻き込まれ的），S（自発的）の項目多い
会話	P（受身的），H（躊躇的）の項目多い

　このような結果となっていたとする．VQの結果から，人と勝負するような勝ち負けが明確で，ダイナミックな身体を動かすような作業に興味・関心があると判断でき，このお手玉投げも，上記要素を満たすため，フロー状態になったのだと判断できる．このようにどんな要素を好み，それを満たす作業は何なのかを明らかにすることは興味・関心の評価の基本となる．

(2) 自己効力感

　効力予期と結果予期について前述したが，作業に対してどのくらいできると考えるのか，どのような結果を生み出せると考えるのかは，有能感に依存する．有能感とは今までの作業経験でできたという感覚，もしくは類似した作業ができたという感覚によって，目の前の作業に対してもできるという感覚を生み出すことである．もう少し追求すると，できるまでその作業に取り組んだ経験が蓄積された結果とも考えられる．時間を使い，できるようになるまで取り組んだ作業は，何らかの興味・関心があった可能性が高い作業と考えられる．

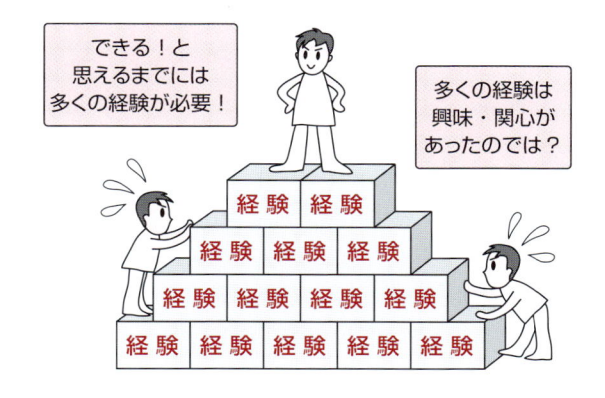

用語解説　有能感
　自己の能力を有効なものであると認識する感覚であるが，類似語に有効感がある．有効感は，行動による効果があると認識する感覚である．

例えば、「歩行練習中にもかかわらず、将棋を行っている場面に遭遇し、足を止め見入ったのみならず、自分とも一局しませんかと申し出た」とする。これを解釈すると、「歩行練習よりも、将棋に価値を見出し、足を止めた」「将棋の対局を分析した」「歩行練習をやめ、将棋を選択した」と理解できる。男性の認知機能に問題はないと仮定すると、「将棋ができる」「ある程度、将棋に自信がある」と判断できるため、将棋を行う技能を有していることや将棋の対局に有能感をもっていると考えられる。この有能感は、以前に何度も遭遇し、解決してきた経験に由来するもので、何度も作業選択の中で、その作業を選んだ可能性が浮かび上がる。このように、目の前の作業に対し、できるという感覚を生み出した行動が観察された場合、その作業には、興味・関心がある可能性が高い。

③スケジュールからの評価

スケジュールは自らが選択し、個人の環境に合わせ、組み立てた興味や関心を反映する時間の使い方を示すものである。人が使う時間は、生命維持に必要な作業が占める時間に比べ、個人が選択して取り入れた作業の時間の方がはるかに長い。そのため、スケジュールを詳細に評価することで、興味・関心を抽出することができる。以下にスケジュールからの抽出方法を述べる。

(1) 提示されたスケジュール項目からの判断

病前、病後のスケジュールを確認し、作業バランスの変化を分析する類の評価は、一般的になってきた印象があるが、「病前のスケジュールを教えてください」と尋ねた際に、1日分の作業をすべて事細かに語ることができる人は少ない。多くの作業の中から印象深い作業や語らないと不潔な印象を与えるという理由から朝の歯磨きや洗顔のように義務的な作業を選択し、これらを簡潔に述べることが多い。この印象深いと思われる作業は興味・関心が高い可能性を秘めており、深く追求する必要がある。

例えば、「午後の時間はおしゃべりの時間です。人と電話したり、お茶しながら話したり」のような内容が語られたとする。おそらく毎日ではなく、そういったことができない日もあると想定される。そういった日は、TVをみているかもしれないし、昼寝をしているかもしれない。しかし、語られた内容が「おしゃべりの時間」だったということは、他の作業に比べ、重要度が高い作業と捉えていると思われる。このような解釈で興味・関心を抽出することができる。

(2) スケジュールの全体像からの抽出

OTはスケジュールを聞いた後、その全体像を捉える作業を行う。日常生活動作、仕事、余暇、休息の配分(図2)を分析し、「仕事中心の生活をしている」「休息時間が多い」などの結果を導き出していく。そのうえで、その配分と対象者の主観を確認し、満足しているスケジュールなのか否かを判断する。この満足感に注目し、満足が得られているスケジュールなのであれば、どの部分にその満足の源があるのかを探し出す。もし満足が得られていないのであれば、同様にどの部分に問題があるのかを探す。

その評価過程における注目点として、下記に分類される。

A) 時間的適応

自らの役割に適していて、満足のいく生活空間において、正しいバランスがとれていることを健康だとみなす考え[9]があるように、日常生活活動、仕事、余暇、休息のバランスが整っていることで満足が得られている場合、そのバランスの維持に興味・関心がおかれる傾向にある。

B) 大切な作業の有無

　1日の中，もしくは1週間，1ヵ月間という個人差はあるが，その中に1つでも大切な作業があり，その時を楽しみに日々を過ごすという時間の使い方によって，満足を得ている場合がある．この場合，その1つの作業に全力を投じるため，その作業を守るということ，継続的に実施するということに興味・関心がおかれる．

C) 義務的作業と自由な作業

　スケジュールに不満を感じ，その原因が明らかでない場合，義務的に行っている作業と自由な選択によって行っている作業に分けて会話をすすめる方法がある．義務的な作業は生きていくうえで行わなければならない作業が多いが，残りの時間である自由な時間は個人が選択して行っている作業で占められている．その自由な作業を中心に話をすすめていくことで，興味・関心が抽出できる．ときには，本人すらも認識できていなかった大切な作業の存在が明らかになる場合もある．

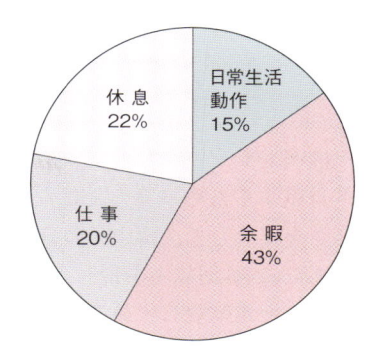

図2　作業の配分（例）

> **おさらい**　人は作業経験によりさまざまな感情を捉え，蓄積し，興味・関心を生成する．強力な感情から生まれた興味・関心は，自己で何度も解釈し，言語化され出力されるが，弱い感情から生まれた興味・関心は，自己内での解釈が進まず，感情として残っているが言語化されないため，出力されにくい．高齢者は作業経験が減り，言語化されるような強い興味・関心をもちにくいが，感情として残っている弱い興味・関心は多くもっており，諦めの感情とともに抑制されていることが多い．OTが行う面接や作業観察は，その弱い興味・関心にも光をあて，引き出すことができるスキルであるため，評価と介入を兼ねると考えられる．そのスキルをもって評価を行うことにより，高齢者の興味・関心は，評価しにくいものから新しい発見を兼ねた評価介入になると考えられる．

【文献】

1) Csikszentmihalyi M（今村浩明 訳）：幸福の再来，フロー体験−喜びの現象学，pp.1-29, 1996, 世界思想社
2) 板野雄二，前田基成：人間の行動とセルフ・エフィカシー，セルフエフィカシーの臨床心理学，pp.2-11, 2002, 北大路書房
3) 板野雄二，東條光房，福井至 他：GSES 一般性セルフエフィカシー尺度，2006, こころネット株式会社
4) Kielhofner G（笹田哲 訳）：作業に対する環境の影響，人間作業モデル−理論と応用 改訂第2版（山田孝 監訳），pp.89-109, 1999, 協同医書出版社
5) Kielhofner G（村田和香 訳）：意志，人間作業モデル−理論と応用 改訂第3版（山田孝 監訳），pp.48-68, 2007, 協同医書出版社
6) 山田孝：NPI（Neuropsychiatric Institute）興味チェックリスト―理論的背景と評価法の説明．理・作・療法．16（6）：391-397, 1982
7) De las Heras CG, Geist R, Kielhofner G（山田孝 訳）：意志質問紙使用者用手引 第4版，2009, 日本作業行動学会
8) 山田孝，石井良和，長谷龍太郎：高齢者版興味チェックリストの作成．作業行動研究．6（1）：25-35, 2002
9) Christiansen CH（吉川ひろみ 訳）：作業バランスに関する三つの見解，作業科学−作業的存在としての人間の研究（佐藤剛 監訳），pp.473-493, 1999, 三輪書店

（藤本一博）

コラム

私が苦労したこと
―SIG 運営の現場から―

　湘南 OT 交流会は，2008 年 9 月に以前から実施していた小規模の勉強会を変更し，地域の OT へ貢献するために立ち上げた SIG（Special Interest Group）です．作業療法の領域の広さと効果の高さを実感して，臨床での悩みを少しでも解決して欲しいとさまざまな企画を提供しています．現在までに 50 回以上開催し，毎回 50 名程度，参加されています．

　なんとか継続しているもののさまざまな問題や悩みに直面し，その都度打開しながら運営を続けている状況です．生じた問題を整理すると，①運営スタッフのまとめ方，②運営側と参加者側の興味の相違の 2 点に集約される気がします．ざっくばらんに，その問題の詳細と講じた改善策を書きます．

　第 1 の問題は，運営スタッフのまとめ方ですね．SIG の運営は，企画，会場の確保，宣伝，講師との調整，参加者の案内など，多岐に及ぶため多くのスタッフが必要ですが，スタッフ全員が同じ熱意と目標をもって行動しているわけではなく，それぞれがいろいろな意見や考えをもっています．決定権をもって行動することで，まとめることはできますが，個々の力や意見，知識を活かした行動を運営に反映させるには，会議を設定し何度も議論しなければ，まとめることはできず，会議を設定しても最終的には多数決になってしまうなど，少数意見を活かすことができない状況でした．スタッフを活かした仕事配分，自分の想いを言語化し共有する努力が足りなかったというのが，大きな原因だと思います．こういったスタッフ間の問題は，運営にとっても大きな問題になります．そのため運営の責任者には，強い信念と人を活かす力が必要で，スタッフをまとめ，一体感のある運営姿勢が求められると思います．まだまだその境地にはたどり着いていませんので，努力していこうと思います．

　第 2 の問題は，運営側と参加者側の興味の相違ですね．交流会にて知識を得ようとする若手参加者の多くが，実践的な内容を求めており，多種多様な分野の企画を提供しても，実践的な内容に参加者が集中してしまいます．しかし作業療法の領域は広く，実践的な知識だけでは解決できない問題が多いので，さまざまな企画を練り，講師に依頼を行い，会場を確保するのですが，参加者が少ないという結果に落胆することも少なくありませんでした．一般的に講習会への参加は，内容や講師を吟味して，参加の可否を決めると思うのですが，特定のテーマに人が集中し，そのテーマであれば，講師や内容に関わらず満員御礼との結果に，参加者のニーズである特定のテーマに焦点をあてるべきなのか，それとも自分たちの信念である広いテーマを提供し続けるのかに迷う日々が続きました．最終的には自分たちの信念に従って行動を続けることになりましたが，県外からも多くの OT が参加してくれるようになるなど，信念を貫くことは重要であり，必ず理解者がいるのだと教わりました．

　SIG の運営では，さまざまな問題に遭遇し，迷走さえすることもありますが，当会で知り合った参加者同士が集い，共に学会発表，共に勉強会参加，新たな会の立ち上げなど，当会をきっかけとしたさまざまな変化を耳にするようになりました．参加した方々が自主的に行動し，新たなものを産み出してくれたことは，予期できなかった成果であり，運営側の大きな喜びとなっています．全国には多くの SIG が存在し，同様の苦労を経験されていることとは思いますが，継続し，人と人を結びつけることができたならば，それは SIG としての大きな成果だと思います．

　人と人をつなぐ！相談できる仲間ができる！それは SIG 運営の大事な視点！

（藤本一博）

4 その人の価値観を知る

なぜ・どのように知るのか？

◆ 高齢者の価値観は，長年の人生経験から構築されたものであり，吟味を重ねて強固な価値観となっているため，主観を捉える面接などの評価法にて知ることができる．
◆ 価値観は，環境の影響を大きく受け，環境の中でどのような欲求を求めたり，役割を担っていたかにより変化するため，欲求段階の評価や役割を含めたスケジュールの評価からわかることがある．
◆ 高齢者は，価値観を自身で認識していない場合も多く，面接での評価が困難な場合は，行動から欲求段階を捉えて評価する方法がある．

1. 価値観とは？―深く考えると

①欲求段階に基づく価値観

　価値観を捉えて活用することは，作業療法を行ううえで欠かせないものである．価値観は個人の中で生じる主観的なものであり，重要さ，安全さ，所属，目的といった強力な感情を喚起する[1]．強力な感情であるがゆえに，無意識的に変化を拒みやすくなってしまう．この感情は，重要性，安全性，所属，目的など多くの事柄に優先順位を付け，自身以外に出力する術をもたないという特徴を示す．諸外国の国民性に比べ，日本人は「協調性」「謙虚さ」をもつことが美徳とされ，高齢者はこのような教育を受けていることが多い．相手に合わせることが多いため，主張が弱く，価値観の評価には高いスキルが要求される．

　価値観は環境の影響を大きく受け，欲求段階に大きく依存している．欲求段階とは，マズローによって提唱され，諸説あるが7段階が存在する[2]（図1）．

　　自己実現欲求（自己の可能性を悟る）
　　美的欲求（調和，道理，美しさ）
　　認知欲求（理解，探究）
　　承認欲求（達成感，賛同，承認）
　　所属・愛情欲求（他人と交流）
　　安全欲求（安全で安心）
　　生理的欲求（飢え，渇きなど）

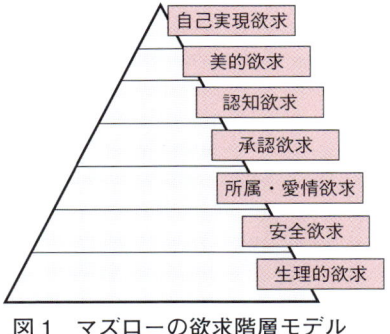

図1　マズローの欲求階層モデル
「Smith EE, Nolen-Hoeksema S, Fredrickson BL et al（内田一成 訳）：人格，ヒルガードの心理学 第14版, p.619, 2010, 株式会社おうふう」より一部改変して引用

　例えば，高齢者を観察すると，「食事はまだか」と尋ね続ける人がいる．欲求が食事をしたいという部分にとどまっているため，食事を終えた直後から，食事のことに関しての発言や行動を繰り返し続ける．これが生理的欲求段階の典型例である．何らかの要因でこの欲求が満たされると，所有物を何度も棚に出し入れする行動や，同じ場所を回り，どこに行くでもなく，落ち着きのない行

動をすることがある．これが安全欲求段階であり，自己周囲の安全を求めてさまざまな行動を行う．この行動は独特のものであり，主観による影響が強いため，本人が納得しない限り終了できない．このような生理的欲求や安全欲求段階にとどまる行動は，認知症高齢者に多く観察されるが，一般的にはこの段階のみに終止することはない．

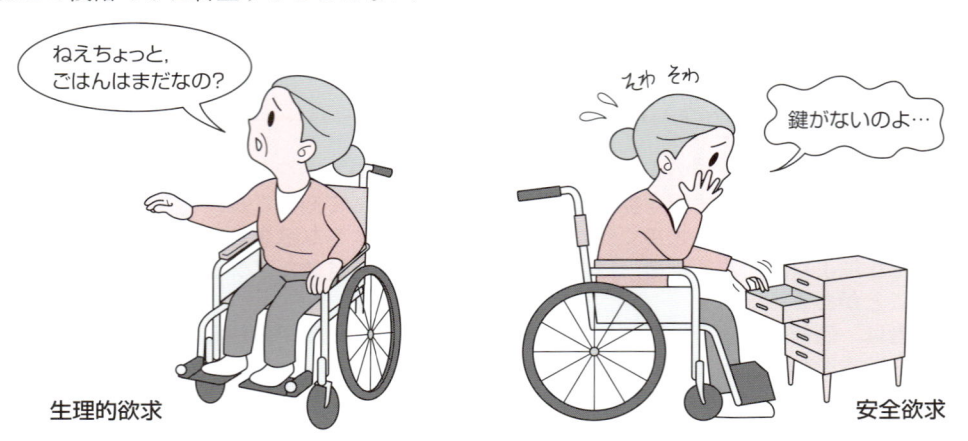

生理的欲求　ねえちょっと，ごはんはまだなの？

安全欲求　そわそわ　鍵がないのよ…

　次の段階である所属・愛情欲求段階では，他者との交流を求めるがゆえに「さびしい」「行かないで」「一緒にいて」などの発言や気分を多く表出する．何かに属していることが優先され，孤独感が強いために，人の輪に入ることを強く望む傾向にある．しかし，何かに属したと実感したところで容易に欲求は満たされ，次の段階に移行する．そこで現れるのは，達成の感情を求める承認欲求である．交流している属性の中で，認められることが必要となり，承認されることで属しているという実感を生成する．属すことと承認されることは同時に入力される必要があり，この入力が阻害されることは，その段階に欲求をとどまらせてしまう．そのため高齢者は，自分の家や土地を離れることを拒みやすく，地域の行事や役割を全力で守る傾向にある．これは，所属・愛情欲求に依存し，承認されている役割を維持しなければならないという承認欲求段階の影響が強い．高齢者の多くが有している欲求であり，この段階にとどまっている高齢者は少なくない．他者からの評価に強く関心を抱く状態である．

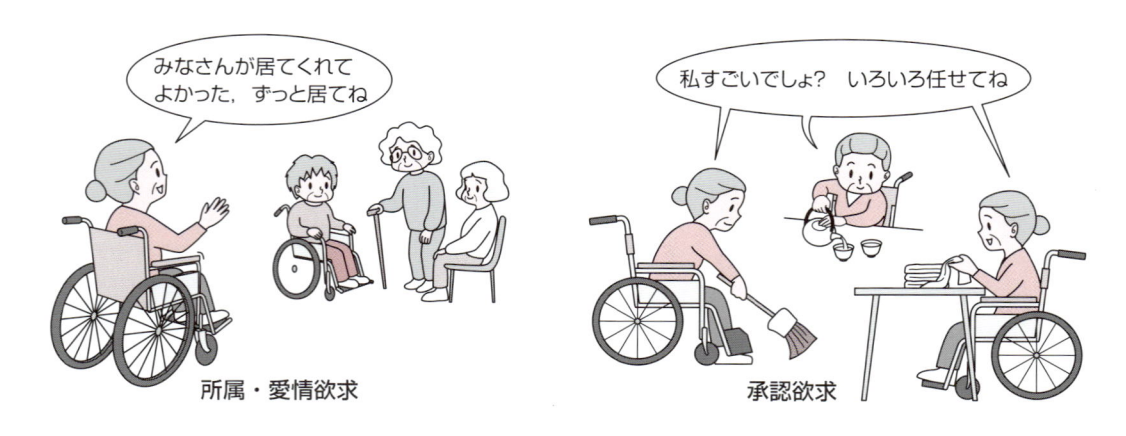

所属・愛情欲求　みなさんが居てくれてよかった，ずっと居てね

承認欲求　私すごいでしょ？　いろいろ任せてね

　作業に取り組み，生き生きとしている高齢者は，より上位の欲求段階にある．囲碁や将棋などの手を学ぶ行為やパズルや知恵の輪などを解く行為は，物事の理解や探求に欲求がある認知欲求段階である．そして，学んだ出来事をまとめることに時間を費やしたり，物事の調和や道理，美しさを

求める行為は，他者評価よりも自分自身による評価を重要視する美的欲求段階になる．認知欲求で得た知識を誰のためでもなく，自分のために時間を費やす．直接，何かの役に立つというものではないが，自分史をまとめたり，図書館で歴史をまとめ続けることなど，その欲求はさまざまな形で出力される．最後の自己実現欲求は，自己の描く最良の状態に到達することを目標として，すべての不安や不満の生じない状態を目指す動機となる．すべての欲求を抑制する強い感情によって規定された個人的な達成，もしくはエンドステージに向けた整理の状態である．毎日を幸せに過ごし，何を欲することもしない高齢者は，この段階に到達している可能性がある．

価値観の生成は次のような手順で生成され，変化を続ける．

①欲求が入力される．
②欲求を満たすために価値観が生成される．
③価値観が満たされる．
④上位段階の欲求が生成する．
⑤②～④の繰り返し．
⑥叶わない欲求段階に到達する．
⑦同じ価値観が高まり続ける．

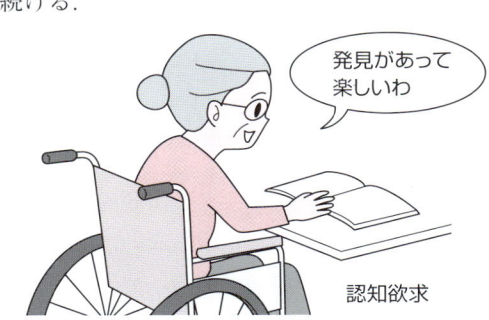

発見があって楽しいわ

認知欲求

②価値観の強化レベル

人の価値観の強化レベルは，以下の3つがあると考えられている．

1）気分レベル
　無意識下に存在し，欲求を満たしたいという感情が生成され，行動を規定する．
2）思考レベル
　有意識下に存在し，欲求を満たす方法を具体的に考え，行動を規定する．
3）信念レベル
　強意識下に存在し，絶対的価値を有するため，価値観に反する方法を選択できない．

例えば，入院している高齢者は，定刻に食事が運ばれるなど生理的欲求が満たされやすく，バリアフルな環境から離れた場所に身を置くため，安全性が保たれやすい．そのため，家族の一員として復帰し，地域の役割を果たしたいといった所属・愛情欲求が気分レベルで生成されてくる．しかし，各種の障害や環境の問題によって，満たされない状況が続くと，具体的方法を模索し始め，思考レベルで具現化するため，頭の中はその方法の模索でいっぱいとなる．具体的方法が自己完結を迎えることで，欲求は信念レベルへ変化する．欲求を満たす方法を実行できないことや実行しない他者に対して不信感が生じることで，大きな問題となることも少なくない．

③価値観の変更要因

価値観の強化には以下の要因が影響するため，高齢者の価値観が必ずしも信念レベルになるとは限らない[1]．

1）恥
2）失敗
3）後ろめたさ
4）不適切さ

価値観がすべて認められるとは限らない！

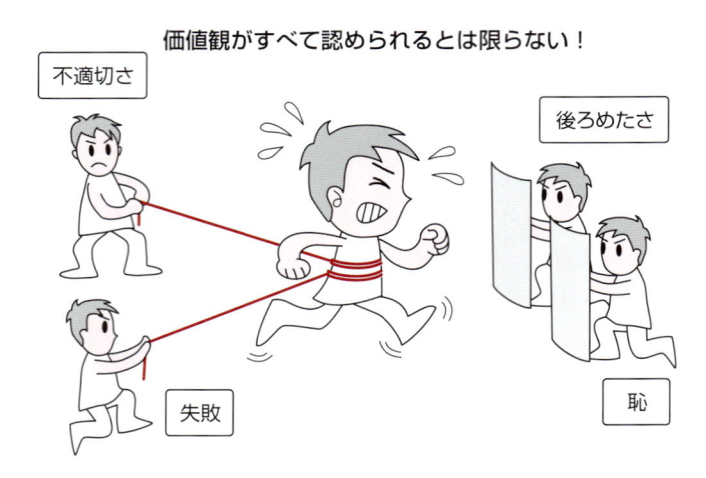

不適切さ　失敗　後ろめたさ　恥

　価値観は個人の中に生じる主観的なものであるため，個人が大事にしている価値観が，社会の中ですべて認められるとは限らない．そのため，価値観に基づく発言や行動が，社会との認識のずれとして表面化する場合がある．その場合に，恥や失敗感，後ろめたさや不適切さという形で感情が生成されてくる．この感情と自己価値観との優劣が，価値観を変更するかの結果を左右する．しかし，高齢者は長い月日の中で叶わない欲求を多く経験し，信念レベルに達した価値観を何度も吟味し，結論付けている．そのため，生き方に迷いがなく，自らの行うべきこと，行う範囲を限定していることが多い．信念レベルの価値観も前述の変更要因による影響を受けるが，高齢者は変化が起こりにくい．高齢者は価値観を変えるストレスを抱えるより，行動の回避を選択するほうが容易であり，大きな労力を持って変更するための動機も得られにくいのが現実である．

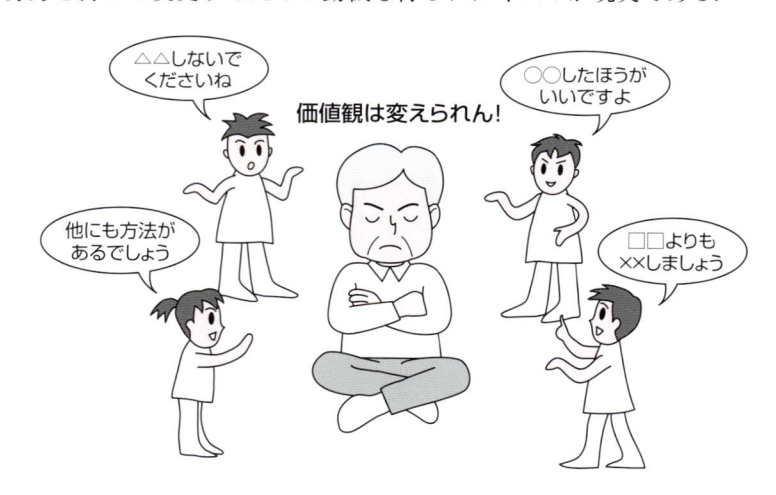

△△しないでくださいね　○○したほうがいいですよ　他にも方法があるでしょう　□□よりも××しましょう

価値観は変えられん！

④要するに

　価値観は特定の行動に結び付く強力な感情であり，自身がどの事柄への高い価値観を有する状態なのかを他者に表出することは難しい．そのため，欲求段階を考慮した評価方法が有効であり，本人も気づかない価値観の認識を明らかにすることができる．有している価値観は，気分レベル，思考レベル，信念レベルにその強さを変え，変化を拒む一方，恥をかく，失敗する，後ろめたい，不適切であるなどの要因で変更されることもある．高齢者は長い年月の間に，何度も吟味し，信念レベルに達した価値観を有することが多い．そのため，OTは，医学や専門的知識に裏付けされた根

拠を提示するだけでなく，本人の価値観を受け止め，その価値観の範囲内で実践することも考えなければならない．

2. 価値観が人に与える影響

人は無数にある作業の中から，価値観によって必要な作業を選び出し，前述した興味・関心によって，今やるべきことの優先順位を決定し，ルールを定めて行動を規定している．図2のように，大きな作業の枠組みの中から価値のある作業を選び出すため，無意識に排他的となってしまうが，自身で扱える範囲に作業が絞り込まれるため，行動指標は明確になる．特に高齢者は，価値のある作業と価値のない作業に大きな壁が存在する．認知機能の低下により，新たに範囲を広げることも困難となりやすく，価値のある作業を絶対的な存在として位置づける特徴がある．このように高齢者は，蓄積された価値観により，行動が制限されやすくなる．

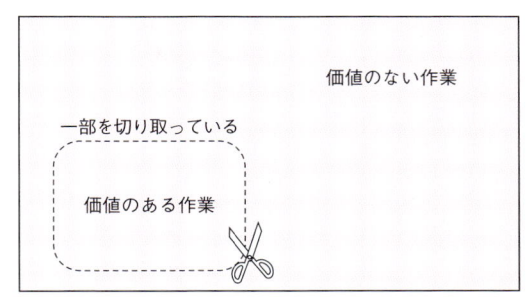

図2 価値観による作業の選択

この価値観は多くの人と共有することでさまざまな形に変化し，最終的には社会を巻き込む大きな認識へと変化する．例えば，数人単位で価値観を共有することで，仲間内のルールとして認知される．さらに町や地域単位で共有することで常識となり，国家単位で共有することで，制度や文化となる．このように価値観は，共有する規模によって単位を変え，大きな力で拘束もするが，共通の行動指標ともなり得る．その中でも，高齢者の価値観は長年の経験によって多くが構築されており，その内容に基づく行動が根付いているため，新しい認識の受け入れは難しく，自己の価値観を維持した行動をとる傾向がある．

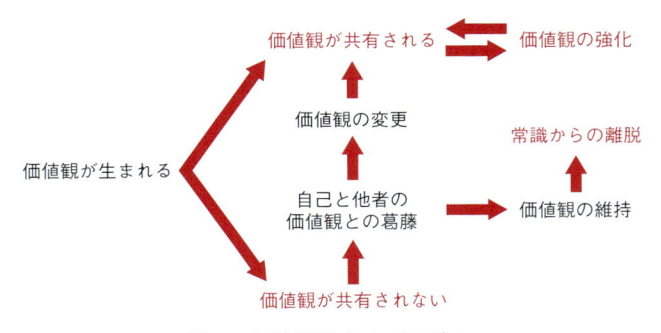

図3 価値観強化までの流れ

図3は自己の経験から価値観を創出し，他者と共有することで強化される流れだが，逆方向の流れも存在する．それが価値観の植え付けである（図4）．一般には教育と表現されるが，制度や文化など，一定のルールを個人に入力していく手順からなる．信頼ある人（価値ある人）から，正しいことであると信念レベルで教育を受けることで，自己の思考レベルでも，気分レベルでも認識していないことを植え付けられることになる．受け入れた後に，なぜそれが正しいのかと思考を繰り返し，解釈をする．解釈した後に気分レベルで定着するため，感情においても入力されたことが重要だと認識する．

Ⅱ ● 情報収集編

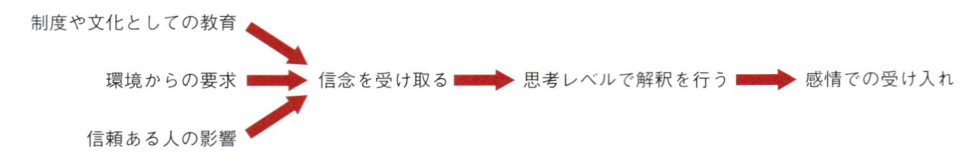

制度や文化としての教育 → 信念を受け取る → 思考レベルで解釈を行う → 感情での受け入れ
環境からの要求 ↗
信頼ある人の影響 ↗

図4　価値観植え付けの流れ

　この方法も高齢者には難しい．信念を受け取るまでは可能であるが，思考レベルに到達した時点で解釈を行うこととなる．解釈を行うことは，過去の記憶や経験からの判断になってしまうため，どんなに信頼ある人からの話であっても，自己の解釈を変えることは難しい．しかし，思考レベルに移行する前までに決断できる場合はこの限りではない．

　このように価値観は，自身で扱える範囲に作業を絞り込み，限定した作業の中で行動指標を明確にする作用をもっている．その他にも，共通認識となることで制度や文化などのさまざまなルールを作り出し，人々に一定の行動を促している．高齢者は，社会のルールより自己のルールを重要視する傾向があるため，客観的な評価よりも主観的な評価を用いることで，固有の価値観による行動を理解できるようになる．

3. 価値観の評価法

　臨床において有用な価値観の評価法はさまざま存在するが，本章では有用性の高い評価法として，作業に関する自己評価 Occupational Self Assessment Version 2（OSA-Ⅱ）[3]，作業質問紙 Occupational Questionnaire（OQ）[4]を紹介する．

①作業に関する自己評価（OSA-Ⅱ）

　OSA-Ⅱは作業の有能性と価値観，環境の影響を評価するクライエント中心の自己記入式評価法である（**表1**）．価値観の評価方法はステップ2に記載されており，各項目に対し，「これは私にはまったく大事ではありません」「これは私にはそれほど大事ではありません」「これは私にはやや大事です」「これは私には非常に大事です」の4段階で評定する．構成的評価法であるが，具体的な作業は想定されておらず，意志，習慣，遂行に関する21項目と環境の8項目は，自己にとって大事な作業や環境を想起しながら回答する必要がある．この手順によって，対象者特有の作業が抽出され，その作業に焦点を当てた価値観を知ることができる．

②作業質問紙（OQ）（情報収集編　第2章53頁参照）

　OQは日課に反映された習慣，役割，価値，興味，個人的原因帰属を評定する評価法である．①各時間（30分間隔）にどのような作業を行うのか記載する．②記載された作業を対象者の主観で，仕事，日常生活活動，レクリエーション，休息に分類する．③対象者の主観で，どの程度良くやったのかを評定する．④対象者の主観で，どの程度重要なのかを評定する．⑤対象者の主観で，どの程度楽しんだのかを評定する．③から⑤の評定はすべて5件法で行うこの5段階の④の手順によって，日常行う各作業の重要度という観点から価値観を知ることができる．

4. 非構成的評価

　人はさまざまな欲求と向き合い，そこに価値観を置き行動を規定している．したがって，高齢者の価値観は欲求段階から評価することが可能である．残念ながら欲求段階を捉える評価法が見当たらないため，非構成的な観察や会話を中心に評価することとなる．多くの人は，満たされない欲求の充足に全力を注ぐため，さらにもう一段高次の欲求に対するあこがれが生じる[5]．そして，上の段階への移行を促す場合は，一段階もしくは二段階上の欲求が満たされる環境作りと成功体験が必要となる．このように欲求段階は，強い動機をもった行動として表現されるため，行動を観察することで欲求を捉え，高齢者の価値観を理解することができる．以下に各欲求段階の特徴を示す．

①生理的欲求段階の特徴

　自己に起こる生理的変化に価値観を置き，行動を規定しているため，食事や睡眠などを求める行動が観察される．食事に関する話題，睡眠に関する話題，ときには性に関する話題にとらわれた言動が展開され，提供された瞬間のみが満たされる瞬間であり，終了した途端，再度要求するような状態である．時間感覚の入力が困難で，自己に起こる生理的変化に対応することが中心となる．この段階では，生理的欲求をふまえた介入が必要と考えられるが，この段階に固執し続けることは発展性が乏しい．そのため，1日も早く次の段階に移行できるよう，上位の欲求を促進することが望ましい．

②安全欲求段階の特徴

　具体的でない不安に襲われ，安全な環境探しや所有物の保守に価値観を置き，行動を規定しているため，安全で安心できる地を求めて，徘徊を繰り返す行動が観察される．所有物の保守を目的に何度も確認や入れ替えを行うことで，最終的にはどこに保管したのかがわからなくなることもある．このように漠然とした不安を解消するため，同じ行動を繰り返すが，解消されずに不安を強化していくという，悪循環を生みやすい状態である．そのためこの段階でも，次の段階へ移行できるよう，上位の欲求を促進することが望ましい．

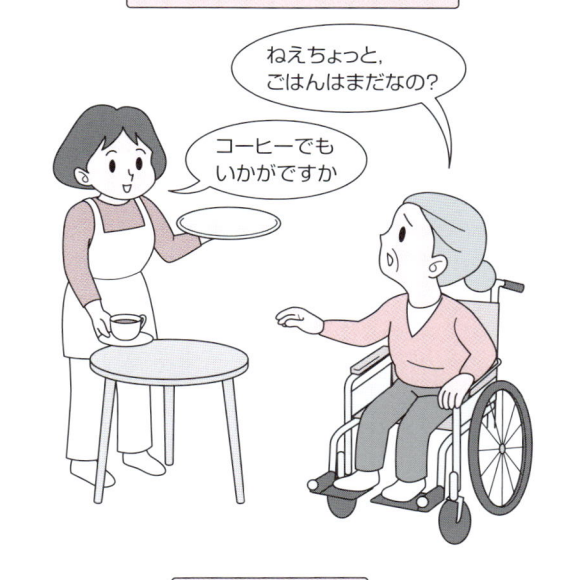

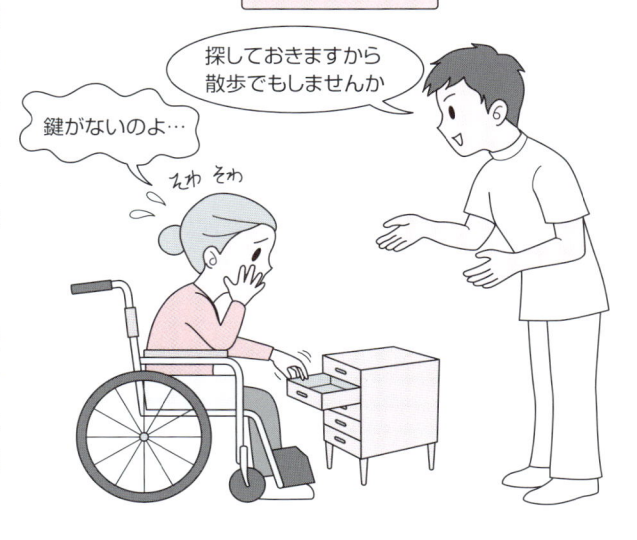

表 1a　OSA-Ⅱ評価用紙（自分について）

	ステップ1 下にはあなたが毎日の生活で行う物事に関する文章が書かれています。書かれているそれぞれのことについて、あなたがどのくらい良くやっているのか、該当する欄に○印をつけてください。その項目が自分には当てはまらないと思う場合には、その項目に×印をつけて、次に進んでください				ステップ2 次に、それぞれの文章が、自分にとってどのくらい重要か(大事か)を考えてみて、いずれかに○印をつけてください				ステップ3 あなたが自分自身について変えたい項目を、4つ選んでください。それらのうち、最も重要なものに1を、2番目に重要なものに2を、3番目に重要なものに3を、4番目のものに4をつけてください	この欄にはそれぞれの文章に対する考えを自由にお書き下さい
自分について	これをするにはたくさんの問題がある	これをするにはやや問題がある	これは良くやっている	これは非常に良くやっている	これは私にはあったく大事ではありません	これは私にはやや大事ではありません	これは私にはやや大事です	これは私には非常に大事です	変えたいことに順番をつけてください	
1. 自分の課題に集中する	問題あり	やや問題	良い	非常に良い	大事でない	やや大事でない	大事	非常に大事		
2. 体を使ってしなければならないことをする	問題あり	やや問題	良い	非常に良い	大事でない	やや大事でない	大事	非常に大事		
3. 生活している所を片付ける	問題あり	やや問題	良い	非常に良い	大事でない	やや大事でない	大事	非常に大事		
4. 身体に気をつける	問題あり	やや問題	良い	非常に良い	大事でない	やや大事でない	大事	非常に大事		
5. めんどうを見なければならない人を見る	問題あり	やや問題	良い	非常に良い	大事でない	やや大事でない	大事	非常に大事		
6. 行かなければならない所に行く	問題あり	やや問題	良い	非常に良い	大事でない	やや大事でない	大事	非常に大事		
7. 金銭の管理をする	問題あり	やや問題	良い	非常に良い	大事でない	やや大事でない	大事	非常に大事		
8. 基本的に必要なこと(食事、服薬)を行う	問題あり	やや問題	良い	非常に良い	大事でない	やや大事でない	大事	非常に大事		
9. 他人に自分を表現する	問題あり	やや問題	良い	非常に良い	大事でない	やや大事でない	大事	非常に大事		
10. 他人とうまくやっている	問題あり	やや問題	良い	非常に良い	大事でない	やや大事でない	大事	非常に大事		
11. 問題をはっきりと認めて解決する	問題あり	やや問題	良い	非常に良い	大事でない	やや大事でない	大事	非常に大事		
12. くつろいだり楽しんだりする	問題あり	やや問題	良い	非常に良い	大事でない	やや大事でない	大事	非常に大事		
13. やらなければならないことを片付ける	問題あり	やや問題	良い	非常に良い	大事でない	やや大事でない	大事	非常に大事		
14. 満足できる日課がある	問題あり	やや問題	良い	非常に良い	大事でない	やや大事でない	大事	非常に大事		
15. 自分の責任をきちんと果たす	問題あり	やや問題	良い	非常に良い	大事でない	やや大事でない	大事	非常に大事		
16. 学生、勤労者、ボランティア、家族の一員などの役割に関わる	問題あり	やや問題	良い	非常に良い	大事でない	やや大事でない	大事	非常に大事		

4 ● その人の価値観を知る

表 1b　OSA-Ⅱ評価用紙（自分の環境について）

	問題あり	やや問題	良い	非常に良い		大事	非常に大事
17. 自分の好きな活動を行う	問題あり	やや問題	良い	非常に良い	やや大事でない	大事	非常に大事
18. 自分の目標に向かって励む	問題あり	やや問題	良い	非常に良い	やや大事でない	大事	非常に大事
19. 自分が重要だと思うことに基づいて決めている	問題あり	やや問題	良い	非常に良い	やや大事でない	大事	非常に大事
20. やろうと決めたことをやり遂げている	問題あり	やや問題	良い	非常に良い	やや大事でない	大事	非常に大事
21. 自分の能力をうまく発揮している	問題あり	やや問題	良い	非常に良い	やや大事でない	大事	非常に大事

ステップ1
下にはあなたの環境（あなたが住み、働き、学校に行くなどの場所）に関する文章が書かれています。書かれているそれぞれのことについて、あなたがどのくらい良くやっているのか、該当する各欄に○印をつけて下さい。その項目が自分には当てはまらないと思う場合には、その項目に×印をつけて、次に進んでください。

ステップ2
次に、それぞれの文章が、自分にとってどのくらい重要か（大事か）を考えてみて、いずれかに○印をつけてください

ステップ3
あなたが自分自身について変えたい項目を、2つ選んでください。それらのうち、最も重要なものに1、2番目に重要なものに2と書き込んでください

自分の環境について	これをするにはたくさんの問題がある	これはやや問題がある	これは良くやっている	これは非常に良くやっている		これは私にはまったく大事ではありません	これは私にはそれほど大事ではありません	これは私にはやや大事です	これは私には非常に大事です		変えたいことに順番をつけてください	この欄にはそれぞれの文章に対する考えを自由にお書き下さい
1. 自分が生活して体を休ませる場所	問題あり	やや問題	良い	非常に良い		大事でない	やや大事でない	大事	非常に大事			
2. 自分が生産的（仕事・勉強・ボランティア）になる場所	問題あり	やや問題	良い	非常に良い		大事でない	やや大事でない	大事	非常に大事			
3. 自分が生活して体を休ませるために必要な物	問題あり	やや問題	良い	非常に良い		大事でない	やや大事でない	大事	非常に大事			
4. 自分が生産的になるために必要な物	問題あり	やや問題	良い	非常に良い		大事でない	やや大事でない	大事	非常に大事			
5. 自分を支えて励ましてくれる人	問題あり	やや問題	良い	非常に良い		大事でない	やや大事でない	大事	非常に大事			
6. 自分と一緒にやってくれる人	問題あり	やや問題	良い	非常に良い		大事でない	やや大事でない	大事	非常に大事			
7. 自分が大事にしたり好きなことをする機会	問題あり	やや問題	良い	非常に良い		大事でない	やや大事でない	大事	非常に大事			
8. 自分が行けて楽しめる場所	問題あり	やや問題	良い	非常に良い		大事でない	やや大事でない	大事	非常に大事			

「Baron K, Kielhofner G, Iyenger A et al（山田孝、石井良和 訳）：作業に関する自己評価使用者用手引　第2版, pp.68-70, 2004, 日本作業行動学会」より引用

③所属・愛情欲求段階の特徴

数人の小グループから，数十人の大グループまでさまざまな規模となるが，その中に属している所属感に価値観を置き，行動を規定している段階となる．所属している場合は，その実感レベルによって行動が変わる．所属している実感が少ない時は，グループから離れないような取り組みに価値観が置かれるが，所属している実感が強い時には，より大きなグループへの移行やグループを大きくする試みがみられる．自己にふさわしいと思い描くグループに所属していると実感した時，次の欲求段階に移行できる．

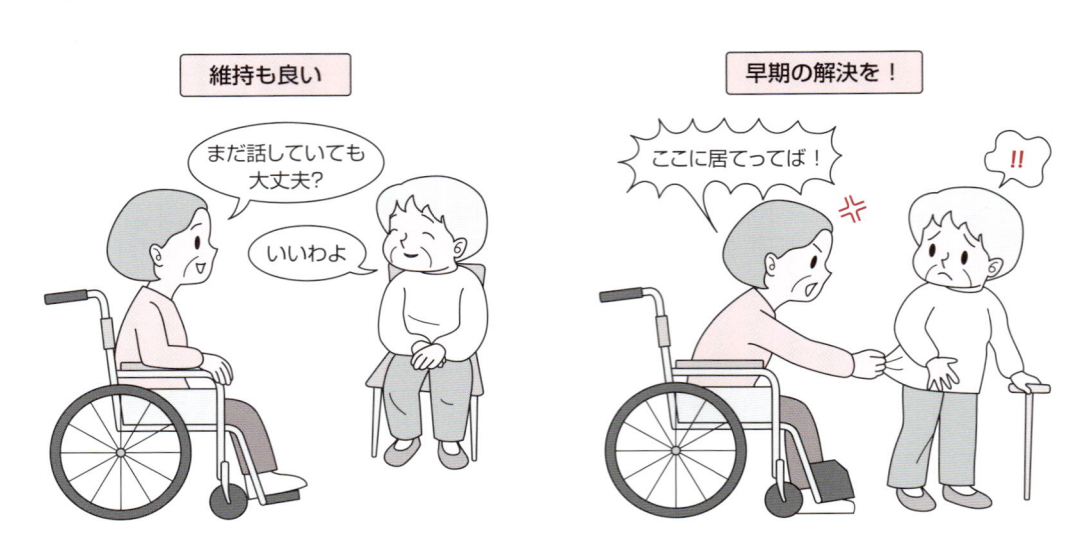

まだ，所属するグループが得られていない場合は，人を求めての行動が顕著となる．身近な人と過ごす時間を延長し，グループに発展させ，所属することを目的に，共通の話題作りや定期的に集まる時間の確認，役割の分担など，さまざまな試みが観察できる．話をできる相手を探す段階では，「さびしい」「行かないで」「一緒にいて」など，ひきとめる行動が確認できる．この段階の維持は，人と協調的に過ごせるのかどうかの判断が重要となる．協調的に過ごせるのであれば，維持も望ましいが，他者への過剰な介入や束縛を行うような場合は，次の段階への移行を目指した方が良い．

④承認欲求段階の特徴

所属・愛情欲求の段階を満たすことで生成される欲求が，集団の中で認められたいと感じる欲求である．集団に属するだけではなく，集団の中で必要とされ，必要不可欠な存在へと飛躍したいと考えて欲求は変化する．高齢者は老いの中で能力が失われていく．その能力喪失は，所属している集団の中から役割を奪い，自己の存在価値や所属の意義を失うことにつながるため，この段階は高齢者がとどまりやすい段階といえる．他者からの評価を重要視するため，経験値が高く失敗が少ない作業を好んで行う傾向が強い．他者の言動や行動に関心が強く，自己評価と他者評価の間にギャップがあると摩擦が生じやすくなる．能力に合った役割と能力が発揮できる環境整備が必要な段階である．

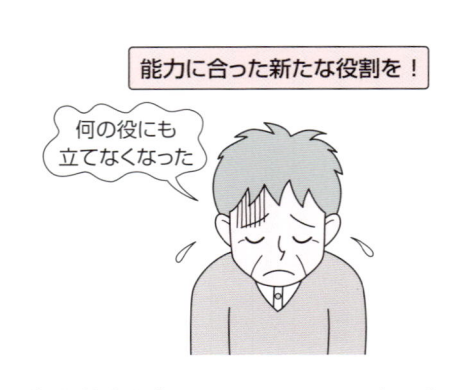

⑤認知欲求段階の特徴

　他者から承認され続けることは幸せであるが，長期間，継続なことで入力により「あたりまえ」といった認識へ変化する．否定されることで大きく段階を下げることもあるが，この段階から上位欲求に分類され，他者の評価でも自己評価でもなく，作業難易度と自己の能力の釣り合いを重要視し，作業の選択肢が大きく広がる．挑戦的作業を好み，探求や学び的な要素を含む新しい作業への取り組みが増える．挑戦的作業を通して，自己と向き合い，最大限に能力を駆使して課題に挑む感覚により欲求を満たしていく．さまざまな経験を吸収できる段階であるため，多くの新しい作業や経験を提供することで大きな効果が得られる．

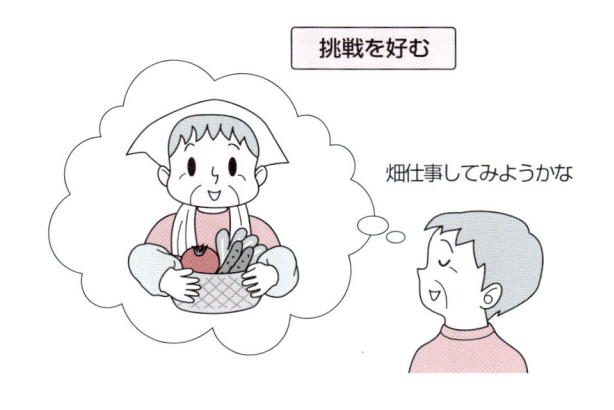

⑥美的欲求段階の特徴

　自己の目指す理想の形を形成する欲求が美的欲求段階である．さまざまな関心事の整理やまとめを行い，「時系列にまとめる」「物事の安定するバランスを構築する」「より映える形を探す」などの行為が観察されやすい．この欲求は自己評価を重要視する．他者の評価が気にならないため，行動を開始すると自己完結に至るまで，行動が継続されやすい特徴をもつ．目標や完成形が明らかでないものを求めやすく，長期的に取り組める課題を行う傾向にある．高齢者の家族から「これさえ行っていれば，お祖父さんは幸せのようです」などという形で示される作業の多くは，美的欲求段階に達している作業である可能性が高い．上位欲求段階の作業のため，形を変えることなく提供することが望ましい．

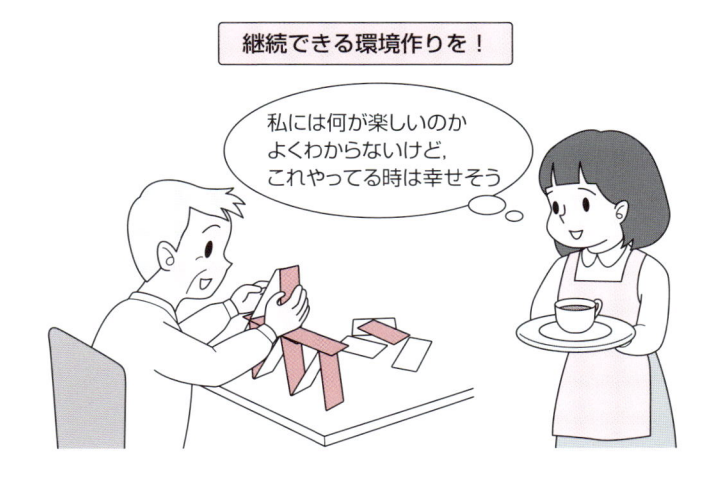

⑦自己実現欲求段階の特徴

自己実現欲求は最上位の欲求であり，すべての不安や不満が生じない状態を目指す．自己の描く最良の状態が明確になり，達成できる可能性があるという強い確信に基づいて邁進するため，他の欲求が湧かない．認知欲求段階の「挑戦的作業を通して，自己と向き合い，最大限に能力を駆使して課題に挑む感覚」と美的欲求段階の「行動を開始すると自己完結に至るまで，行動が継続しやすい特徴」の両方が観察され，行動力は高い．これにはエンドステージが近いために，新たな欲求を出力しない，死を受け入れる段階も含まれる．この場合は，死を受け入れ，自己と向き合い，最大限に能力を駆使して，死の恐怖を乗り越え，死が訪れるまで，毅然と振舞う行動を継続する段階と解釈できる．

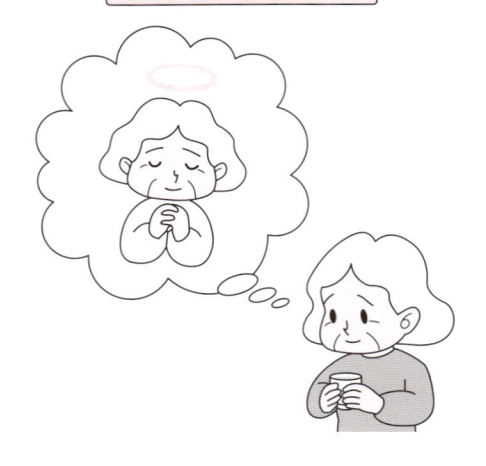

> **おさらい**　価値観は長い年月をかけて数ある作業の中から必要性のある作業，重要性の高い作業を選択した形であり，行動を決める大きな要因である．高齢者は人生の中で価値観の選択を何度も繰り返し，選び抜かれた作業を遂行している．それゆえ価値観の変更は困難で，尊重すべきものとなる．それらはさまざまな言動から評価可能であり，欲求と大きく関係している．欲求を捉え，価値観を尊重した介入をすることは協業を行ううえで重要な視点であり，その効果は大きい．高齢者の価値観への介入は，一般的な価値観に合わせるのではなく，本人特有の価値観に合わせることが重要となる．

【文献】

1) Kielhofner G（村田和香 訳）：意志，人間作業モデル－理論と応用 改訂第3版（山田孝 監訳），pp.48-68，2007，協同医書出版社
2) Smith EE, Nolen-Hoeksema S, Fredrickson BL et al（内田一成 訳）：人格，ヒルガードの心理学 第14版，pp.587-639，2010，株式会社おうふう
3) Baron K, Kielhofner G, Iyenger A et al（山田孝，石井良和 訳）：作業に関する自己評価使用者用手引 第2版，2004，日本作業行動学会
4) Kielhofner G, Forsyth K, Suman M et al（中村Thomas裕美 訳）：自己報告：クライアントの視点を明らかにすること，人間作業モデル－理論と応用 改訂第4版（山田孝 監訳），pp.257-282，2012，協同医書出版社
5) 上田吉一：欲求論，人間の完成－マスロー心理学研究，pp.27-58，1988，誠信書房

（藤本一博）

5 その人の「できる」と思う気持ちを知る

なぜ・どのように知るのか？

- ◆高齢者は加齢によって能力の自覚と自己効力感から成る「できる」と思う気持ちが低下し，主体的な日常生活を送ることが次第に困難となる．
- ◆対象者が「できる」と認識していなければ，身体的，認知的，社会的能力が保たれていたとしても，自らその活動に取り組む可能性は低下する．
- ◆「できる」と思う気持ちを知るためには，質問紙などによる構成的評価と観察による非構成的評価を柔軟に使用する必要がある．
- ◆本人の「できる」と思う気持ちを高め，作業有能性が改善されれば，作業的存在としての人間の理想的な状態である作業適応に到達することが可能となる．

1.「できる」と思う気持ちとは？—深く考えると

①「できる」と思う気持ちとは何か

「できる」と思う気持ちとは，目的を成し遂げられると思う気持ちである．OTが高齢者の自分の力で「できる」と思う気持ちを理解することは，主体的な日常生活を支援するために非常に重要なことである．OTが対象者の能力を客観的に評価し，特定の作業遂行が可能と判断しても，本人が自分の力で「できる」と認識していなければ，その作業の継続は難しい．この「できる」と思う気持ちは，一般的に「自信」と表現されることが多い．「自信」とは，自分の能力や価値を確信すること，自分の正しさを信じて疑わない心(広辞苑第6版)という意味であるが，作業療法において「できる」と思う気持ちを深く理解するためには，「自信」に近いものという認識では不十分である．本章では，「できる」と思う気持ちを「能力の自覚」と「自己効力感」に分けて考える．

能力の自覚とは，自分がそうしたいと望む生活を実現するための能力を積極的に自覚することである[1]．ここでいう能力とは，身体的，認知的，および社会的能力のことを示し，高齢者は加齢によりこれらの能力の低下を日常的に感じている．自分に若い時と同じような能力がない，または他の人よりも能力が低いと感じることは大きな心理的ストレスとなる．さらに，脳血管障害などの原因により急激な能力低下をきたし，大切な作業が実現できなくなると高齢者は強い無力感を感じてしまうことが多い．

自己効力感とは，ある具体的な状況において適切な行動を成し遂げられるという予期，および確信である[2]．この概念は，効力予期と結果予期の2つに区分される．効力予期とは，ある結果を生み出すために必要な行動をどの程度うまく行うことができるのかと予期することであり，結果予期とは，ある行動がどのような結果を生み出すのかと予期することである．つまり，「もう何もできなくなってしまった」と話す高齢者は効力予期に対して，「もう大したことはできなくなってしまった」と話す高齢者は結果予期に対して不安を感じていると考えられる．

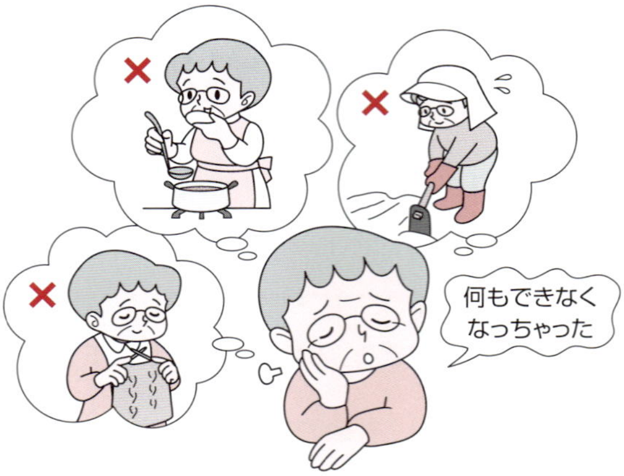

効力予期不安 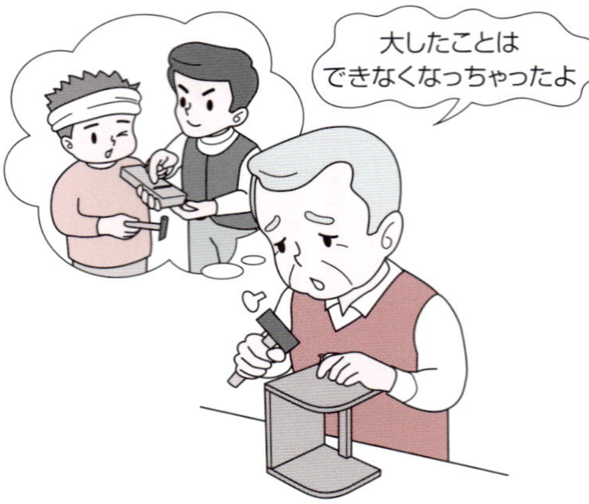 　　　　　　　　　　　　　結果予期不安

❷能力の自覚と自己効力感の関係

　「できる」と思う気持ちは，対象者が必要な能力をもっていると自覚することからはじまる．その自覚があるからこそ，うまく行うことができるという感覚を引き起こし，望む結果を生み出せるという感覚に結びつく．言い方を変えると，能力の自覚が低下していれば自己効力感も低下し，効力予期に問題があれば結果予期にも問題が生じるということになる．

　このように能力の自覚と自己効力感（効力予期・結果予期）は連続性をもった関係（図1）と考えることができるが，この関係にはさらに**ローカス・オブ・コントロール** Locus of Control（LOC）[3]が影響する．LOC は自己統制感とも呼ばれ，内的統制と外的統制の2つのタイプに分類される．内的統制は自分自身の行動とその結果は自らコントロールできると考える自己解決型の思考であり，外的統制は自分自身の行動とその結果は外部の力や影響によって決まると考えがちな他者依存型の思考となる．通常，内的統制の思考をもたなければ，強力な自己効力感を保つことは不可能と考えられている．したがって，「自分自身や環境の変化には逆らえない，残りの人生は自然に身を任せるだけ」と考えている高齢者は，外的統制の思考が強く，自己効力感が低下しているため，日常生活の多くの場面で「できない」と思ってしまうのである．

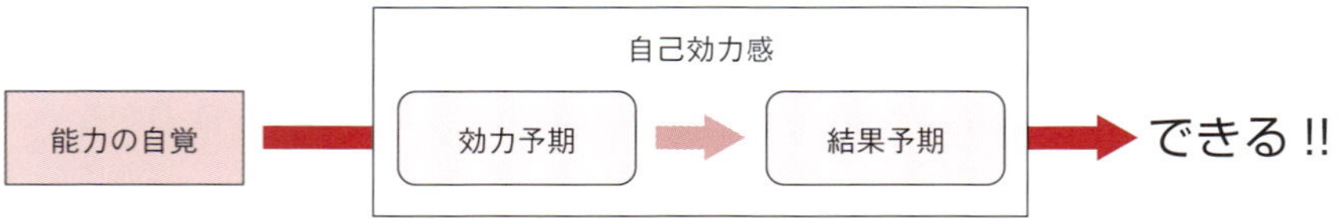

能力の自覚 → ［自己効力感　効力予期 ⇒ 結果予期］ → できる!!

図1　能力の自覚と自己効力感の関係

用語解説　ローカス・オブ・コントロール（LOC）
- 1966年にロッターによって提唱された概念で，自分自身の行動とその結果を自らコントロールすることが可能であるという信念の程度を表すものである．
- この概念は達成動機や意欲と関係する要因として重要であり，信念の低下は無気力・無力感を引き起こすと考えられている．

なお，人間作業モデルでは，能力の自覚と自己効力感で構成される感覚を個人的原因帰属（195頁参照）という用語で説明している．個人的原因帰属は人が物事を行う際の動機付けに影響を及ぼすものであり，本書でいう「できる」と思う気持ちは個人的原因帰属に準じた概念である．

③「できる」と思う気持ちの強化とコンピテンス

高齢者の「できる」と思う気持ちを強化するためには，図1のプロセスを繰り返すことで，より複雑で高度な作業を自分の力で「できた」と実感するように促す必要がある．これは一般的に，「成功体験を積み重ねて自信をつける」といわれるプロセスであるが，自身の能力を自覚して自分の望んだ結果を生み出すことができたという経験が，より高い能力の自覚につながり，さらに複雑で高度な作業が「できる」と思う気持ちを引き出したと解釈できる．

この「できる」と思う気持ちの強化はコンピテンスの発達に影響する．コンピテンスとは有能感と訳されることが多いが，課題を達成することができるという能力の実感のみならず，環境と相互作用することによって有能さを追求するという動機付けをも含むものとして考えられている[4]．つまり，人が環境と相互作用することで生じ，その行動の達成が次の行動の動機を導くというプロセスを通して，自己の能力を実感する感覚がコンピテンス（有能感）である．例えば作業療法場面において，OTと一緒にデザインを決め，手助けを得ながら作成したマクラメのショルダーバッグの完成をきっかけに，次は自宅にて自分1人で作成するようになり，最終的には多くの作品をバザーに出品するまでになった対象者は，まさに「できる」と思う気持ちが強化されてコンピテンスがどんどん発達していった例といえるだろう．

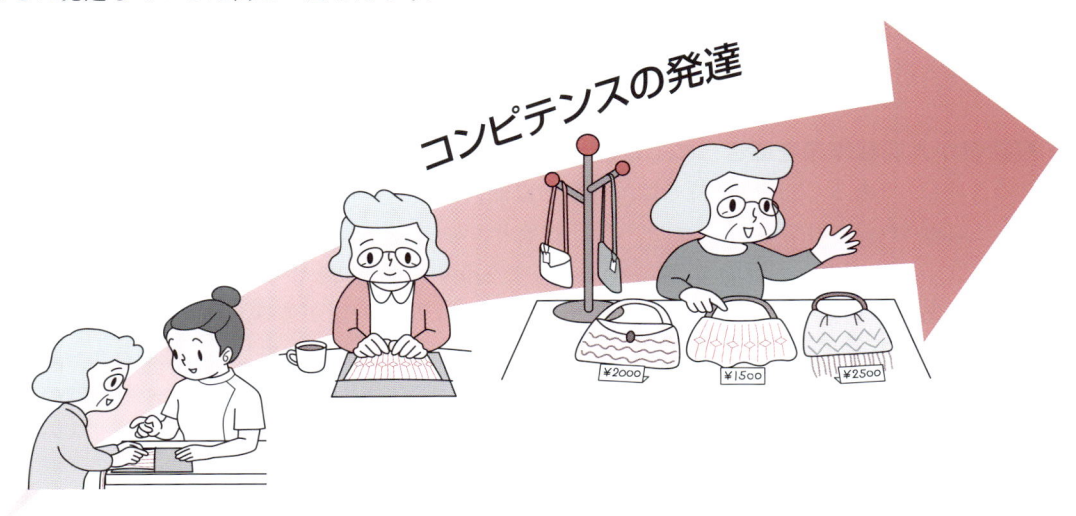

④要するに

「できる」と思う気持ちを深く理解するためには，「自信」に近いものという認識では不十分である．この気持ちは，「能力の自覚」と「自己効力感」で構成されるものであり，さらに自己効力感は効力予期と結果予期の2つに区分されている．この能力の自覚と自己効力感の連続性をもった関係にはLOCが影響し，内的統制の思考をもたなければ，強力な自己効力感を保つことは不可能と考えられる．そして，「できる」と思う気持ちの強化はコンピテンスの発達に影響することを理解しておく必要がある．

2. 「できる」と思う気持ちが人に与える影響

① 「できる」と思う気持ちの性質

　「できる」と思う気持ちが人に与える影響はきわめて大きい．たとえ，ある活動を行うための身体的，認知的，社会的能力が保たれていたとしても，本人が「できる」と認識していなければ自らその活動に取り組む可能性は低下し，取り組んだとしても成果を自分の力によるものとは感じないかもしれない．兼子ら[5]は，回復期リハビリテーション病棟患者4名の入退院時における運動とプロセス技能評価 Assessment of Motor and Process Skills（AMPS）と作業に関する自己評価改訂版 Occupational Self Assessment Version 2（OSA-Ⅱ）の結果を比較し，全員のAMPS運動技能と処理技能が向上したにも関わらず，OSA-Ⅱ遂行領域の有能性は1名しか向上しなかったことを報告している．つまり，作業遂行が客観的に向上したとしても，能力に対する自己評価にはすぐに反映されないことがわかる．

　バンデューラ[6]は，強力な効力感，つまり「できる」と強く思う気持ちを作り出すためには制御体験を経験することが必要だと述べている．制御体験とは，忍耐強い努力によって障害に打ち勝つ体験であり，絶えず変化する生活環境の中で適切な行動を作り出し実践するための認知的，行動的，自己制御的な手段を獲得することである．そして，この体験は成功するために必要なことは何でもできるという信念をもたらす．次に，「できる」と思う気持ちを強めていく方法として，代理体験がある．これは心理学でいうモデリングであり，自分と同じような人々が忍耐強く努力して成功しているのをみることで，自分もそのようなことができるのだという信念をもつことである．この信念はモデルと自分自身の類似性が高いほど強く影響を受ける．

② 高齢者が大切な作業をあきらめる理由

　このように「できる」と思う気持ちは，客観的な能力の向上のみではなく，制御体験や代理体験を通して高められるものである．したがって，対象者に対して「うまくできてますよ」と口頭でフィードバックするだけでは，一度の失敗で「やっぱりできない」と感じさせてしまうことになりがちである．よくあるエピソードとして，リハビリテーションで機能回復が進み，院内ADLが自立した対象者が，退院前の外泊でうまくできない動作があり，自信を大きく喪失して帰院するケースがこれに相当する．また，「できる」と思う気持ちは，疲労や痛みなどの生理的な状態やその時の感情にも大きく左右されるといわれ，体力の低下や変形性関節症による疼痛，抑うつ気分などの症状を呈しやすい高齢者においては，「できる」と思う気持ちを高めることは容易ではない．ウェルナーベラン[7]は，痛み，疲労，感覚・認知・運動の制限は，自分の望むことより低いことをするように人々を拘束すると述べており，心身の不調により，もう「何もできない」と思い込んでいる高齢者の多くは，自分にとって大切な作業への挑戦をあきらめてしまっているのである．

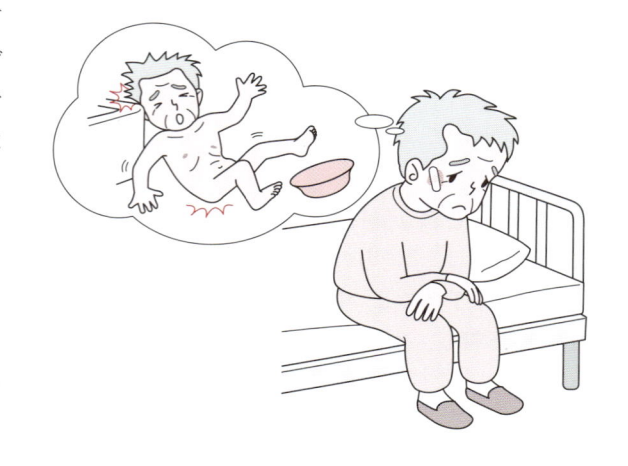

③「できる」と思う気持ちが作業適応をもたらす

　その人にとって大切な作業の数々を安定して「できる」ことは作業有能性[8]という概念で説明できる．キールホフナーは作業有能性には以下のものを含むとしている．
- 自分の責任を果たす日課を維持すること
- 自分の役割の期待と自分自身の価値や遂行基準を果たすこと
- 能力，統制，満足，達成などの感覚をもたらすある範囲の作業に参加すること
- 自分の価値を追求し，好ましい生活の成果を達成するために行動を起こすこと

　すなわち，作業有能性が維持されることで，毎日の生活を自分で組み立て，自らの役割を果たすことにつながり，満足できる作業への参加と望ましい生活の達成に向けて行動するようになるのである．この作業有能性は，日々の生活において「できる」と思う気持ちが蓄積されなければ，決して達成されることはない．ここで重要なのは，その人にとって大切な作業が「できる」ことであって，価値や重要性の低い作業が及ぼす影響は小さい．病院や施設での作業療法において，対象者の経験や価値観に関係しない，本人の人生の文脈に存在しない作業を提供し，それが「できる」ようになったとしても作業有能性には影響しないのである．したがって，いわゆる「機能訓練」は，対象者が改善した機能を用いて自身の作業同一性[8]に関わる作業に取り組むことまで考慮されていなければ，意味をなさないのである．特に高齢者においては，身体機能の改善が可能となっても認知機能や環境の変化により，その人の大切な作業に再び取り組むことが困難なことも多いため，注意が必要である．

用語解説　作業同一性と作業有能性
- 作業同一性とは，作業参加の個人的な歴史から生み出された，自分は何者であり，作業的存在としてどのようになりたいのかという複合的な感覚である．
- 作業有能性とは，人が自分の作業同一性を反映する作業参加のパターンを維持する程度のことである．

　作業療法において，対象者の「できる」と思う気持ちを高め，作業有能性が改善されれば，作業的存在としての人間の理想的な状態である作業適応に到達することが可能となる．作業適応とは，自分の環境の流れの中で，肯定的な作業同一性を構築することと時間的経過の中で作業有能性を達成することと定義される[8]．しかし，この用語は一見してわかりにくい．言い換えれば，その人がおかれた環境の中で，本人にとって大切な作業は何かということを明らかにし，それらの作業に「できる」という実感をもって取り組めるようになることが作業適応である（図2）．したがって，「できる」と思う気持ちは，作業的存在としての人間に必要不可欠で，作業適応をもたらす重要な感覚であると考えられる．

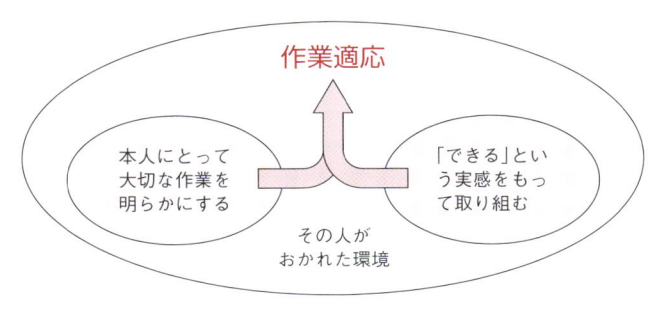

図2　作業適応への到達

3. 「できる」と思う気持ちの評価法

「できる」と思う気持ちを全般的に評価するためには，人間作業モデルの評価法であるOSA-Ⅱ[9]の利用がきわめて有用である．しかし，OSA-Ⅱの実施に際しては対象者に深い洞察を求めるため，認知機能の低下した高齢者に適用することが難しいことも多い．そのような場合，意志質問紙 Volitional Questionnaire（VQ）[10]を用い，「できる」と思う気持ちを評価したい特定の作業場面における自然な観察を通して評価することが望ましい．また，作業療法プログラムの立案には，自己効力感に焦点を当てて評価することも有用である．代表的な評価法にはGSES（General Self-Efficacy Scale）[11]がある．さらに，高齢者の作業療法場面で良く用いられる手工芸の実施場面を想定した高齢者版・手工芸に対する自己効力評価[12]も利用できるであろう．

①作業に関する自己評価改訂版（OSA-Ⅱ）（情報収集編 第4章78頁参照）

OSA-Ⅱは，人間作業モデルに基づくクライエント中心の評価法で，自分がどのくらいうまく機能しているのかという作業有能性と作業適応に対する環境の影響を評価することができる．「できる」と思う気持ちを理解するためには，第1部の「どのくらい良くやっているのか」の回答を利用すると良い．特に，「やろうと決めたことをやり遂げている」「自分の能力をうまく発揮している」の項目に着目することが重要である．また，第2部で「どのくらい重要か」の回答が得られるため，対象者が重要と考えているのにうまくできていない（ギャップのある）項目について深く検討することが必要である．

②意志質問紙（VQ）（情報収集編 第3章64頁参照）

VQは，人間作業モデルの意志の概念に代表される人間の動機付けの状態を理解するための観察による評価法である．この手法を効果的に用いるためには，評価者が意志の概念を理解しておくことが必要となるが，対象者のコミュニケーション能力や認知機能の程度に関係なく評価できるという利点がある．特に，「誇りを示す」「誤りや失敗を訂正しようとする」「問題を解決しようとする」「活動に就いたままである」「目標を示す」の項目は，対象者の有能性を理解するために重要である．また，複数の作業場面で評価することで，「できる」と思う気持ちが環境によってどのような影響を受けるのかも明らかにできる．

③GSES（General Self-Efficacy Scale）

GSESは，個人の一般的な自己効力感の認識を測定するための質問紙である（表1）．自己効力感とは，「できる」と思う気持ちの一部で，ある具体的な状況において適切な行動を成し遂げられるという予期，および確信であると前述したが，そういった予期・確信の一般的な傾向を理解することができる．GSESは「行動の積極性」「失敗に対する不安」「能力の社会的位置付け」の3因子16項目で構成され，回答は「はい」か「いいえ」の2件法で行う．得点が高ければ，ストレスフルな状況に遭遇しても身体的・精神的な健康を損なわず，適切な対処行動や問題解決行動をしていけることが明らかにされている．したがって，GSESを作業療法介入の効果判定指標として活用することも可能であろう．

表1　一般性セルフ・エフィカシー尺度（GSES）の質問項目

1. 何か仕事をするときは，自信を持ってやるほうである
2. 過去に犯した失敗や嫌な経験を思い出して，暗い気持ちになることがよくある
3. 友人より優れた能力がある
4. 仕事を終えた後，失敗したと感じることのほうが多い
5. 人と比べて心配性なほうである
6. 何かを決めるとき，迷わずに決定するほうである
7. 何かを決めるとき，うまくいかないのではないかと不安になることが多い
8. 引っ込み思案なほうだと思う
9. 人より記憶力がよいほうである
10. 結果の見通しがつかない仕事でも，積極的に取り組んでゆくほうだと思う
11. どうやったらよいか決心がつかずに仕事にとりかかれないことがよくある
12. 友人よりも特に優れた知識を持っている分野がある
13. どんなことでも積極的にこなすほうである
14. 小さな失敗でも人よりずっと気にするほうである
15. 積極的に活動するのは，苦手なほうである
16. 世の中に貢献できる力があると思う

「坂野雄二，東條光彦，福井至 他：GSES 一般性セルフ・エフィカシー尺度，p.11，1986，東京こころネット」より引用

④高齢者版・手工芸に対する自己効力評価（図3）

本評価は，高齢者に対して手工芸の作成行程を画像化した21種目のカード集を用い，各種目に関する自己効力を11件法で測定する方法である．自己効力感には，日常生活に対して全般的に影響する感覚と特定の場面や課題に対して特異的に影響する感覚がある．前者はGSESで測定可能であるが，後者は転倒恐怖やさまざまな恐怖症，学業，進路・職業選択など領域別に多くの測定方法がある．東條[13]は，生活全般の特性的自己効力感と課題固有の自己効力感の両観点からの情報を総合することで，行動変容のより適切な予測が可能になると述べている．したがって，高齢者の作業療法場面を強く意識した本評価の活用により，対象者の「できる」と思う気持ちを理解するために必要な情報を得ることができる．

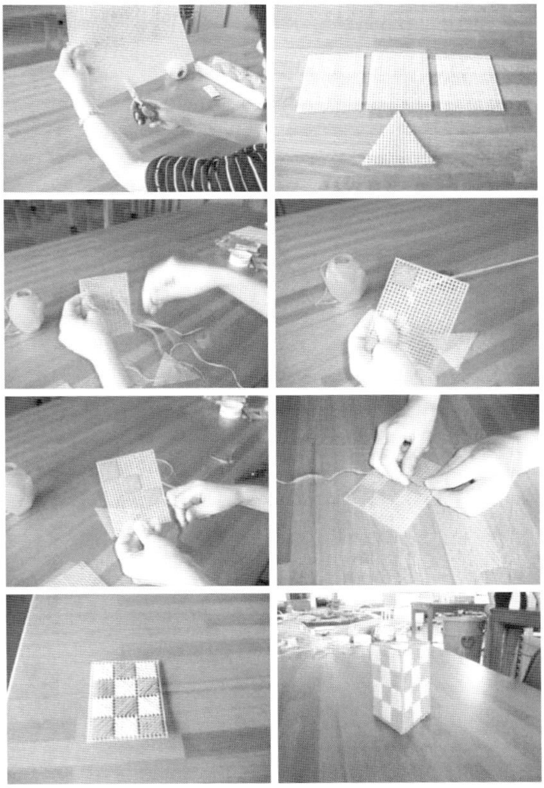

図3　高齢者版・手工芸に対する自己効力評価の一部（ネット手芸）

「鎌田樹寛：「高齢者版・手工芸に対する自己効力評価」の作成—妥当性と経験値からの検討，首都大学東京大学院人間健康科学研究科博士論文，p.69，2011」より引用

II ● 情報収集編

4. 非構成的評価

　作業療法場面では，どのように説明や依頼をしても「できないからいい」と対象者に拒否されることがある．このような場合，プログラム導入どころか初期評価を進めることすらままならず，何が，なぜ，どのくらいできないと思っているのか，構成的に評価することは困難となる．ここでは「できる」と思う気持ちを自然な生活場面において非構成的に評価する方法を紹介する．

①何が（なぜ）できないと思っているのかを評価する

　「何もできない」と訴える対象者であっても，重度の意欲障害や運動機能障害がなければADLなどの最低限の作業は実施していることが多い．その場合，まずはその人の1日がどのような作業で構成されているのかを評価する必要がある．そこを理解したうえで本人が過去に習慣として行っていた作業を聴取する．病室・居室からリハ室に誘い出すことが難しい対象者であっても，その場で過去の作業ストーリーを聞き出すことは可能な場合も多い．情報が得られない場合は家族などから聞き出すと良い．過去に習慣化されていた作業で現在の習慣にない作業，または現在も行っているが実施形態が変わった作業があれば，それができないと思わせる鍵となっている可能性が高い．

　例えば，70歳代で廃用による全身の運動機能低下が認められるものの，何とかシルバーカーで自立歩行が可能な女性の施設入所者Eさんがいる．担当のOTや介護福祉士がリハビリやレクリエーションに誘うが，「私は何もできないから，そんなの行きたくない」とベッドから出ず，拒否が多い．Eさんの1日の作業を評価してみると，食事や更衣は自立していたが，排泄は夜間ポータブルトイレ使用となっていた．また，元気だったころは自宅近くの畑に毎日出て，農作物を育てることが習慣となっていた．そこで担当OTは「夜もトイレに歩いて行けるように練習してみませんか？」と声をかけ，作業療法に誘った．Eさんは「えっ？」とやや驚いた表情を見せたが，「本当に行けるようになる？自信ないなぁ…」と今までと違う反応を示した．その反応を確かめたOTは「行けるように一緒に頑張りましょう！それと施設の中庭で少しだけ野菜を育てているんですが，Eさんいろいろ教えてくれませんか？」と声をかけた．Eさんは「それなら頑張ってみようかな…何の野菜育ててるの？」と発言し，作業療法に取り組む意志を示した．

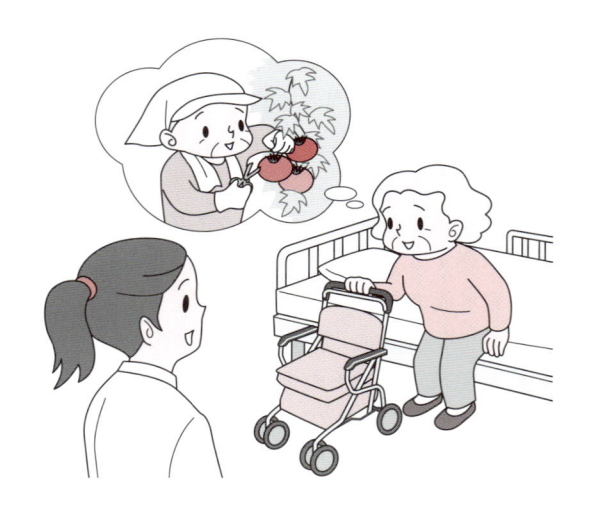

　実践場面で対象者ができないと思っている，あるいはできないという思いの原因となる作業を明らかにすることは容易ではない．「何もできない」と訴えている対象者に，「そんなことはないですよ！やってみたいことはありませんか？」と尋ねても有益な回答は得られにくい．しかし，過去と現在の作業遂行の違いに焦点を当てることで，介入の糸口がつかみやすくなるものと考えられる．Eさんの例では，「何が」できないと思っているのかの答えは「農作業」であり，「なぜ」できないと思っているのかの答えは「ポータブルトイレでの排泄による自尊心の低下」であった．ただし，高齢者

の作業ストーリーは非常に複雑であることが多いため，**作業ストーリーテリング**[14]の原則に基づいて聴取することが望ましい．

> **用語解説　作業ストーリーテリング**
> - クラークらの研究によって明らかにされた作業を通して回復を促す方法で，共通の理解地平の確立，作業ストーリーメイキングという方法とともに用いられる．
> - この方法は，対象者の歴史を語ってもらい，その意味を話すことを励まし，時間の流れや価値によってストーリーをつなげることが重要である．

②どのくらいできる（できない）と思っているのかを評価する

対象者の「できる」と思う気持ちの程度を知るためには，自己効力感と同様に特定の作業や環境に関するものと，日常生活全般に関するものに整理して考える必要がある．まず，特定の作業や環境における気持ちについては，表2のどのレベルに近いのかを判断する必要がある．

表2　「できる」と思う気持ちのレベル

レベル0	必要な能力がないと思う
レベル1	必要な能力はあると思う（能力の自覚）
レベル2	必要な行動はできると思う（効力予期）
レベル3	良い結果を出せると思う（結果予期）

ここでは，それぞれのレベルでよく聞かれる発言とその際の表情を合わせて判断することが重要である．

レベル0では，必要な能力そのものがないと感じているため，「腰が痛い」「目が見えない」「疲れる」「集中できない」など，心身の不調を訴える発言が多く，表情から意欲を感じることが少ない．レベル1では，少なくとも必要な能力はあると感じているが，「最後までできるだろうか」「失敗するかも」「教えてくれないとわからない」など，作業の継続を心配する発言が多く，表情も不安げになりやすい．レベル2では，必要な行動はできると感じているが，「昔のようにはできない」「人前に出すなんて恥ずかしい」など，達成度や完成度を気にする発言が多くなる．しかし，表情は不安を示しつつも，成功を期待する反応もしばしばみられる．レベル3は「できる」と思う気持ちが安定して備わっている状態である．自然にその作業を実施し，必要に応じて難易度の高い作業に挑戦しようとする気持ちが発言や表情から認められるようになる．

先のEさんの作業療法場面で考えると，夜間のトイレ移動を安全に行うために移動・移乗練習を開始したところ，「昼間はトイレに行けるけど夜は間に合うかなぁ…」と発言し，「失敗したら職員さんに迷惑がかかるね…」と不安そうな表情をみせたことから，トイレでの排泄の「できる」と思う気持ちはレベル1に近いことがわかった．また，トイレ移動練習の翌週より開始された屋外でのキュウリ・トマト栽培では，「キュウリとトマトは支柱の立て方が違うのよ！」とうれしそうに発言しながらも，「久々だから大きく育てられるかしら？」と少し不安な表情もみせたことから，農作業の「できる」と思う気持ちはレベル2に近いことがわかった．

このような「できる」と思う気持ちの判断方法は，コミュニケーション能力が維持されている対象者には有効であるが，認知症や失語などの影響により能力の低下が認められる場合には，VQの観点を利用した観察評価が必要になってくる．

日常生活全般の「できる」と思う気持ちを評価するためには，その人の作業同一性を形成する本人にとって大切な作業は何かということを理解しておかなければならない．その大切な作業の多くについて，良い結果を出せると思う「レベル3」に近い気持ちになっていれば，対象者は日常生活全

般をうまく「できる」と思うであろう．

　先のEさんは，約1ヵ月間の練習で夜間のトイレ排泄が可能となり，不安を訴えることがなくなった．また，農作業の開始2ヵ月目より苗から育てたキュウリ・トマトの収穫が可能となり，栽培方法について他の入所者へ自ら話しかけるようになったことから，日常生活全般の「できる」と思う気持ちは大きく改善したと考えられる．

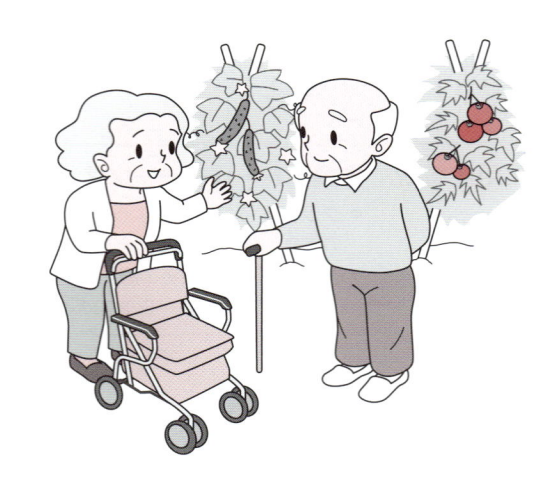

> **おさらい**　「できる」と思う気持ちを深く理解するためには，「自信」に近いものという認識では不十分であり，「能力の自覚」と「自己効力感（効力予期・結果予期）」で構成されるものと考えるべきである．対象者が「できる」と認識していなければ，身体的，認知的，社会的能力が保たれていたとしても，自らその活動に取り組む可能性は低下する．この「できる」と思う気持ちを生み出すには，制御体験や代理体験などが必要とされるが，生理的な状態や感情にも大きく左右されるため，心身の不調をきたしやすい高齢者の「できる」と思う気持ちを高めることは難しい．したがって，「できる」と思う気持ちを詳細に評価することが重要であり，OSA-Ⅱなどの構成的評価と観察による非構成的評価を柔軟に使用することが求められる．その人にとって大切な作業の数々が安定して「できる」ようになれば，作業的存在としての人間の理想的な状態である作業適応に到達することが可能になる．

【文献】

1) Kielhofner G（村田和香 訳）：意志，人間作業モデル－理論と応用 改訂第4版（山田孝 監訳），pp.34-54，2012，協同医書出版社
2) Bandura A：Self-efficacy：Toward a unifying theory of behavioral change. Psychol Rev. 84(2)：191-215, 1977
3) Rotter JB：Generalized expectancies for internal versus external control of reinforcement. Psychol Monogr. 80(1)：1-28, 1966
4) White RW：Motivation reconsidered：The concept of competence. Psychol Rev. 66(5)：297-333, 1959
5) 兼子健一，二瓶太志，松尾綾子 他：回復期リハ病棟におけるクライアントの作業遂行能力と自己評価の変化，第40回日本作業療法学会抄録集，no.100606，2006
6) Bandura A（野口京子 訳）：激動社会における個人と集団の効力の発揮，激動社会の中の自己効力（本明寛，野口京子 監訳），pp.1-41，1997，金子書房
7) Werner-Beland JA（ed）：Grief Responses to Long-Term Illness and Disability, 1980, Reston Publishing
8) Kielhofner G（小林隆司 訳）：行為の諸次元，人間作業モデル－理論と応用 改訂第4版（山田孝 監訳），pp.112-121，2012，協同医書出版社
9) Baron K, Kielhofner G, Iyenger A et al（山田孝，石井良和 訳）：作業に関する自己評価使用者用手引 第2版，2004，日本作業行動学会
10) De las Heras CG, Geist R, Kielhofner G（山田孝 訳）：意志質問紙使用者用手引 第4版，2009，日本作業行動学会
11) 坂野雄二，東條光彦，福井至 他：GSES 一般性セルフ・エフィカシー尺度，1986，東京こころネット
12) 鎌田樹寛：「高齢者版・手工芸に対する自己効力評価」の作成―妥当性と経験値からの検討，首都大学東京大学院人間健康科学研究科博士論文，2011
13) 坂野雄二，東條光彦：一般性セルフ・エフィカシー尺度作成の試み．行動療法研究．12(1)：73-82, 1986
14) 吉川ひろみ：作業による成長と回復，「作業」って何だろう－作業科学入門，pp.63-97，2008，医歯薬出版

（籔脇健司）

6 その人を取り巻く環境を知る

> **なぜ・どのように知るのか?**
> ◆高齢者の大切な作業を実現するために，環境を包括的に捉えて支援することで，その人の健康状態に良い影響を与えることができる．
> ◆環境要因は，物理的側面，社会的側面など，その要因の属性に合わせて分類されることが多いが，高齢者のQOLを高めるための目的別に捉えることも利点が大きい．
> ◆高齢者では，相互に交流するための環境の調整がきわめて重要であり，環境支援を通して役割が獲得されたかどうかがQOLの改善に大きく影響する．
> ◆取り巻く環境の評価には包括的環境要因調査票などが有用であるが，対象者がエンパワメントされる環境にあるかどうかを非構成的に評価することも必要である．

1. 取り巻く環境とは？—深く考えると

①環境要因の重要性

　高齢者の大切な作業を捉えて支援するために，本人を取り巻く環境を知ることはきわめて重要である．若い時から取り組んでいた大切な作業が，加齢の影響で実施不可能となった場合，機能訓練を中心とした回復アプローチのみでは支援に限界がある．しかし，心身機能の十分な回復が認められなくとも，物理的・社会的な環境を調整する適応アプローチを行うことで，高齢者の能力を最大限に引き出し，大切な作業を取り戻すことが可能になる場合も多い．キールホフナー[1]はセラピーとして作業を用いる流れとして，作業に取り組む機会を提供する，環境を修正する，福祉用具を提供する，助言または問題解決するという方法によって，対象者の作業への参加を促進し，健康状態に良い影響を与えることを説明している（図1）．つまり，作業療法では福祉用具の提供も含めた物理的・社会的環境の調整が，作業参加を促進するための重要な手段となる．特に社会的環境の改善は，作業療法介入の重要な側面になると考えられており[2]，住宅改修を中心とした物理的環境の支援のみならず，環境を包括的に捉えることがOTには求められる．

　環境要因を重要視するのはOTに限ったことではない．1980年に発表されたWHOの国際障害分類International Classification of Impairments, Disabilities, and Handicaps（ICIDH）は，約20年の月日を経て2001年に国際生活機能分類International Classification of Functioning, Disability and Health（ICF）として改定さ

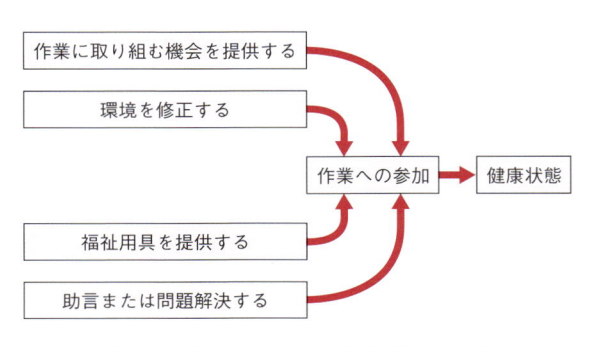

図1　セラピーとして作業を用いる流れ
「Kielhofner G（山田孝 訳）：現代のパラダイム—専門職の中核である作業への回帰, 作業療法の理論 原書第3版（山田孝監訳）, p.67, 2008, 医学書院」より改変して引用

表1 環境の要素

社会的	環境の全要素に関する社会的優先順位，組織された地域社会に住む人々にみられる関係のパターン，共通の興味，価値，態度，信念に基づく社会的分類
物理的	建築物，道路，公園，交通機関の乗り物，テクノロジー，気象，その他の物質からなる自然および人工的環境
文化的	特定の集団の気質と価値体系に基づく，民族的，人種的，儀式的，および日常的しきたり
制度的	政策，意志決定過程，手続き，利用のしやすさと他の組織的慣例を含む社会制度と慣習（経済的要素，法的要素，政治的要素を含む）

「Law M, Polatajko H, Bastiste S et al：Core concepts of occupational therapy, Enabling occupation：An occupational therapy perspective Revised ed, Canadian Association of Occupational Therapists (ed), p.46, 2002, CAOT Publications ACE」より改変して引用

れた．これはこの間の障害者を取り巻く情勢の変化を反映したもので，ICFの大きな特徴は「プラス面の重視」「環境因子の導入」「相互作用モデルの採用」にあるとされている[3]．この結果，ICFは人間と環境の相互作用モデル[4]と考えられ，環境因子は生活機能と障害のすべての構成要素に影響を及ぼす重要なものとして位置付けられた．このように環境要因は，保健医療福祉に関わるすべての専門職や対象者に共通する重要事項として理解されている．

②環境要因の分類

　高齢者を取り巻く環境を包括的に捉えるためには，環境要因の分類を理解する必要がある．カナダ作業療法士協会 Canadian Association of Occupational Therapists（CAOT）は，環境を「個人の外部で生じ，個人からの反応を引き出す文脈および状況」と定義するローの考え[5]に基づき，環境を「社会的」「物理的」「文化的」「制度的」という4つの要素に分類した（**表1**）[6]．一般的に環境の社会的・物理的要素はよく知られているが，CAOTがクライエント中心の作業療法を推進するために，文化的・制度的要素を分類している点は興味深い．文化的要素として説明されているその土地の「しきたり」には，宗教が密接に関係していると考えられ，わが国では高齢者になるほど信仰心が強い[7]ことからも，この要素の影響を十分に考慮すべきである．また，わが国の高齢者の多くが介護保険などの社会資源を利用していることを考えると，それらの利用のしやすさなどを環境の制度的要素として捉える観点はきわめて有用である．

　一方，ICFは環境因子を「人々が生活し，人生を送っている物的な環境や社会的環境，人々の社会的な態度による環境を構成する因子」と定義し，「生産品と用具」「自然環境と人間がもたらした環境変化」「支援と関係」「態度」「サービス・制度・政策」という厳密に定義付けられた5つの領域に分類した[8]．ICFの分類は，個人の最も身近な環境から全般的な環境と向かうように，さらに下位の分類も含めて構成されており，具体的・網羅的で非常にわかりやすい．**図2**はCAOT分類との対応関係をまとめたものである．「生産品と用具」と「自然環境と人間がもたらした環境変化」は物理的要素，「サービス・制度・政策」は制度的要素，「支援と関係」と「態度」は

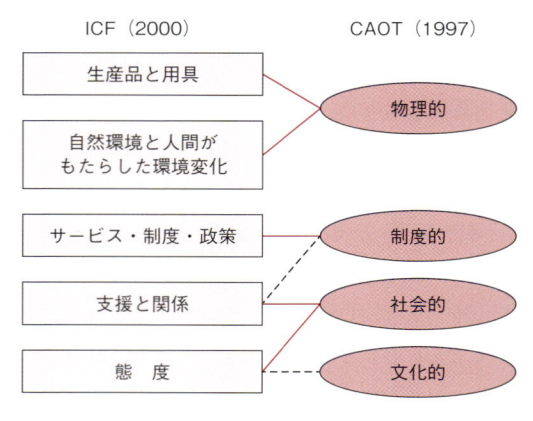

図2　ICFとCAOT分類の対応関係

社会的要素と主に対応しているが，下位分類まで考えると「支援と関係」の一部は制度的要素，「態度」の一部は文化的要素とも関係している．

　これらの環境要因に関する分類を通して，環境を包括的に捉えるためには物理的・社会的側面はもちろんのこと，各サービスや制度などを利用するための制度的側面，またはその土地のしきたりや人々の価値観などに関わる文化的側面も理解することが必要であると考えられる．

③環境を目的別に捉える意義

　高齢者の環境要因を包括的に捉えることは重要であるが，実際の作業療法実践で対象者を取り巻く環境のすべてを理解することは不可能である．そこで籔脇ら[9]は，高齢者のQOLに影響する環境要因に焦点を当て，「安心生活環境」「相互交流環境」「家族環境」に分類される3因子14項目を抽出している（**図3**）．これまで環境要因は，ICFやCAOTの分類のように物理的側面，社会的側面など，その要因の属性に合わせて分類されることが多かった．しかし，実際の高齢者支援においては，例えば住居環境の整備が不十分であっても，家族，またはサービスの利用による人的援助を受けることで目的の作業が達成可能になるなど，対象者の環境を複数の側面から同時に検討することが求められる．したがって，環境を属性別ではなく，QOLを高めるための目的別に捉えることは，高齢者を対象とした実践において大きな利点があると考えられる．籔脇らの分類は，後述の包括的環境要因調査票 Comprehensive Environmental Questionnaire for the Elderly（CEQ）として活用されている．

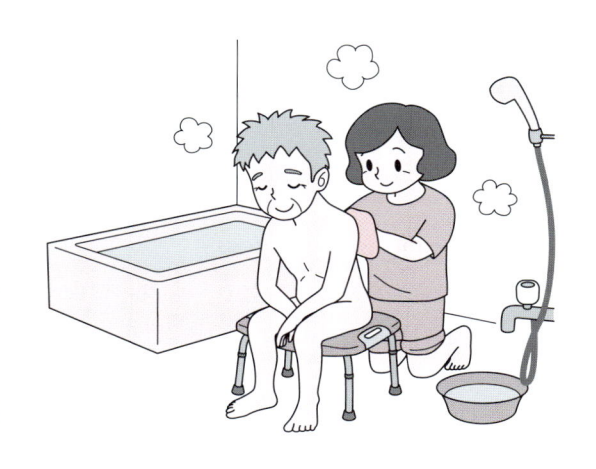

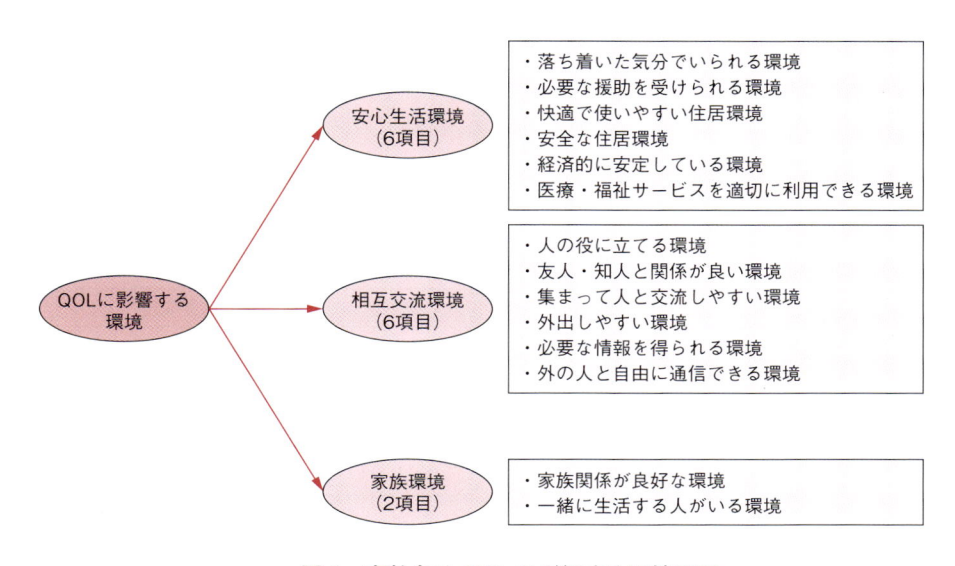

図3　高齢者のQOLに影響する環境要因

④要するに

　加齢によって心身機能が低下する高齢者においては，本人を取り巻く環境を調整する適応アプローチが大切な作業を取り戻すために大きな意味をもつ．また，作業療法では環境を包括的に捉えて支援することが，対象者の作業参加を促進し，健康状態に良い影響を与えるための重要な手段となる．環境の包括的な分類には，CAOT や ICF によるものがあり，専門職として物理的・社会的側面はもちろんのこと，制度的側面や文化的側面も理解する必要がある．しかし，実際の作業療法実践で対象者を取り巻く環境のすべてを理解することは不可能である．そこで，高齢者の QOL に影響する環境要因に焦点を当て，環境を属性別ではなく，安心した生活を送るため，相互に交流するため，家族と過ごすためといった目的別に捉えることも有用であると考えられる．

2. 取り巻く環境が人に与える影響

①環境が QOL に与える影響

　高齢期は喪失の時期と呼ばれ，心身の健康の喪失，経済的基盤の喪失，社会的つながりの喪失，生きる目的の喪失という「4つの喪失」を複合的に経験するといわれている[10]．ここでいう生きる目的の喪失は，他の3つの喪失の結果として生じるものと考えられ，一般に高齢者は客観的にも主観的にも QOL が低下する．この喪失体験による QOL の低下は，加齢による高齢者自身の変化のみが原因ではなく，取り巻く環境の変化も原因となっている．そう考えると，例えば，心身の健康の喪失には物理的環境，経済的基盤の喪失には制度的環境，社会的つながりの喪失には社会的環境の支援を行うことで喪失体験を軽減し，高齢者の QOL を改善することが可能になる．

　籔脇ら[11]は，通所サービスを新規利用する高齢者に対する環境支援の効果を検討するために，CEQ を用いて包括的に環境を支援する介入群と施設の標準的なサービスを提供する統制群に対象者をランダムに割り付け，3ヵ月後の健康関連 QOL の変化を比較した．その結果，介入群では SF-36 の全スコアが上昇したが，統制群では下降したスコアが多かった（**表2**）．また，介入群の役割/社会的健康度などが統制群と比べて有意に向上したことから，取り巻く環境の変化が高齢者の QOL に影響するということがこの研究からわかる．

　さらに，介入群に対する CEQ の結果を分析すると，満足した生活を送るために今よりも変えたい環境で最も多かったのは「外出しやすい環境」の 41.4％，以下，「集まって人と交流しやすい環境」の 20.7％，「人の役に立てる環境」の 13.8％と続き，そのすべてが CEQ の相互交流環境に含まれ

表2　SF-36 の変化

	介入群	統制群	有意な差
身体機能	+0.67	−6.42	あり
日常役割機能（身体）	+10.34	−1.85	あり
身体の痛み	+6.76	+3.03	なし
全体的健康感	+1.24	−0.26	なし
活力	+1.78	+3.45	なし
社会生活機能	+5.01	+1.91	なし
日常役割機能（精神）	+4.01	−6.01	あり
心の健康	+2.39	−2.49	なし
サマリースコア			
身体的健康度	+2.68	−2.93	なし
精神的健康度	+0.06	+3.73	なし
役割/社会的健康度	+7.02	−3.90	あり

る要因であった．したがって，高齢者のQOLを考える際には，相互に交流するための環境の影響が非常に大きいことを理解する必要がある．

②環境と役割の関係

　高齢者を取り巻く環境は，主にQOLのどの領域に影響を及ぼすのだろうか．前述の籔脇らの研究結果をみると，包括的な環境支援によって大きく改善したのは日常役割機能の身体面と精神面，そしてサマリースコアの役割/社会的健康度という役割に関係する領域であった．そもそも役割とは，内的期待と外的期待の影響を受けながら獲得されるものと考えられている（28頁図1参照）．ここでいう内的期待は本人の価値や興味，技能，効力感のことであり，外的期待は周囲の期待や要請のことである[12]．もし，物理的環境が整わなければ，技能や効力感が低下し，その役割に対する価値や興味は薄らぐであろう．そして，社会的環境が整わなければ，家族や友人からの期待や要請を受けることもなくなるだろう．つまり，本人を取り巻く環境は内的期待と外的期待に大きく作用し，結果として役割の獲得に影響を及ぼすのである．

　例えば，70歳代前半の女性で脳卒中後遺症により軽度の右片麻痺をもつFさんがいたとする．夫との2人暮らしであるFさんは，在宅復帰後，家庭維持者（炊事）の役割を担おうとするが，両手動作となる包丁の操作や洗い物に時間がかかり，かつ立位作業によって強い疲労を感じることから，炊事が思うようにできず自信をなくしていた．また，夫もFさんの様子を見て，以前と同じような役割を担ってもらうことは難しいと感じ，今後の生活について悩んでいた．そこで担当の訪問OTは，自助具の提供や座位作業が可能な環境に調整を図ることで，現在のFさんの能力でも効率よく，できるだけ疲労を抑えて炊事が行えるよう支援した．夫に対しても面接を行い，Fさんは環境調整によって今よりも炊事ができるようなるのであきらめずに期待して欲しいこと，難しいと思われる動作は手伝って炊事を最後まで終えられるようして欲しいことを伝えた．さらに，昼食に配食サービスを利用するようケアマネージャーへ依頼し，Fさんに過度な負担を強いないよう配慮した．

　その結果，1ヵ月後には夫婦2人分の炊事ができるようになり，体力の向上に伴い3ヵ月後には立位で3食の炊事や洗濯も行い，家庭維持者の役割を取り戻すことが可能となった．これは物理的環境の支援でFさんの技能や効力感という内的期待を高め，同時に夫の期待という社会

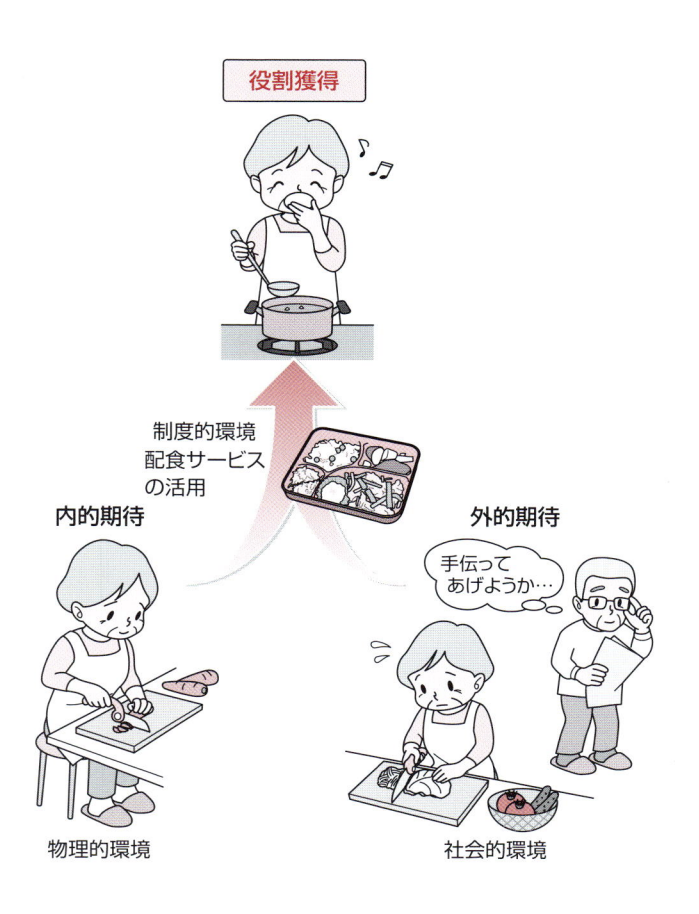

的環境の調整で外的期待を高めつつ，配食サービスという制度的環境の活用も通した包括的な環境支援が役割の再獲得につながった事例と考えられる．

③作業的存在であるための環境の重要性

　高齢者を取り巻く環境が本人にとって大切な作業とどのように関連するのか，もう少し深く考えてみたい．ロー[13]は，その人にとって最適な作業遂行をもたらす相互作用の性質について，人－環境－作業モデル Person-Environment-Occupation Model（PEO モデル）（30頁参照）を用いて説明している．このモデルでは，作業遂行は環境の中で目的のある活動や課題に取り組む人のダイナミックな経験と定義され，人と環境と作業の適合が最大になるときに最適な作業遂行が可能になると考えられている．つまり，その人にとって大切な作業が適切に実施されるためには，この3つの要素の調和が重要なのである．

　このことは先ほどのFさんの例で考えるとわかりやすい．入院前，Fさんは加齢による軽度の心身機能の低下があったものの，自宅の環境で問題なく家庭維持者などの役割に取り組めていた（図4a）．しかし，脳卒中の発症により心身機能が低下し，退院後の在宅生活では炊事などが十分にできなかったことから，作業遂行に問題を抱えるようになった（図4b）．その後，OT が座位作業の導入，夫への指導，配食サービスの手配などの物理的・社会的・制度的環境の支援を行い，それに合わせて心身機能も向上していったことから，現在，Fさんの作業遂行は大きく改善している（図4c）．

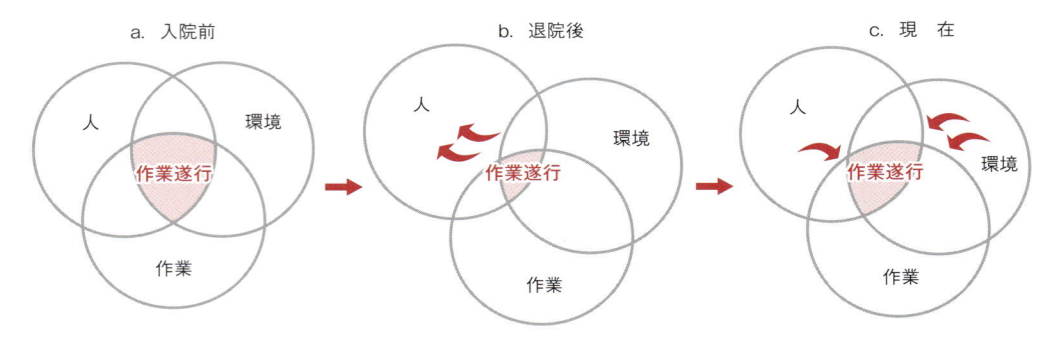

図4　Fさんの作業遂行の変化

　PEO モデルで考えると，加齢により心身機能が低下していく高齢者では，継続して大切な作業に取り組んでいくために，その人の機能変化と作業内容を考慮した環境調整が必要になってくることを理解しなければならない．つまり，心身機能がどのように変化したとしても，本人の作業遂行を可能とする環境におかれることが重要なのである．そのような環境が提供されずに，大切な作業が実施不可能になってしまうと人は作業的存在[14]としての価値を失い，QOL が低下していくことを OT は強く意識しておかなければならない．

用語解説　作業的存在

- 人が生産的で，しかも十分に価値があるという感覚を感じるような活動（仕事，遊び，余暇）の世界に十分に携わる人という意味で用いられる．
- 自己をこの側面から切り離すと，機能低下，不健康，うつ状態といった結果を招くと信じられている．

3. 取り巻く環境の評価法

　取り巻く環境を包括的に評価するためには，在宅高齢者のQOLに影響する環境要因を目的別に捉えるCEQの活用がきわめて有用である．また，人間作業モデルに基づく評価法である作業に関する自己評価改訂版 Occupational Self Assessment Version 2（OSA-Ⅱ）[15]の第2部「自分の環境について」は，在宅，施設などの居住場所を限定せずに使用できる．しかし，CEQやOSA-Ⅱは主観的評価法であり，客観的評価を重視するのであれば，HACE（Home and Community Environment）日本語版[16]の利用が考えられる．高齢者入居施設の環境を評価する手法は，ムースらの多面的施設環境評価法 Multiphasic Environmental Assessment Procedure（MEAP）[17]などが古くから開発されているが，わが国では，児玉ら[18]が翻訳し，改訂したPEAP（Professional Environmental Assessment Protocol）日本版3が用いられている．

① 包括的環境要因調査票（CEQ）

　CEQは，在宅高齢者のQOLに影響する環境要因を包括的に理解できるクライアント中心の評価法である（図5）．質問1では，14項目（安心生活環境6項目，相互交流環境6項目，家族環境2項目）の環境がどのくらいあると思うのか，対象者が4件法で回答する内容となっている．質問2では，対象者が満足した生活を送るために今よりも変えたい環境を14項目の中から最大3つ選ぶようになっている．そして，改善すべき環境について，質問1・2の結果と専門職の意見をふまえて対象者と話し合い，焦点化する環境を決定できるようになっている．CEQは自記式でも面接式でも実施可能であるが，最終的な方針はスタッフ用の記入欄を用いて関係者間の話し合いで決めることを推奨しており，その意味ではシェアードディシジョンモデル shared decision model（SDM）[19]の要素を取り入れた手法でもある．

② 作業に関する自己評価改訂版（OSA-Ⅱ）（情報収集編　第4章78頁参照）

　OSA-Ⅱは，人間作業モデルに基づくクライアント中心の評価法で，自分がどのくらいうまく機能しているのかという作業有能性と作業適応に対する環境の影響を評価することができる．取り巻く環境を理解するためには，第2部「自分の環境について」の8項目を利用すると良いが，第1部「自分について」の21項目について先に回答を得ておく必要がある．OSA-Ⅱの第2部は，物理的環境と社会的環境に関する項目で構成されており，ステップ1で作業適応に対する環境の影響，ステップ2で各環境に対する対象者の価値をどちらも4件法で評価する．ステップ3では，対象者が価値をもっている環境を明らかにするため，変えたい項目を2つ選んで優先順位をつけることになっているが，評定が難しい場合は，ステップ1と2の回答を比較し，対象者が重要と考えているのに問題のある（ギャップのある）環境に焦点を当てることも検討する．

③ HACE（Home and Community Environment）日本語版

　HACEは，ICFの概念に基づいて開発された居住環境評価尺度[20]で，参加のレベルに影響する居住環境を客観的に評価する自己報告式の手法である．HACE日本語版（表3）は信頼性と妥当性が確認されており，家屋移動性8項目，地域移動性5項目，交通5項目，住民の態度4項目，移動支援用具9項目，コミュニケーション支援用具4項目の6領域35項目と居住する住宅の種別に関

Ⅱ ● 情報収集編

質問1 あなたは今現在、①〜⑭のようなな環境がどのくらいあると思いますか？
それぞれの質問について、もっとも良くあてはまる回答に○をつけてください。

因子	質問	回答 1	2	3	4
Ⅰ 安心生活環境	① 落ち着いた気分でいられる環境がありますか？	全くない	少しある	ある	十分ある
	② 必要な援助を受けられる環境がありますか？	全くない	少しある	ある	十分ある
	③ 快適で使いやすい住居環境がありますか？	全くない	少しある	ある	十分ある
	④ 安全な住居環境がありますか？	全くない	少しある	ある	十分ある
	⑤ 経済的に安定している環境にありますか？	全くない	少しある	ある	十分ある
	⑥ 医療・福祉サービスを適切に利用できる環境がありますか？	全くない	少しある	ある	十分ある
Ⅱ 相互交流環境	⑦ 人の役に立てている環境がありますか？	全くない	少しある	ある	十分ある
	⑧ 友人・知人と関係が良い環境にありますか？	全くない	少しある	ある	十分ある
	⑨ 集まって人と交流しやすい環境がありますか？	全くない	少しある	ある	十分ある
	⑩ 外出しやすい環境がありますか？	全くない	少しある	ある	十分ある
	⑪ 必要な情報を得られる環境がありますか？	全くない	少しある	ある	十分ある
	⑫ 外の人と自由に通信できる環境にありますか？	全くない	少しある	ある	十分ある
Ⅲ 家族環境	⑬ 家族関係が良好な環境にありますか？	全くない	少しある	ある	十分ある
	⑭ 一緒に生活する人がいる環境にありますか？	全くない	少しある	ある	十分ある

○他にあなたにとって必要な環境要因がありましたらお書きください。

質問2 ①〜⑭の質問のなかで、あなたが満足した生活を送るために今よりも変えたい環境を最大3つ選んでください。
選んだ後、その環境（質問）の番号と選んだ理由を優先度の高い順に書き込んでください。

1番目に変えたい環境
番号
理由

2番目に変えたい環境
番号
理由

3番目に変えたい環境
番号
理由

スタッフ用

今後、改善すべき環境について、CEQの結果と専門職の意見をふまえ、対象者と話し合ってください。
焦点化する環境を決め、その環境（質問）の番号と現在の具体的な状況を書き込んでください。

焦点化する環境1
番号
状況

焦点化する環境2
番号
状況

焦点化する環境3
番号
状況

図5 CEQの質問項目

表3 HACE日本語版（片カッコ内番号は質問順番と一致する）

1) どのようなタイプの家にお住まいですか？
〔単世帯用（核家族用，一戸建て），多世帯用（2世帯以上住めるようにしてある住宅），アパートまたはマンション，高齢者向きまたは介護付き集合住宅，老人ホームあるいは老人保健施設，その他〕

家屋移動性領域（合計10点） ＊ただし，質問6，7は単世帯住宅以外が答える．

2) あなた家の主な玄関（主な出入り口）には，段差は何段ありますか？
〔なし：0点，1，2段：1点，数段（3段から9段）：2点，10段以上：3点〕

質問3は，質問2で段差がない場合に答えて下さい．

3) 段差には手すりが設置されていますか？
（はい：質問2より−1点，いいえ：0点）

4) 主な玄関には，スロープは設置されていますか？
（はい：質問2，3の点数が0点，いいえ：0点）

5) 家の主な玄関のドアを開けてくれる人がいますか，もしくは自動で開きますか？
（はい：0点，いいえ：1点）

6) 建物の主な玄関からあなたが主に生活する場所まで，段差はどのくらいありますか？
〔なし：0点，1，2段：1点，数段（3段から9段）：2点，10段以上：3点〕

7) あなたが住んでいる建物には，チェアリフトまたはエレベーターは設置されていますか？
（はい：質問6の点数が0点，いいえ：点数の増減なし）

8) 家の中であなたが主に生活する場所には，段差はどのくらいありますか？
＊主に生活する場所とは，あなたが生活したり，寝たり，食事をする場所を意味します．
〔なし：0点，1，2段：1点，数段（3段から9段）：2点，10段以上：3点〕

9) あなたが主に生活する場所には，チェアリフトまたはエレベーターは設置されていますか？
（はい：質問8の点数が0点，いいえ：点数の増減なし）

地域移動性領域（合計5点）
あなたの地元の地域には，どのくらい…がありますか？

14) でこぼこした歩道や散歩道（砂利道，未舗装路，坂道）
15) 行きやすく，使いやすい公園や散歩道
16) 安全な公園や散歩道
17) 座って休む場所（バス停，公園，歩道，その他の場所）
18) 縁石カットが施された縁石
質問14（たくさんある，多少ある：1点，まったくない，わからない：0点）
質問15〜18（たくさんある，多少ある：0点，まったくない：1点，わからない：0点）

交通領域（合計5点）
あなたの地元の地域には，どのくらい…がありますか？

9) あなたの家には，あなたが乗車可能な車はありますか？
10) あなたは運転しますか？
19) 家の近くにあるバスや電車などの公共交通機関

20) 日常生活に支障のある人に適応した公共交通機関（乗降口が低くなるバスや車いす用のチェアリフトを搭載）
21) 適切な障害者用駐車スペース
質問19〜21（たくさんある，多少ある：1点，まったくない，わからない：0点）
質問9，10（はい：1点，いいえ：0点）

住民の態度領域（合計4点） ＊質問12，13は単世帯以外が回答する．

12) あなたが住んでいる建物の方々は，日常生活に支障のある人に対して否定的な態度をとりますか？
13) あなたが住んでいる建物の方々は，日常生活に支障のある人に対して積極的に手をさしのべますか？
22) あなたの地域の方々は，日常生活に支障のある人に対して否定的な態度をとる．
23) あなたの地域の方々は，日常生活に支障のある人に積極的な手をさしのべる．
質問12，22
（強くそう思う，そう思う：1点，どちらでもない，そう思わない，まったく思わない：0点）
質問13，23
（強くそう思う，そう思う：0点，どちらでもない，そう思わない，まったく思わない：1点）

移動支援用具領域（合計9点）
次の用具のうち，あなたが所有しているかどうかを「はい」または「いいえ」で答えて下さい．

24) 手動車いすをもっていますか？
25) 電動車いすまたは電動スクーターをもっていますか？
26) 歩行器（具）をもっていますか？
27) 杖または松葉杖をもっていますか？
28) ポータブル便器，トイレ周りの手すり，補高した便座はありますか？
29) 浴槽またはシャワーに手すりあるいは椅子はありますか？
30) マジックハンド（例えば，床の上のものを拾う助けとなるもの）をもっていますか？
31) 着替えを補助する道具（ボタンエイドやファスナーつまみなど）をもっていますか？
32) 食事補助具（たとえば，使いやすい構造のスプーン・フォーク類）や調理補助具（たとえば，食品を固定できるまな板や，片手で使える調理用具）をもっていますか？
質問24〜32：（はい：1点，いいえ：0点）

コミュニケーション支援用具領域（合計4点）
次の用具のうち，あなたが所有しているかどうかを「はい」または「いいえ」で答えて下さい．

33) 補聴器，大きなダイヤルの付いた電話，絵が描かれたボードや紙など，人とのコミュニケーションの助けとなる補助具をもっていますか？
34) 音声発生装置などの音声を出力するコミュニケーション補助具をもっていますか？
35) パソコン（コンピュータ）をもっていますか？
36) インターネットへ接続できる状況にありますか？
質問33〜36（はい：1点，いいえ：0点）

「加藤剛平，田宮菜奈子，栢木聖代 他：Home and Community Environment（HACE）日本語版の妥当性と信頼性の検討．総合リハ．38（5）：479，2010」より引用

表4　PEAP日本版3の8次元

Ⅰ 見当識への支援の次元 　1) 環境における情報の活用 　2) 時間・空間の認知に対する支援 　3) 空間や居場所のわかりやすさ 　4) 視界の確保 Ⅱ 機能的な能力への支援の次元 　1) セルフケアの自立能力を高めるための支援 　2) 食事が自立できるための支援 　3) 調理, 洗濯, 買い物などの活動の支援 Ⅲ 環境における刺激の質と調整の次元 　a. 環境における刺激の質 　1) 意味のある良質な音の提供 　2) 視覚的刺激による環境への適応 　3) 香りによる感性への働きかけ 　4) 柔らかな素材の提供 　b. 環境における刺激の調整 　1) 生活の妨げとなる騒音の調整 　2) 不適切な視覚的刺激の調整 　3) 不快な臭いの調整 　4) 床などの材質の変化による危険への配慮	Ⅳ 安全と安心への支援の次元 　1) 入居者の見守りのしやすさ 　2) 安全な日常生活の確保 Ⅴ 生活の継続性への支援の次元 　1) 慣れ親しんだ行動とライフスタイルの継続への支援 　2) その人らしさの表現 　3) 家庭的な環境づくり Ⅵ 自己選択への支援の次元 　1) 入居者への柔軟な対応 　2) 空間や居場所の選択 　3) いすや多くの小道具の存在 　4) 居室での選択の余地 Ⅶ プライバシーの確保の次元 　1) プライバシーに関する施設の方針 　2) 居室におけるプライバシーの確保 　3) プライバシー確保のための空間の選択 Ⅷ ふれあいの促進の次元 　1) ふれあいを引き出す空間の提供 　2) ふれあいを促進する家具やその配慮 　3) ふれあいのきっかけとなる小道具の提供 　4) 社会生活を支える

「児玉桂子：認知症高齢者への環境支援のための指針−PEAP日本版3 第4版, pp.4-15, 2005, ケアと環境研究会」を参考にして作成

する1項目の計36項目で構成されている．各領域得点の算出方法は原版と同様で，家屋移動性，地域移動性，住民の態度の領域は得点が高いほど阻害要因として働き，交通，移動支援用具，コミュニケーション支援用具の領域は得点が高いほど促進要因として働くことを意味する．ただし，HACE日本語版は，家屋移動性の項目などについて改良の余地があると考えられている[16]．

④PEAP（Professional Environmental Assessment Protocol）日本版3

PEAPは認知症ケアユニットにおける環境評価のための研究ツール[21]として開発されたものであるが，PEAP日本版3は高齢者施設の環境づくりを行うためのガイドラインとして活用されている．PEAPは，施設の物理的環境に重点をおきながら，ケアなどの社会的環境や運営方針などの制度的環境といった多面的な環境を捉えることができ，認知症高齢者の生活とケアに重要な8次元31項目で構成されている（**表4**）．このガイドラインは，高齢者施設における環境支援の方向性を示すものであり，31項目を評価するチェックリストではない．しかし，対象者の生活を十分に観察し，その観察結果をPEAPの次元に当てはめて整理することで，支援内容を検討することが可能となる．PEAPによる支援は，重症度の高い認知症高齢者の行動・心理症状（BPSD）の改善にも効果があるとされている[22]．

4. 非構成的評価

取り巻く環境の評価では，CEQやOSA-Ⅱなどを用いて対象者の環境に対する認識を理解することが重要であるが，作業をする力を引き出し，本人を元気にする環境，すなわち**エンパワメン**

ト[23)]を実現できる環境にあるかもOTが客観的に判断しなければならない．対象者の認知機能やコミュニケーション能力が低下している場合は，必須の検討事項となる．ここでは高齢者がエンパワメントされる環境にあるかどうかを非構成的に評価する方法を紹介する．

> **用語解説　エンパワメント**
> - 1950年代にアメリカの公民権運動など，社会的な地位の向上を目的として用いられるようになった概念で，単語自体は「権限や権利の獲得」を意味する．
> - 現在では，すべての人，集団，社会の潜在能力や可能性を引き出し，ウィルビーイング（良好な状態）の実現に向けて力づける環境づくりのことを示す．

①本人の役割から評価する

前述のとおり，環境は役割獲得に大きく影響し，役割遂行がQOLの向上につながる．したがって，本人が担いたいと考えている役割に必要な環境が整備されているかという観点はきわめて有用である．

実際の評価では，まず現在担っている役割と今後担いたい役割を作業ストーリーの聴取や役割チェックリストの実施などを通して明らかにする．そして，それぞれの役割を継続的に遂行していくために必要な能力と環境について検討する．具体的な検討方法を以下に示す．

1）役割遂行に必要な心身機能が維持されているか評価する．
2）現在の状況でその役割が遂行可能か，物理的環境を確認し，本人・家族から情報収集する（実動作の観察が望ましい）．
3）家族や周囲の人間は本人がその役割を担うことをどう思っているのか，サポートが得られるのか，面接などで社会的環境を確認する．
4）その役割を継続的に遂行するために社会資源が必要か，利用できるサービスがあるのか，制度的環境について関係者から情報収集する．

支援する役割ごとにこれらのプロセスを実施し，取り巻く環境を評価する．1)と2)は役割獲得モデル[12)]でいう内的期待に影響するもので，対象者の心身機能と物理的環境が適合していれば，その役割に対する価値や興味が高まり，内的期待も大きくなる．3)は外的期待そのものであり，社会的環境が阻害因子となるようであれば役割獲得は困難となる．しかし，心身機能と物理的環境の評価ほど，社会的環境の評価は重視されないことが多い．そこで家族などとの面接の機会を設け，本人が担いたい役割についてOTが十分に説明することを推奨したい．そのうえで，役割遂行に対する理解

II ● 情報収集編

が得られるのか，必要に応じたサポートが得られるのかを確認すると良い．もし，外的期待が促進因子となるようであれば，そのことを本人に伝えることも重要である．また，役割は継続的に行われ，習慣化することで獲得されるものであるが，物理的・社会的環境の調整だけでは役割の習慣化が難しいことも多い．そこで4）のように制度的環境について，本人，家族，ケアマネジャーなどの関係者から情報収集することが必要となる．

②本人の生活スケジュールから評価する

対象者の日常生活を構成する多くの作業が，満足のいくように遂行されている場合，その人はエンパワメントされる環境におかれていると判断することができる．そこで，対象者の1日，または1週間の生活スケジュールを確認し，満足できていない作業とその際の環境を明らかにするという観点が有用であると考えられる．

実際の評価では，まず生活スケジュールを確認するために，現在の作業ストーリーの聴取が必要となる．作業質問紙や作業バランス自己診断[24]が実施できるようであれば，その情報を活用すると良い．介護保険サービスの利用者では，週間サービス計画書の情報も利用可能である．本人の生活スケジュールを確認した後に，満足できていない作業の有無を聞き取るが，満足できていない作業がどのように「うまく」できていないのかも併せて聞くことが望ましい．対象者の作業遂行を満足と遂行の異なる視点から理解することで，その際の物理的環境と社会的環境の両面を解釈しやすくなる．また，対象者自身の認識が重要であることに間違いはないが，家族などの身近な者の意見も聞いておきたい．もし，本人と家族などの間に認識のギャップがあれば，その作業は介入の必要性が高いと考えられる．

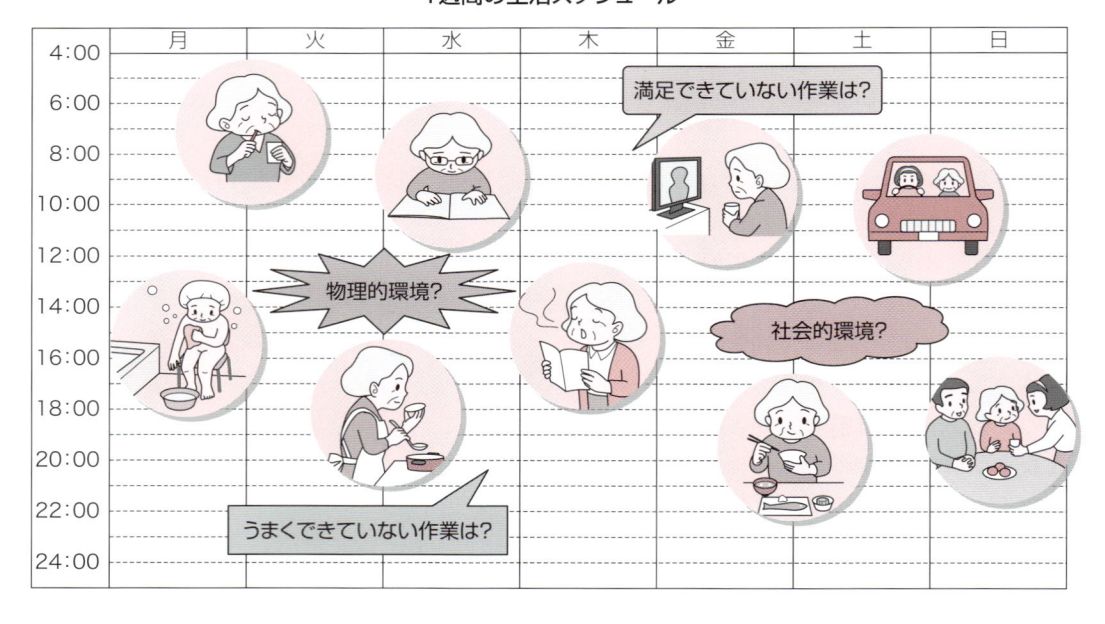

1週間の生活スケジュール

例をあげて説明すると，70歳代後半の女性で左大腿骨頸部骨折後のGさんがいたとする．息子夫婦と同居しているGさんは，ADLが自立しており，屋内の移動は伝い歩き，屋外ではT字杖歩行で，週1回の詩吟教室に通うことを楽しみにしていた．Gさんから聴取した生活スケジュールを図6

に示す．本人に満足できていない作業を聞き取ったところ，入浴を真っ先にあげていた．洗体はうまくできるものの浴槽の出入りが不安定で，湯船につかる回数を減らしているとのことであった．このことは本人の訴えにより家族も理解していた．そこで浴室の物理的環境を評価し，バスボードと手すりを設置することで問題は解決した．また，詩吟教室に通うことにもGさんは満足していなかった．詩吟を吟じる（歌う）こと自体はうまくできていたが，自分の足で教室に向かうことができず，息子の嫁が毎回車で送迎していたのである．片道1km程度の距離であるが，本人はいつも申し訳なさを感じているとのことであった．しかし，嫁自身は送迎の合間に買い物を済ませるなど時間を有効に活用しており，Gさんがそのように感じていることに驚いていた．そこで，Gさんと息子の嫁の双方が考えていることを伝達し，社会的環境を調整することで問題は解消した．

7:00	8:00	9:00	10:00	11:00	12:00	13:00	14:00	15:00	16:00	17:00	18:00	19:00	20:00
起床・整容	朝食	テレビ（ドラマ）	新聞	休息	テレビ	炊事（手伝い）	昼食	テレビ	読書	詩吟教室	休息	入浴	炊事（手伝い）	夕食	団らん・テレビ	整容・就寝

図6　Gさんの生活スケジュール（詩吟教室がある日）

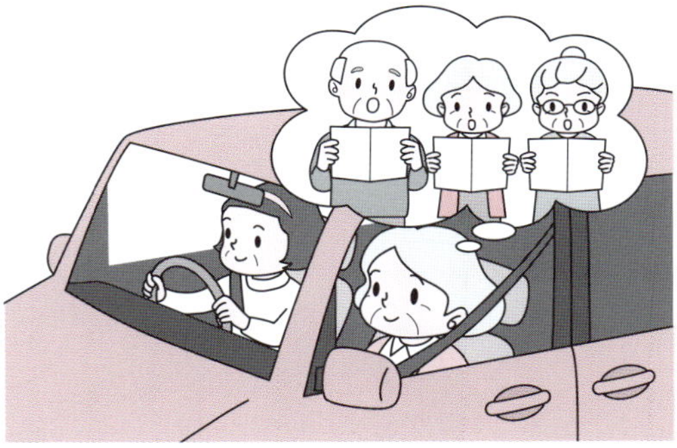

　このような方法で1日，あるいは1週間の生活を通して支持的な環境を構築し，対象者のエンパワメントを実現することは，QOLの向上にきわめて有効と考えられる．ただし，習慣化していない作業や今後実施したい作業に関わる環境は十分に評価できない可能性があるため，ADOCや興味チェックリストなどを用いて大切な作業を明らかにしたうえでの環境支援も検討する必要がある．

③本人の住居環境から評価する

　対象者の住居環境は，OTが焦点化することの多い評価項目の1つである．多くの場合，OTはメジャーやデジタルカメラなどを持参して住居の各所を計測・記録し，安全で効率の良い動線の確保やADLの実施が可能な環境になっているか評価を行う．つまり，住居を「ADLを行う場所」と捉えた評価が前提になっていると考えられる．しかし，人間はADLを行うだけでQOLが向上する訳ではない．対象者の仕事（生産活動）や遊び（レジャー）を可能とする環境になっているか，またはそれに結びつく外出が可能な環境になっているかも評価する必要がある．

　このような観点で実際に評価していくためには，対象者が日中過ごす居間や書斎などの場所に関する情報収集が重要になってくる．すなわち，サニタリールームと呼ばれる浴室，トイレ，洗面所や台所というサービス空間（図7）の評価だけではなく，パブリック空間やプライベート空間の評価が必要になる．それらの空間の物理的環境を確認し，各室でどのような作業を行っているのか本人や家族から聴取したり，実動作を行ってもらったりして，住居環境の問題点を評価していく．

II ● 情報収集編

また，外出に関する環境の評価もきわめて重要である．前述の籔脇らの研究結果より，満足した生活を送るために今よりも変えたい環境として，「外出しやすい環境」が最も多かったことからもその重要性は明らかである．しかし，評価する際には，アプローチから玄関，土間を経て室内に至るまでの物理的環境のみに終始しないよう気をつけなければならない．アプローチを出て，対象者はどのような動きをするのか，歩いてバスに乗るのか，家族が運転する車に乗るのか，シニアカーを運転するのかなどをふまえ，周辺環境まで確認しておきたい．どのような動きが多いのかの判断には，本人の役割からの評価，生活スケジュールからの評価の情報が役に立つだろう．もちろん外出に関して，家族などの支援という社会的環境やサービスの利用という制度的環境との関係性も十分に検討する必要がある．

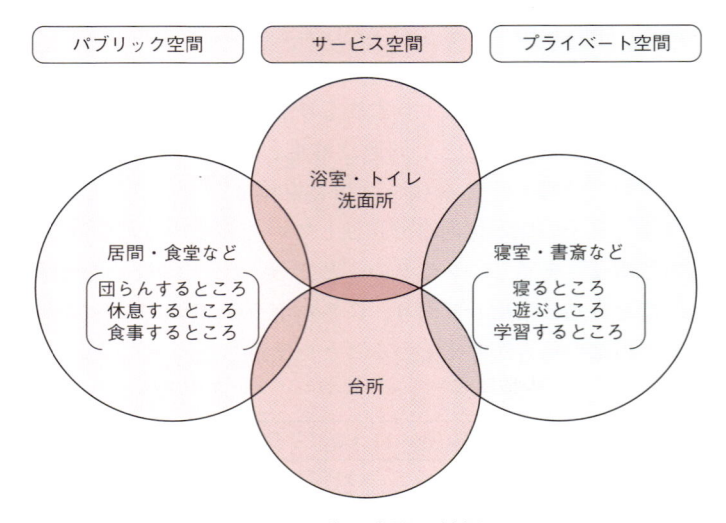

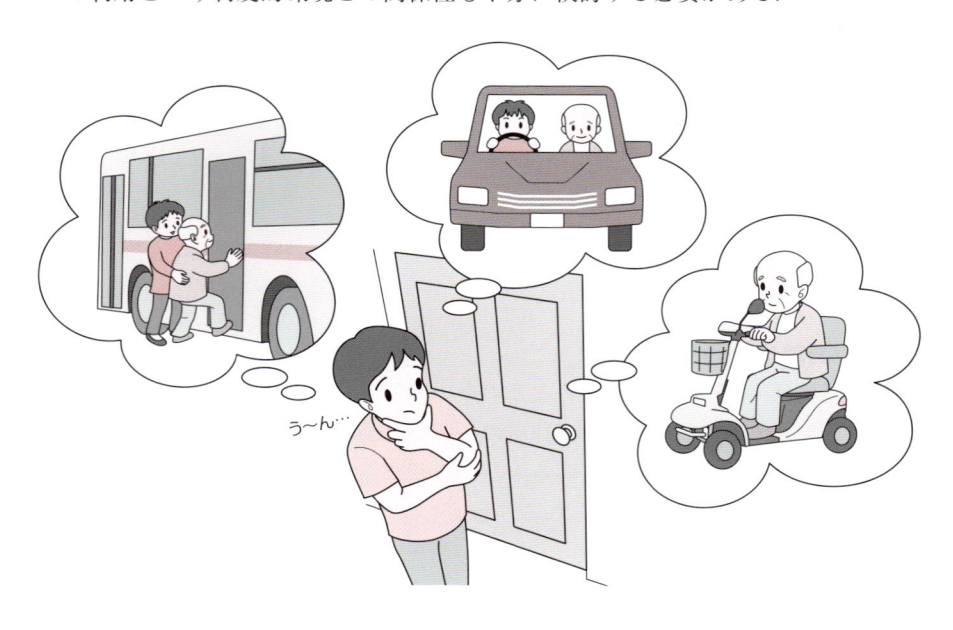

図7 住居空間の種類

「野村歡，橋本美芽：住環境整備の基本的配慮，OT・PTのための住環境整備論 第2版，p.291，2012，三輪書店」より改変して引用

> **おさらい**　高齢者の大切な作業を実現するために，環境を包括的に捉えて支援することで，その人の健康状態に良い影響を与えることができる．包括的な環境とは，物理的，社会的，制度的，文化的側面にまたがるものとして捉えられるが，実際の作業療法実践で対象者を取り巻く環境のすべてを理解することは不可能である．したがって，QOL に影響する環境要因を適切に評価することが必要となる．高齢者では，相互に交流するための環境の調整がきわめて重要であり，環境支援をとおして役割が獲得されたかどうかが QOL の改善に大きく影響する．そのような観点で取り巻く環境を評価するためには CEQ や OSA-II が有用であるが，対象者がエンパワメントされる環境にあるかどうかを非構成的に評価することも必要である．その人を取り巻く環境の評価では，住居などの物理的環境のみに着目せず，その環境で生活している本人，家族という対象者の認識を聴取することがきわめて重要である．そうすることで，その人が作業的存在であるために必要な環境を知ることができる．

【文献】

1) Kielhofner G（山田孝 訳）：現代のパラダイム—専門職の中核である作業への回帰，作業療法の理論 原書第3版（山田孝 監訳），pp.62-69，2008，医学書院
2) Kielhofner G（山田孝，小西紀一 訳）：新たなパラダイム，作業療法の理論，pp.45-72，1993，三輪書店
3) 上田敏：新しい概念と21世紀のリハビリテーション医学—ICIDH から ICF へ．リハ医学．39(3)：123-127，2002
4) 佐藤久夫：ICIDH から ICF へ．精神医学．45(11)：1140-1147，2003
5) Law M：The environment：A focus for occupational therapy. Can J Occup Ther. 58(4)：171-180，1991
6) Law M, Polatajko H, Bastiste S et al：Core concepts of occupational therapy, Enabling occupation：An occupational therapy perspective Revised ed, Canadian Association of Occupational Therapists (ed)，pp.29-56，2002，CAOT Publications ACE
7) 西久美子："宗教的なもの"にひかれる日本人—ISSP 国際比較調査（宗教）から．放送研究と調査．59(5)：66-81，2009
8) 世界保健機関（WHO）：ICF 構成要素の外観，ICF 国際生活機能分類-国際障害分類改定版（障害者福祉研究会 編），pp.9-16，2002，中央法規
9) Yabuwaki K, Yamada T, Shigeta M：Reliability and validity of a Comprehensive Environmental Questionnaire for community-living elderly with healthcare needs. Psychogeriatrics. 8(2)：66-72，2008
10) 長谷川和夫：老人の心理，老人心理へのアプローチ（長谷川和夫，賀集竹子 編），pp.10-73，1975，医学書院
11) 籔脇健司，藤岡晃，大西晃二 他：在宅要支援・要介護高齢者の作業療法における包括的環境支援の効果—ランダム化比較試験による検討，第47回日本作業療法学会抄録集，no.100790，2013
12) Heard C：Occupational role acquisition：A perspective on the chronically disabled. Am J Occup Ther. 31(4)：243-247，1977
13) Law M, Cooper B, Strong S et al：The Person-Environment-Occupation Model：A transactive approach to occupational performance. Can J Occup Ther. 63(1)：9-23，1996
14) Clark F, Ennevor BL, Richardson PL（村井真由美 訳）：作業的ストーリーテリングと作業的ストーリーメーキングのためのテクニックのグラウンデッドセオリー，作業科学-作業的存在としての人間の研究（佐藤剛 監訳），pp.407-430，1999，三輪書店
15) Baron K, Kielhofner G, Iyenger A et al（山田孝，石井良和 訳）：作業に関する自己評価使用者用手引 第2版，2004，日本作業行動学会
16) 加藤剛平，田宮菜奈子，栢木聖代 他：Home and Community Environment（HACE）日本語版の妥当性と信頼性の検討．総合リハ．38(5)：475-483，2010
17) Moos R, Lemke S：Assessing the physical and architectural features of sheltered care settings. J Gerontol. 35(4)：571-583，1980
18) 児玉桂子：認知症高齢者への環境支援のための指針-PEAP 日本版3 第4版，2005，ケアと環境研究会
19) 中山和弘：医療における意思決定支援とは何か，患者中心の意思決定支援-納得して決めるためのケア（中山和弘，岩本貴 編），pp.11-42，2012，中央法規出版
20) Keysor J, Jette A, Haley S：Development of the Home and Community Environment（HACE）instrument. J Rehabil Med. 37(1)：37-44，2005

21) Weisman GD, Lawton MP, Sloane PD et al：The Professional Environmental Assessment Protocol, 1966, University of Wisconsin at Milwaukee
22) 白井みどり，佐々木八千代：重度認知症高齢者への環境づくり，PEAPにもとづく認知症ケアのための施設環境づくり実践マニュアル（児玉桂子，沼田恭子，下垣光 他 編，pp.145-156, 2010, 中央法規出版
23) 安梅勅江：新たな保健福祉学の展開に向けて―当事者主体の学際学融合研究とエンパワメント．日保健福祉会誌．19(1)：1-10, 2013
24) 小林法一，宮前珠子，村田和香：作業の意味に基づく作業バランスの評価―老人保健施設入所者を対象とした利用方法の検討．作業療法．23(特)：641, 2004
25) 野村歡，橋本美芽：住環境整備の基本的配慮，OT・PTのための住環境整備論 第2版, pp.241-299, 2012, 三輪書店

（籔脇健司）

7 その人の生活のバランスを知る

なぜ・どのように知るのか？

- ◆生活のバランスは，作業のバランスをみる視点から捉えることができ，人々が満足した生活を送り，積極的に作業参加することに影響を与えるものである．
- ◆作業のバランスとは，客観的にみてバランスがとれているかどうかではなく，対象者本人にとって最適なバランスであることが重要である．
- ◆作業バランスをみる視点は，複合的なものであるために多角的評価が必要であり，どのように作業を分類するか，どのような尺度からバランスをみていくかという視点をもつことで捉えやすくなる．

1. 生活のバランスとは？——深く考えると

　「あの人の生活はバランスがとれている」「最近，生活のバランスが崩れてしまった」という言葉を耳にすることがある．バランスのとれた生活をしている人とは，仕事が充実し，家族との時間や余暇の時間も適度にあり，睡眠も十分にとり，適切な運動もしているような人をいうのかもしれない．また，生活のバランスが崩れてしまった人とは，仕事が忙しすぎて，家族との時間や余暇，休息の時間が十分とれていなかったり，逆に，取り組む仕事が少なくてボーッとしてしまったりする人のことをいうのかもしれない．では，生活のバランスとは，どのような視点から捉えることができ，どのような視点でバランスの良し悪しを判断することができるのだろうか．人は生きていく中で，さまざまな活動を行っており，我々が経験する一生は，自己が選択した多様な行いで満たされ

1つ1つの行いは，いずれも自己が選択した作業

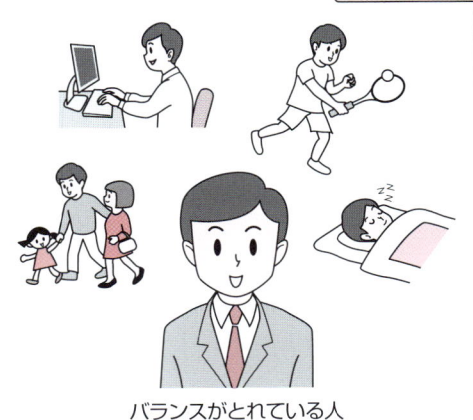

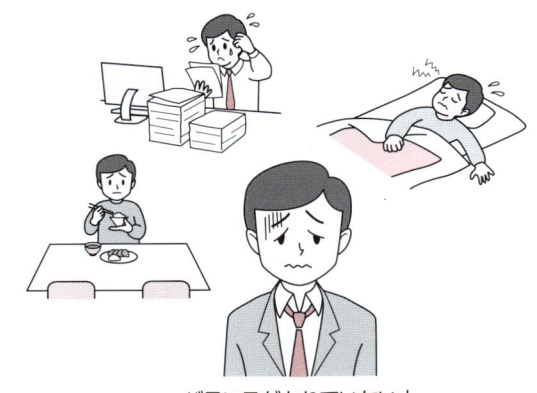

バランスがとれている人　　　　　バランスがとれていない人

ている.その中には,日々何気なく行っている活動や勉学,出産,労働,育児,介護など,ライフイベントといわれるもの,一生涯続けていく趣味や仕事のようなライフワークも含まれる.1年,1週間,1日などの単位でそれらを全体として捉えた時,その人が行っている活動のバランスがとれているかどうかが,人々にとって重要である.OTは,それらのような活動,つまり作業の視点から人々の生活をみていく専門職であるため,生活のバランスとは,日々行う作業のバランスを指すことが多く,この章では,作業のバランスの視点を通して,生活のバランスを捉える方法について説明する.

①作業バランスとは

作業バランスとは,日常生活を構成する作業のパターンやリズムであり,作業療法が目指す,人々の健康や安寧(well-being)にとって重要であるといわれている.マイヤーやロジャースは,働くこと,遊ぶこと,休むこと,寝ることのバランスがとれていることが,人々が健康に生きていくためには重要であることを提唱した[1].またキールホフナーは,自らの役割を果たせており,満足のいく生活空間において正しいバランスがとれていることを健康とみなした[2].つまり,作業を自分でコントロールし,バランスよく行うことは,人々が健康的な生活を送ることに影響を与える要素の1つであるといえる.一方,バックマンによると,作業バランスは「個人によって価値付けられた活動,義務的な活動,任意的な活動を行いながら,どのように時間を過ごすかという,主観的なものである」[3]としており,作業バランスは人々の主観と深く関わっていることがわかる.ときに私たちOTは,対象者の活動への参加状況を客観的な視点のみから捉え,バランスの良し悪しを判断してしまいがちであるが,実際には対象者自身がバランスをどう感じているかが重要であることを忘れてはならない.そして「作業バランス」という概念は,作業療法の歴史が浅いころから現在に至るまで,作業療法の中での大きな関心事であるといえる.

②作業バランスの分類

作業は外観(形態)は同じでも,個々人により意味が異なるため,主観的に分類する必要がある.吉川によると,作業バランスを考える時は,量的なバランスと質的なバランスの両方を捉えていく必要があるとしている[4].量的なバランスとは,1日の作業数や従事時間などであり,質的なバランスとは,本人の主観に基づく,「重要である・重要でない」「楽しみにしている・していない」「仕事・余暇・ADL」といったバランスである.一方,作業療法研究で多く用いられているものは,義務(外的動機)と願望(内的動機)といった,作業選択の動機付けの点から分類し,従事時間という尺度でみていく方法である.

このように,作業バランスをどのような観点からみていくべきかということに一致した定義はなく,これらの視点をまとめたものもないため,作業バランスを測定したり,目にみえる形で表すこ

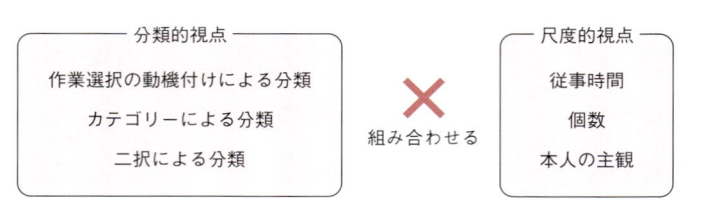

図1 作業バランスの捉え方

表1　作業の種類

マイヤー （1921）	ライリー （1974）	アメリカ作業療法協会 （1994）	カナダ作業療法士協会 （1997）	アメリカ作業療法協会 （2002）	ピアース （2003）
・仕事 ・遊び ・休息 ・睡眠	・仕事 ・遊び ・レジャー ・セルフケア	・ADL ・仕事と生活的活動 ・遊びあるいは 　レジャー活動	・セルフケア ・生産活動 ・レジャー	・ADL ・IADL ・教育 ・仕事 ・遊び ・レジャー ・社会参加	・生産的 ・楽しみ ・休息

「吉川ひろみ：作業療法における「作業」の変遷．OTジャーナル．39（12）：1164，2005」より引用

とは難しい．作業のバランスをみていくためには，生活の中にある作業を(1)何らかの指標をもとに分類し，(2)特定の尺度からバランスをみていくことが必要であると考えられ，今回は作業をどのように分類し，どのような視点からバランスをみていくことができるかを紹介する（図1）．

(1)分類的視点

A) 作業選択の動機付けによる分類

「なぜその作業を行うのか」という，作業選択の動機付けにより分類するもので，義務（やらなければならない）と願望（やりたい）の2分類と，外的期待（やることを期待されている）を加えた3分類とするものがある．例えば，「孫と一緒にお菓子を作る」という作業でも，「やりたいから行っている（願望）」場合と，「やらなければならないから行っている（義務）」場合があり，どちらに分類されるかはその人次第である．また，「やりたい気持ちもあるが，やらなければならない気持ちもある」と，どちらかにはっきりと分けられない作業も多い．また，はじめは「やりたい」と思ってはじめたことも，繰り返し行ううちに，「やらなければ」という義務に変化する場合もある．作業バランスの研究で用いられるものの多くは，この作業選択の動機付けの2分類の視点を用いたものである．

B) カテゴリーによる分類

作業のカテゴリーについては，いくつか分類方法があり（表1），代表的なものとしては，「セルフケア・生産活動・レジャー」「生産的・楽しみ・休息」など，3つに分類するものがあげられる．カナダ作業療法士協会やピアースは，このように3分類を用いている．また，アメリカ作業療法協会（2002）は「ADL」「IADL」「教育」「仕事」「遊び」「レジャー」「社会参加」の7分類としている[4]．例えば，家の庭を手入れすることは，ある人にとっては「生産活動」であり，ある人にとっては，「レジャー」であるなど，その作業をどのカテゴリーに分類するかは個人によって異なるため，対象者自身の認識が重要であることを考慮する必要がある．

C) 二択による分類

あらかじめ決定した，特定の作業の要素や主観に対して，対象者が二択で分類する方法である．例えば，「身体を動かす」という要素に対して，身体を動かしているか動かしていないかで作業を分類したり，「リラックスする」という主観について，リラックスできたかできなかったかで作業を分類するような方法である．

(2) 尺度的視点

A) 従事時間

　時間は比率尺度の性質をもつ世界共通の計りなので，客観的に分類することができて比較を行いやすい．ある作業に従事した時間が1日何時間か，と捉える方法であり，例えば「友人とのお茶会を1日2時間，家の庭の掃除を1日1時間…」というように捉えていく．

　研究で用いられる際は，15分刻みか，30分刻みで捉えられることが多い．

B) 個数

　従事時間を考慮せず，何回行ったかを数える方法である．例えば，「食事」は1回あたり30分で，1日3回だとすると「3回」であり，「働くこと」は，1回あたり8時間だが「1回」となる．このように数えたうえで，「セルフケアは1日7個，生産活動は1日3個…」というように，1日，1週間など，把握したい期間における合計個数を捉えていく．

C) 本人の主観

　それぞれの作業への取り組みが自分に対してプラスの影響があるのか，マイナスの影響があるのかといった観点や，何らかの基準に照らし合わせて「YES」か「NO」，「○」か「×」などの主観で分類する方法である．

③ 要するに

　作業バランスの分類的視点は，作業のどのような面のバランスをみていくかというものであり，評価者が設定することができる．代表的なものとしては，作業選択の動機付けによる分類やカテゴリーによる分類であるが，「身体を動かす・動かさない」「リラックスできた・できなかった」などの二択の分類も利用しやすい．尺度的視点は，どのような尺度でバランスを判断するかというものであり，従事時間や個数という客観的尺度が一般的に用いられやすい．作業バランスをみていくということは，これらの視点，もしくは，これらの視点を組み合わせることによって，複合的にみていく必要がある．例えば，「セルフケア○時間，生産活動○時間，レジャー○時間」というような視点から評価した場合，カテゴリーで分類し，従事時間の尺度でバランスをみているということになる．後述する作業バランスの評価法についても，それぞれの方法がどのように作業を分類し，どのような視点からバランスをみているのかを把握しておくことで，より適切な評価法を選択し，対象者の作業バランスを評価することができる．

　ここで紹介した分類は，作業バランスの見方のすべてを網羅した説明とはいえないかもしれないが，このような視点をもち，生活をみていくことで，「生活のバランス」というぼんやりとしたものを，輪郭のはっきりとしたものにすることができるであろう．

2. 生活のバランスが人に与える影響

　作業バランスが人々の健康と安寧のために有益だということは，作業療法の哲学的信念として広く知られており，生活のバランスが人々にどのような影響を与えるかということは，人と作業について焦点を当てている分野で研究されている．

　ある作業バランスについての研究では，バランスがとれている状態とは，休息，余暇，仕事に費やす時間数が同等であることとされていた．しかしながら，1つの活動をどのカテゴリーに当てはめるかは，人によって大きな違いがあることを示した研究が多く，適切なバランスだと感じる作業

パターンは，人によりさまざまであることが強調されてきており，現在では，すべて平等に時間を費やしていれば良いということではなく，その人の習慣化されたバランスを保つことが「バランスのとれた状態」だと考えられている．つまり，バランスがとれた状態とは，客観的に観察できる項目で決定されるのではなく，本人が最適と感じるバランスに近い状態を指している．

バランスが取れた状態にあることは，継続的な作業参加につながり，人々のQOLにも大きく関係していると考えられる．一方，作業バランスが崩れた状態は作業不均衡といわれ[5]，人はそのような状態に陥ると，バランスをとるために不均衡を補うような作業を求め，無意識に選び，行動するようになる．例えば，病院に入院している状態では，作業のバランスがとれていない場合が多く，特にカテゴリーの面からみると，遊びや仕事に分類される作業が少なく，動機付けの面からみると，行いたい作業が少なくなりやすいことが想像できる．そのような中で行われる「リハビリ」や「レクリエーション」は，ある人にとっては仕事，ある人にとっては遊びとして，不均衡を補うための作業として位置付けられるかもしれない．そのため，作業不均衡な状態の時に，対象者がどのような作業を経験するかということは，その後の生活に多大に影響するということを念頭に置いておく必要がある．

> **用語解説　作業不均衡**
> 行う作業が多すぎる，少なすぎる，特定の作業に偏っているなど，作業のバランスがとれていない状態のこと．

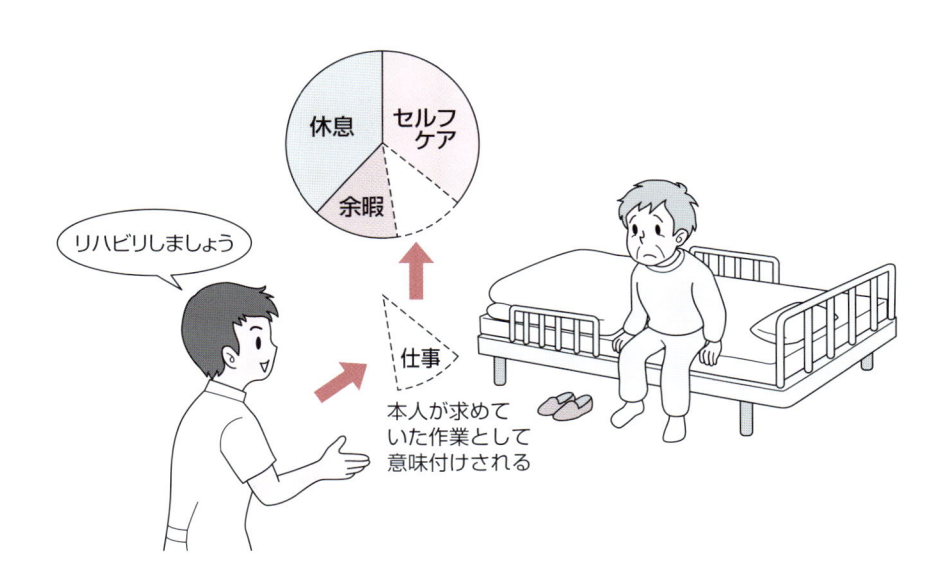

また，ゆっくりリラックスしてお風呂に入ることに価値を置いている人が，沢山の仕事に追われている日にゆっくりお風呂に入ろうとしても，余計に苛立ちが増すという結果になることがある．病気により仕事をすることができなくなった対象者が，病前行っていた余暇に対しても興味がなくなってしまうこともある．このように，本人にとって大切な作業でも，生活のバランスが崩れた中では，その作業のもつ意味が変わることもあり，生活のバランスがとれているかどうかの本人の主観は，作業1つ1つの満足感に影響を与えている．

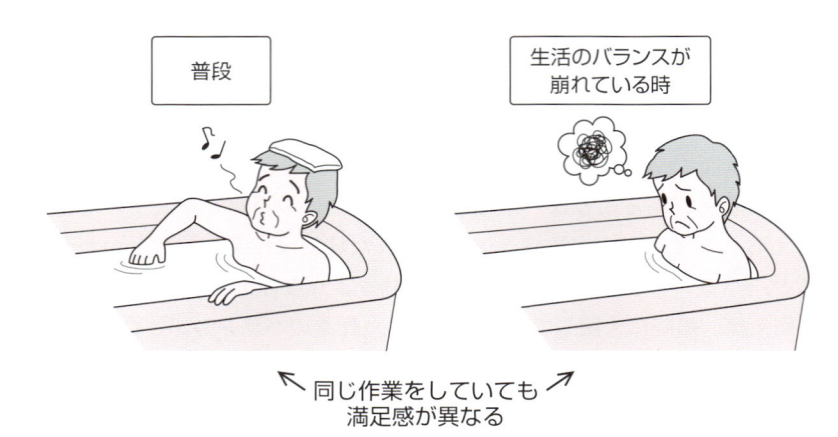

←　同じ作業をしていても　→
満足感が異なる

　また，前述したとおり，人々は1日の中でバランスをとっているだけでなく，1週間，1年などの単位でもバランスをとっている．例えば我々も，仕事がたてこみ多忙な日は，朝から夜まで働き，義務的な作業で満たされているかもしれない．しかし，その週末には思いっきり遊び，エネルギーを回復させるなど，1週間の中でバランスをとっていることも多いのではないだろうか．そのため，1日のバランスだけでなく，長い期間でのバランスをみることも忘れてはならない．

　一方，作業バランスについて対象者自身が振り返ったり，見通しながら考えていくことは，生活の見直しや作業の捉え方の変化につながり，幸福や健康，ストレス軽減などへの解決の方向性を示すものであることが示唆されている[6]．つまり，評価として行うだけでなく，臨床の中で対象者とともに作業バランスについて考えていくプロセスがアプローチとしても有用であるといえる．特に高齢者の場合，加齢とともに，今までと同じように行えることが少なくなることがある．そのような場合，これまでの作業バランスの振り返りのプロセスを通して，人生のつながりを感じたり，どんな作業を選択することが自分らしい生活なのかを意識することなどで，今後の生活へ良い影響を与えることができる．

3. 生活のバランスの評価法

　作業療法の分野では，作業バランスについての研究はいくつかあり，臨床現場でも定着している概念ではあるが，その視点の多様さから臨床場面で使用できる標準化された評価法は少ない．以下に，臨床場面や研究場面で使われているものをいくつか紹介する．

①パーソナルプロジェクト

　対象者本人があげたパーソナルプロジェクト[7]における調和と葛藤の程度を調べるためのものである．自分のあげたパーソナルプロジェクトの中で，1つのプロジェクトが他のプロジェクトに与える影響をそれぞれに対してみていく．つまり，自分がもつ課題や目標を一群として捉えた時，良い影響を与え合っているのか，悪い影響を与え合っているのか，それがどの程度かを評価することができる．方法として，まず対象者は自分の日常の中で課題となっている作業を選び出す．そして，表2のように，1つ目のプロジェクトから順に，そのプロジェクトを遂行することが次のプロジェクトにプラスかマイナスかどちらでもないかを決めていき，インパクトマトリックスを完成させる．それぞれの欄に記載された価値の合計で総合的影響スコアを算出し，自分が直面している複数の作

表2 パーソナルプロジェクト インパクトマトリックス

	A	B	C	D	E
A. 家族と食事に行く		±	−	−	
B. 何かを育てたい	+		+	−	
C. 自由に移動できるようになる	+	−			
D. 腰の痛みを良くしたい	−	−	+		
E. …					

「Christiansen CH（吉川ひろみ 訳）：作業バランスに関する三つの見解，作業科学-作業的存在としての人間の研究（佐藤剛 監訳），p.488，1999，三輪書店」をもとに作成

業の状態を把握することができる．葛藤が少ない人は主観的健康感が高いことが明らかとなっている[8]．

この評価法の特徴は，作業バランスの尺度的視点が時間配分（「○○に●時間」など）といった客観的視点ではなく，より概念的な意味がある尺度であることと，活動の集合的影響を捉えることができるという点である．

用語解説　パーソナルプロジェクト
日常の生活の中で，活動の多くは論理的につながっている目的指向的な活動の組み合わせである．このような活動の組み合わせは，リトルにより「パーソナルプロジェクト」と名付けられている．パーソナルプロジェクトの研究では，生活満足度と個人的に重要とみなすプロジェクトに配分する時間との関係が示されている．具体的には，困難とみなすプロジェクトに多くの時間を使っていると報告した人の生活満足度は低いことが明らかとなっている．

②作業バランス自己診断（Self-assessment of Occupational Balance）

人々が日々当たり前に行っている作業のバランスが，健康に影響を与えるということを前提に，自分自身の作業バランスを確認することを目的として作成されたものである（表3）[9]．方法としてはまず，朝起きてから寝るまでにしている作業1つ1つを列挙し，作業の動機付け（義務・願望）で分類する．「義務であり願望である作業」「義務のみの作業」「願望のみの作業」「義務も願望もない作業」の作業の個数を単位とし，これらの百分率を求める．それをグラフに示してバランスをみていき，「義務—願望型」「均等型」「義務中心型」「願望中心型」「義務のみ・願望のみ型」「マイナス型」の6タイプに分類する（図2）．「義務—願望型」「均等型」「義務中心型」が一般的，「願望中心型」が統計的に最も良いバランスであり，「マイナス型」は生活の見直しが必要であるとしている．また，

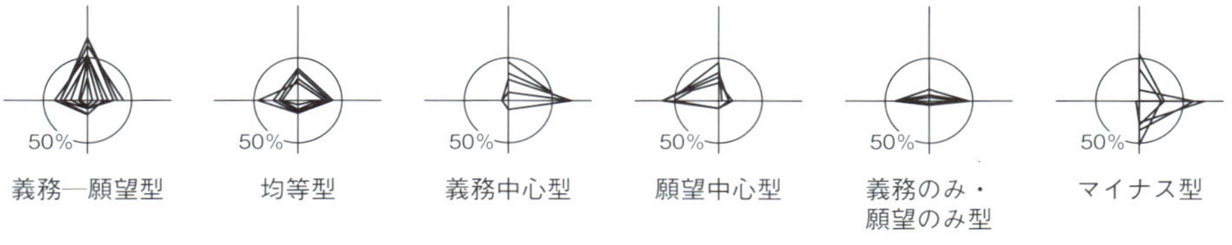

図2　バランスの6タイプ

「村田和香：作業療法プロセス，第7巻 作業治療学4 老年期-作業療法学全書 改訂第3版（日本作業療法士協会 監修），p.67，2008，協同医書出版社」より引用

表3 作業バランス自己診断

ステップ1	ステップ2				
	義務		願望	価値	楽しみ
1日の作業	× 特に自分がしなくても良いことである	○ 自分がしなければならないことである	× 特にしたいとは思っていない	○ したいと思っている	この作業は次のどれですか ①とても重要 ②重要 ③どちらでもない ④ない方がよい ⑤時間の無駄	× 特に楽しみにはしていない	○ 楽しみにしている
(記入例)テレビ	×		○	③	○

起床 → 就寝

作業の数	○○の数 ○×の数 A　個	○○の数　B　個 ○×の数　C　個 ×○の数　D　個 ××の数　E　個	④と⑤の合計 F　個	○の数 G　個

「村田和香:作業療法プロセス,第7巻 作業治療学4 老年期−作業療法学全書 改訂第3版(日本作業療法士協会 監修),p.67,2008,協同医書出版社」より引用

この評価法では，1つ1つの作業の「価値」（重要かどうか），「楽しみ」についても記載するようになっており，生活の中で価値の低い作業の個数が20％以上であったり（平均7％），楽しみにしている作業の個数が25％未満である場合（平均54％），OTの介入が必要であるとしている．この評価のプロセスで，生活を振り返りながら，本人の気付きを促すこともできる．

③自記式作業遂行指標 Self-completed Occupational Performance Index（SOPI）

カナダ作業遂行モデルを理論的基盤に開発された，意味ある作業の参加状況を測定する9項目の自己記入式の評価法である（表4)[10]．個人にとって意味のある活動の参加状況とは，「ある個人の生活・人生にとって価値のある活動を，自分で統制して，他の活動とバランスよく，納得のいくように行うことができている状況」であると定義されているため，「作業の統制」「作業のバランス」「遂行の満足度」の3つの側面を評価することができる．余暇活動領域3項目，生産的活動領域3項目，セルフケア領域3項目の全9項目で構成され，過去1ヵ月間の満足度を自己評価する．能力ではなく遂行状況を測定することを意図しており，周りからみた遂行の程度ではなく，本人がどれくらい作業を満足に行えているかが測定される．回答は5件法で行い，素点を加点してSOPI得点を算出する．得点が高いほど，個人にとって意味のある活動の参加状況が良好であることを意味する．この評価法は面接を必要としない評価法であるため，簡便に行うことができ，大規模な疫学調査にも使用できるように設計されている．

4. 非構成的評価

非構成的評価には決まった方法がないため，何を知りたいのかという評価の目的を明確にしたうえで，対象者に合わせて柔軟に評価を進めていくことが大切である．評価に使用する表などの様式も，OTが工夫し柔軟に作成してみると，より評価しやすくなるだろう．

生活のバランスを非構成的な方法で評価するためには，まず，何らかの方法で，評価したい日の生活について振り返ってもらい，その後，その生活はバランスがとれているかどうか，また，何のバランスが崩れているのかを明らかにしていくという流れを意識しておくと，スムーズに評価を進めることができる．それと同時に，どのようなバランスが対象者にとって最適であるのかを評価することも重要である．注意しなければならない点は，本人にとって最適なバランスは，そのときの状況によって大きく変動するということである．そのため，本人にとって良いバランスとはどのようなものかを評価し，今後どのような作業に取り組むことが生活のバランスを整え，健康感を向上させることにつながるのかということを常に対象者とともに考え，評価を繰り返していくことが必要となる．

①現在（もしくは過去）の生活のバランスを評価する方法

生活習慣（情報収集編 第2章）の評価法や非構成的評価で紹介したような図表を使用して記載する方法や作業を列挙する方法で，現在の生活（または以前の生活）など評価したい日について振り返ってもらう．1日のバランスだけでなく，1週間のバランスや平日・休日のバランス，1ヵ月のバランスをみることも多く，どの期間のバランスをみていくかをあらかじめ検討して実施する．

事前にその情報を把握したうえで，これらの生活はバランスがとれているかどうかを，インタビュー，観察などで評価していく．

表4 自記式作業遂行指標 Self-completed Occupational Performance Index（SOPI）

自分らしい生活にとって大切な活動について

このアンケートはあなたの生活にとって大切な活動がどのくらい満足に行えているかをお聞きするものです．
以下のそれぞれの質問に一番よくあてはまるものに印（✓）をつけてお答えください．

問1　過去1ヵ月間の，社交や創造的活動，アウトドア活動，ゲーム，スポーツ，旅行，友人とのお喋りなど楽しみのための活動で，特にあなたの生活にとって大切な活動をイメージしてください

	とても満足にできている	わりに満足にできている	やや満足にできている	あまり満足にできていない	ほとんど満足にできていない
ア）その活動を，いつ・どのように行うかを自分で決定することができていますか	□	□	□	□	□
イ）あなたの生活にあわせて，その活動に使う時間やエネルギーをバランスよくとることができていますか	□	□	□	□	□
ウ）その活動を，実際に満足に行うことができていますか	□	□	□	□	□

※記入上の注意
注1：もし，病気・障害などでその活動を自分1人で行うことが難しい場合でも，誰かの助けをかりたり，社会的サービスを利用することで，実際に満足に行えていればけっこうです（問1，問2，問3）．
注2：もし，過去1ヵ月間に，行った機会がなければ，「ほとんど満足にできていない」に✓をして下さい（問1，問2）．

問2　過去1ヵ月間の，就労，家事，育児，ボランティア活動，学業など社会的または経済的に貢献する活動で，特にあなたの生活にとって大切な活動をイメージしてください

	とても満足にできている	わりに満足にできている	やや満足にできている	あまり満足にできていない	ほとんど満足にできていない
ア）その活動を，いつ・どのように行うかを自分で決定することができていますか	□	□	□	□	□
イ）あなたの生活にあわせて，その活動に使う時間やエネルギーをバランスよくとることができていますか	□	□	□	□	□
ウ）その活動を，実際に満足に行うことができていますか	□	□	□	□	□

問3　過去1ヵ月間の，食事や入浴などの身辺のケア，買い物，金融機関の利用，車や交通機関での移動など自分のことを自分でする活動で，特にあなたの生活にとって大切な活動をイメージしてください
　　※特に病気や障害がない方は，できて当たり前と思われるかもしれませんが，お答え下さい

	とても満足にできている	わりに満足にできている	やや満足にできている	あまり満足にできていない	ほとんど満足にできていない
ア）その活動を，いつ・どのように行うかを自分で決定することができていますか	□	□	□	□	□
イ）あなたの生活にあわせて，その活動に使う時間やエネルギーをバランスよくとることができていますか	□	□	□	□	□
ウ）その活動を，実際に満足に行うことができていますか	□	□	□	□	□

「今井忠則，齋藤さわ子：個人にとって価値のある活動の参加状況の測定—自記式作業遂行指標の開発．作業療法．29（3）：319，2010」より引用

表5 Hさんの作業表とバランスの確認表

		6:00	7:30		10:30	12:00	13:00	14:30	16:00	18:00	19:00		21:00	22:30
a		起床	朝食	テレビ	レクリエーション	昼食	昼寝	テレビや手作業	洗濯物たたみ	夕食	テレビ	たまに家族が来る	ベッドに入りラジオ	就寝
b	身体を動かすこと				○				○					
	自分に合っていること							○	○			○		
	……													
c	変化させられそうな作業				○		○			○				

(1) インタビューにより評価する場合

　数多くあるバランスの視点のうち，評価者がどの要素のバランスを評価したいのかという評価の目的に合わせて，インタビューガイドを考えておくと良い．下記の質問内容はその一例である．

・身体を動かすか動かさないかのバランスはとれていますか（身体的エネルギー発散のバランス）
・遊び，仕事，家事のバランスはとれていますか（カテゴリーのバランス）
・1人ですること，大勢ですることのバランスはとれていますか（形態のバランス）
・やりたいこと，やらなければならないことのバランスはとれていますか（動機付けのバランス）
・自分に合っている，合っていないのバランスはとれていますか（コミットメントのバランス）
・エネルギーを使う，使わないのバランスはとれていますか（エネルギーのバランス）
・1日の中で行うことが多すぎたり，少なすぎたりしますか（作業数のバランス）
・費やす時間が長すぎたり，短すぎたりしますか（作業時間のバランス）　など

　このような質問を通して，生活のバランスがとれているかどうか，また，どのような面からみたバランスが崩れているのかを評価することができる．例えば，介護老人保健施設に入所中のHさん（85歳）の場合，生活習慣を評価すると表5のa欄のような作業表となった．その後，インタビューにより生活のバランスを評価すると，「1日の中で行うことが少ない」「身体を動かす量はもっと多くしたい」「自分に合っていると思うことがあまりできていない」「大勢で過ごすことが多く，1人で行うことが少ない」ということが聴取できた．さらに評価を深める場合，どの作業がそれらバランスが崩れている要素に関係しているのかを具体的に確認することで，介入に役立つ情報を得ることができる（表5のb欄）．

(2) 観察により評価する場合

　人は，作業不均衡な状態に陥った場合，それを補うような作業を求める．そのため，人が作業選択をする際，その判断の根底には，どのような要素をもった作業を望んでいるかといったことが影響していると思われる．例えば，普段テレビをみながらゆっくりと過ごすことが好きな対象

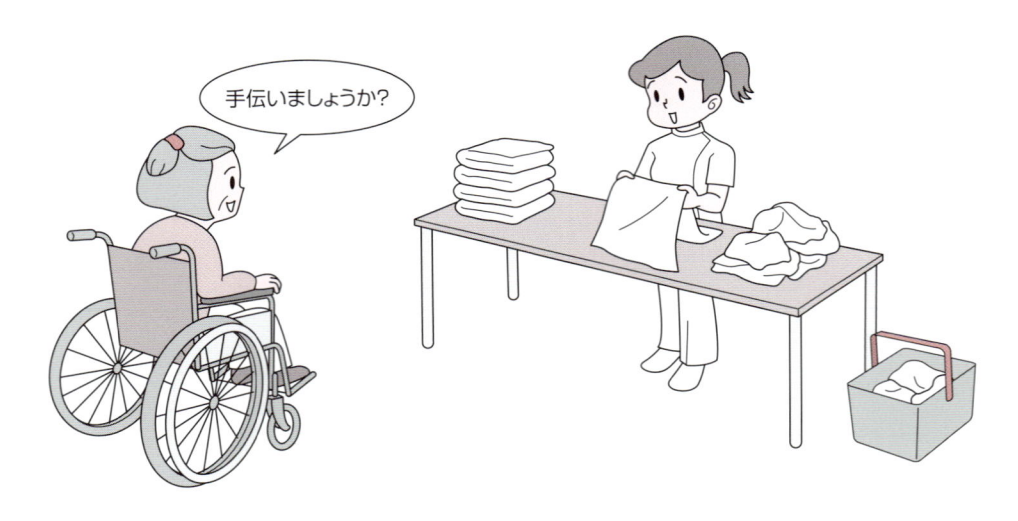

者がどこかに出かけたいと訴えたり，いつも草花への水やりを行う対象者がそれを拒否し，部屋に閉じこもるなど，普段とは違う作業を選択することがある．また，デイケアなどで，「体操」「刺しゅう」「将棋」「散歩」など，いくつか提示された活動の中から，何を行うかを自分で選択することがある．このように，臨床場面や普段の生活で本人が何らかの活動を選択する場面では，その対象者がどのようなことを選択するかを注意深く観察することで，その時対象者がどのような作業を求めているのか，どのような作業が充足されていないかを捉えることができるため，重要な観察事項となる．例えば，前述したHさんは入所して間もなく，毎日同じ時間に洗濯物をたたんでいるスタッフに「手伝いましょうか」と声をかけた．このようなHさんの行動の背景には，おそらく「体を動かすこと」「1人でできること」などの作業が不十分であり，それらを満たせることを経験したいという欲求があったと考えられる．

②その人にとって最適な(理想の)バランスについて明らかにする方法

対象者にとって，どのようなバランスが最適であるかということは，目標設定や介入を進めるうえでの指標となるものであるため，評価しておく必要がある．最適なバランスは，他者が判断するものではなく，対象者自身が主観的に判断するものであることを忘れてはならない．

(1)現在の作業バランスを明らかにした後，インタビューで確認していく方法

①で記載したような質問で，何らかの要素のバランスがとれていないと評価された場合，次に，どのように変化させると最適なバランスになるかを評価することができる．例えば，先ほど例にあげたHさんの場合，「1人ですることと，大勢ですることのバランスがとれていない」と回答したため，どのように変化させることを望んでいるのか（1人ですることを増やしたいのか，大勢ですることを増やしたいのか），また，それをふまえたうえで，生活のどの部分が，その問題と関係しているのかを明確にしていく．その際，インタビューでの口頭のやりとりに加えて，事前に評価した作業表などがあれば**表5**のcのような欄を設けることで，対象者と評価者で情報を共有しやすくなる．そして最適なバランスについても，視覚的に理解しやすいよう，インタビューの前に**図3**のような図を用意しておくと良い．**図3**はあらかじめ評価者が横軸のみ記載しておき，対象者との以下のような会話の中で，「現状値」と「理想値」を記載してもらうものである．

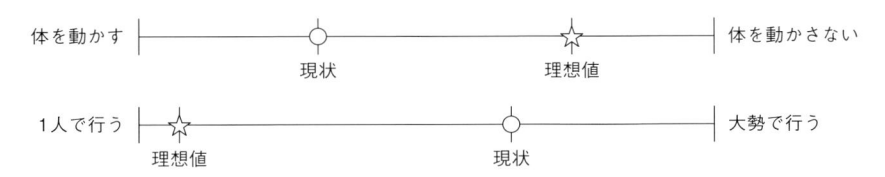

```
体を動かす |————○————☆————| 体を動かさない
              現状    理想値

1人で行う |—☆————————○————| 大勢で行う
          理想値        現状
```

図3 作業バランスの理想値と現状値

OT 「(1人で行うことと大勢で行うことのバランスが崩れているという発言を受け)どんな風に崩れているのか，少し詳しく教えてください」

Hさん 「だって，お風呂も食事も何だって人と一緒なのよ」

OT 「もう少し，1人で過ごせるような機会が欲しいということですか」

Hさん 「そうね…1人…それもいいけど，家族と一緒に何かできると一番いいわね」

OT 「1人で行う作業の割合はどのくらいか，今の状況をここ(図3)に書いてみてください．理想的にはどれくらいですか？」

OT 「Hさんの生活を変えるとしたら，どこを変えることができそうですか？(**表5**のc欄に○を付けるよう促す)」

Hさん 「まずは食事ね．毎日でなくてもいいのよ．月に1度でも，2度でも，家族と食事に行けるとずいぶん違うわね．それと，レクリエーションもたまにはいいんだけど…ベランダでゆっくり過ごす日もあってもいいわ．お花や鳥が好きなの．育てることって，昔から好きだったわ」(続く)

このように，現在，過去の作業バランスと理想の作業バランスについて比較することで，生活のどの部分に改善が必要か，どのような作業を行うことがバランスを整えることにつながるのかを考えていくことができる．

(2) 日常会話をきっかけに判断する方法

何気ない会話の中で，自分にはどのようなバランスが合っていると思っているのか，また，これまでどのようなバランスで過ごしてきたかを対象者自身が表現する場合がある．例えば，長年主婦として家事に専念していたIさん(77歳)は，昔の家族写真をみた際に「私ね，昔から子供のため，主人のためっていうことを一番に考えてやってきたの」と話した．その語りから，本人のこれまでの作業バランスについての話を引き出すために，次のように少しふみ込んで会話を進めると良い．

OT 「例えば，どんなことですか」

Iさん 「やることっていったら，ほとんどが家事だったわ．自分がやりたいわけじゃないの．やらなきゃ他にやる人がいないでしょ」

OT 「自分がそれを好きでやっていたわけではないということですね」

Iさん 「そうよ，誰かのためっていうと大げさだけど，そんな感じよ」

OT 「家事ではないこと，例えば趣味など，他のことについてはどうですか」

Iさん 「そうね…．(夫は亡くなり)今は1人だけど，今も昔も自分のために好きなことをするっていうのはあんまりないわ．そういうの向いていないのね．家のために，家を守ることをして過ごしています」

このような会話から，Ｉさんは，やらなければならないという動機付け（義務）で作業を選択することが多く，そのような作業を行ってきたことに対して誇りをもっていることが伺える．そして，これからもＩさん自身が「やらなければならない」と感じる作業を選択し，取り組んでいくことが予測できるだろう．このように，自分自身がこれまでどのように生活してきたかを何気なく語る中から最適なバランスがみえてくる場合がある．そのため，日常会話の中でこれまでの生活のバランスについて語ってもらえそうなタイミングを見逃さないようにすることで，有益な情報を得ることが可能となる．

(3) 人的環境（家族などの身近な人）から判断する方法

長年連れ添ってきた家族や付き合いの長い友人など，身近な人からの情報でバランスを判断することもできる．例えば，家族が「平日はずっと仕事ばかりで，その分週１回のお休みは必ずどこかに出かけていました」「やりたいことしかやらない人なんです」などと，これまでの作業バランスについて話すことは多い．このような場合，バランスの詳細について明確にすることは難しいが，どのようなバランスでこれまで過ごしてきたか，周囲からはどのようにみえていたかを知ることは可能である．高齢者を対象とする場合，さまざまな理由で自分から情報を伝えることが難しい対象者も多いため，本人以外から評価する方法はとても重要となる．その人が，どのようなバランスで生活していたかを知るだけで，OTとしての関わり方は変わってくるだろう．

> **おさらい**　本人にとって満足のいくバランスで生活を送ることができているかどうかは，人々が健康的に，そして満足した生活を送るために重要である．OTは，生活のバランスを作業の視点からみていくが，作業バランスの見方に一致した定義はないため，本章では，作業バランスを捉える際に作業選択の動機付けやカテゴリーによって作業を分類し，従事時間や個数などの視点から，そのバランスをみていくことができることを提案した．作業バランスは，１日のバランスを捉えるだけでなく，１週間，１年など，長い期間でのバランスをみていくことも忘れてはならない．また，人々は加齢とともに，さまざまな作業を失ったり，満足いく方法で取り組むことが難しくなりやすい．したがって，高齢者は作業不均衡の状態に陥っていることも多いと考えられ，その対象者が，どのような作業を求めているのかを探ることが重要となるため，このような評価の必要性は高い．一方，作業バランスを捉えることのできる評価法を用い，生活のバランスを対象者自身がみえる形にすることは，本人がこれまでの生活を見直したり，自身のバランスについて意識化することができるため，作業療法の評価・介入の流れの中で，非常に重要なプロセスとなる．

【文献】

1) Meyer A：The philosophy of occupational therapy. Arch Occup Ther. 1（1）：1-10，1922
2) Kielhofner G（山田孝 訳）：基本的概念：作業の動機，パターン，遂行．人間作業モデル-理論と応用 改訂第3版（山田孝 監訳），pp.13-29，2007，協同医書出版社
3) Backman CL：Occupational balance：Exploring the relationships among daily occupations and their influence on well-being. Can J Occup Ther. 71（4）：202-209，2004

4) 吉川ひろみ：作業療法における「作業」の変遷．OTジャーナル．39(12)：1160-1166, 2005
5) 吉川ひろみ：作業による成長と回復，作業ってなんだろう-作業科学入門，pp.63-97, 2008, 医歯薬出版
6) 古賀昭彦，堺裕：我が国における義務と願望および外的期待と内的期待に基づく作業バランスに関する文献的研究．帝京大学福岡医療技術学部紀要．5：81-89, 2010
7) 吉川ひろみ：作業の主観的意味，作業ってなんだろう-作業科学入門，pp.19-41, 2008, 医歯薬出版
8) Christiansen CH（吉川ひろみ 訳）：作業バランスに関する三つの見解，作業科学-作業的存在としての人間の研究（佐藤剛 監訳），pp.473-493, 1999, 三輪書店
9) 小林法一，宮前珠子：作業バランスに関する基礎的研究―義務的作業と願望的作業の比率による日常生活の類型化．作業行動研究．8(1・2)：43-44, 2004
10) 今井忠則，齋藤さわ子：個人にとって価値のある活動の参加状況の測定―自記式作業遂行指標の開発．作業療法．29(3)：317-325, 2010

（島谷千晴）

8 その人の生きてきたストーリーを知る

> **なぜ・どのように知るのか？**
> ◆その人の生きてきたストーリーを知ることによって，対象者の視点に立った介入戦略が立てやすくなる．
> ◆作業療法介入とは，ポジティブなストーリーをつくりあげることに他ならない．
> ◆作業面接，参与観察，インタビュー，ナラティブ・スロープなどを通じて，ストーリーを把握することが重要である．

1. その人の生きてきたストーリーとは？—深く考えると

　作業療法の対象者は，疾患に対する不安，生活（経済的な部分を含む）や社会的な混乱，希望と期待が複雑に絡み合っており，今まさに解決をせざる得ない現実に絶えず直面していることが多い．対象者はまた，病態告知を受けた際や心身状態に不安を感じる際など，常に人生の岐路に立たされて心身ともに休まらない状態が続いているとも考えられる．分岐点に立たされた対象者のよりよい選択を支援するには，対象者の今までの作業の軌跡，つまり生きてきたストーリーの把握が必要不可欠である．そこで，その人の生きてきたストーリーを次のように読み解いてみる．
　①ストーリーの分岐点を認識する
　②その人のストーリーを傾聴する
　③その人のストーリーを把握する

①ストーリーの分岐点を認識する
　藤本ら[1]は，作業に焦点を当てた介入が，回復期の対象者のエピソードの分岐点に影響することを述べている．OTは，疾患そのものへはもとより，対象者の生きてきたストーリーに向き合いながら介入する必要がある．つまり，ストーリーの主人公である対象者は，人生の重要な分岐点に立たされており，われわれは，過去の対象者のストーリーをふまえながら，ポジティブなストーリーが展開する方の道に対象者が進めるよう支援する必要がある．

②その人のストーリーを傾聴する
　対象者のストーリーの理解は，対象者の体験世界の把握から始まる．医療人類学では，対象者の体験する病気を病い（illness）とし，専門職種のみている病気である疾患（sickness）と区別している．対象者の体験世界の把握とは，対象者の体験する病い（illness）を知ることである．
　クラインマンは，病い（illness）のストーリーについて，「シンボルとしての症状」「文化に特徴づけられた障害」「個人的および文化的な意味付け」「患者や家族の説明モデル」の4つのタイプの意味があると述べている[2]．「患者や家族の説明モデル」について，クラインマン[2]は特に，「患者や家

族や治療者が，ある特定の病いのエピソードについて抱く考えのことである」と述べている．説明モデルとは，差し迫った生活状況に対する反応と解釈できる．つまり，対象者とその家族は，今起こっている病い（illness）に対する個人的な考えをもち，それは応々にして，専門職種による理論的な説明とは対立するものであるということを示す．OTが，対象者や家族の説明モデルを引き出し，それに添った介入を行うことは協働という意味で重要である．病い（illness）が個人の考えである以上，個人の生活史と切り離して対象者の説明モデルを理解することは不可能である．そこでわれわれは，必然的に個人のストーリーに耳を傾けることになる．

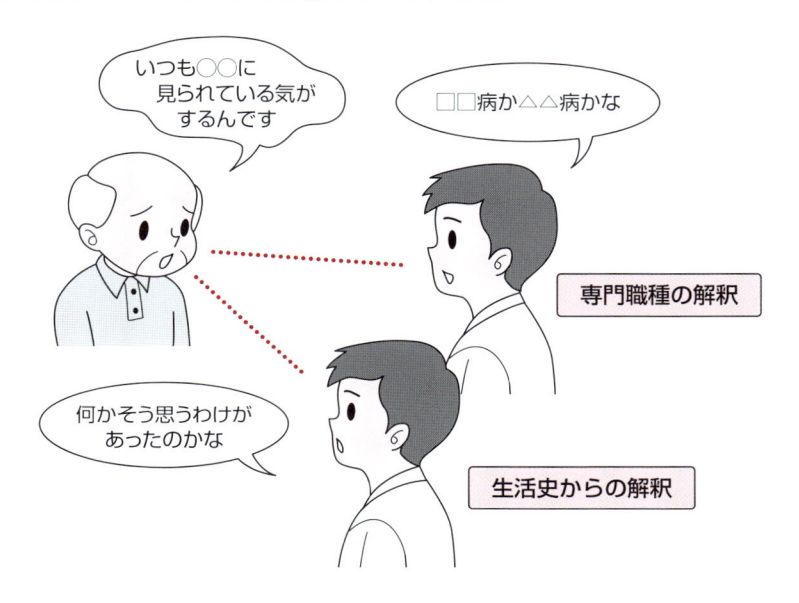

③その人のストーリーを把握する

ストーリーの把握は，前述のように，疾患（sickness）というよりもむしろ，対象者の体験と経験からつくりだされた病い（illness）を理解する過程と捉えられる．時空を遡りながら，その人の体験したことを目の当たりにするのはきわめて困難であるが，その経験から反映された出来事を知ることはその人の現状の把握につながる．

例えば，小澤ら[3]はストーリーを知ることによって，疾患（sickness）としての「もの盗られ妄想」という異常な行動が，対象者の体験する病い（illness）としての「嫁の配下に身を置くことになった現実に対する反発」というストーリーの視点で理解できることを明らかにした．このように，小澤らは，認知症の内的世界も「病む人の体験をもとにしたわかり方」ができると主張している．つまり，その人の経験と歴史からなるストーリーを理解することは，まさに「いま・ここで」生きているその人を深く知る手掛かりとなるのである．

④要するに

OTは，疾患（sickness）の側面だけでなく，対象者によって語られた病い（illness）のストーリーを知ることで，対象者の現在とこれからの有り様を深く理解する必要がある．例えば，編み物という作業を例にとると，Jさんは妻にプレゼントするために編み，Kさんはその場で話すことを楽しみにし，Lさんははじめて編み物に挑戦するなど，それぞれの人がそれぞれの目的にあわせて作業を実施している．そして，その目的を達成する過程は小さなストーリーであるが，病者の役割を遂

行するという定型的なストーリーに対抗するような展開を予期させる．さらに，目的を達成した際は，それを他者と共有することで，新たな希望となり，対象者とOTのストーリーがより強固なものへと変わっていくだろう．つまり，いまこの瞬間の出来事もその人のストーリー形成の一部として捉えることができ，作業療法の実施場面もその人を読み解くストーリーであることを心に留めておくことが大切である．

2. その人の生きてきたストーリーが人に与える影響

対象者の体験する病い(illness)の把握に，ストーリーを知ることが重要であることを前項で示したが，グリーンハルとハーウィッツはストーリーを知ることによって，その他に表1のような効果があるとしている[4]．それによると，ストーリーは「診断的面接」だけでなく治療の過程においても有効なアプローチになり得る．人間は，話を聞いてもらえるだけで楽になるといったように，自分自身のストーリーを共有することで社会的な孤立から免れ癒されるものである．つまり，その人の生きてきたストーリーは，他者と共に織り成す相互作用の中で培われ，社会との結び付きを強化する効果があると考えられる．そこで以下に，臨床的な介入手段にストーリーを用いて，効果をあげた例を紹介する．

①回想ボード

大島[5]の回想ボードは，高齢者が回想法の場面で話した内容を写真やイラストを添えてボードにまとめるものである．それを用いることで周りの人が対象者の理解を深めることに役立つ．回想ボードを生活の場に置くことで，高齢者はボードを手掛かりに，いつでも過去を思い出すことができ，周囲の人々は，ボードの情報によって高齢者とのコミュニケーションが促進される．ボードは，病気で入院している多数の中の1人でしかなかった対象者を世界に1人だけの貴重な存在に引き戻す役割をもつと考えられる（具体例は後述）．これは，表1でいえば，ストーリーが全人的アプローチを促進した例といえよう．

②ナラティブ・アプローチ

表1にある新しい選択を示唆したり生み出したりする例として，ナラティブ・アプローチ[6]がある．ある人の語りから得られたストーリーは，すべて満足できるストーリーとは限らず，そのストーリーに良くない支配的なストーリーが含まれている．この支配的なストーリーをドミナント・ストーリーという．ナラティブ・アプローチはドミナント・ストーリーにアプローチする方法の1つである．

ナラティブ・アプローチは，人の否定的なドミナント・ストーリーをポジティブなストーリーにつくり変えることである．ドミナント・ストーリーと異なる「ユニークな結果」[7]をもたらす例外的なストーリーをオルタナティブ・ストーリーという．これらは互いにセットとなる構造で成立している．そこで，何か生活に支障をもたらす問題がある時，問題を繰り返しているストーリーとは違う例外的なストーリーに焦点をあてることは，ドミナント・ストーリーに揺らぎをもたらし，新しいストーリーの展開のきっかけとなる．この新たに生まれたオルタナティブ・ストーリーは，誰かに語られ，聞いてくれる人たちと共有されることによって，確かなストーリーとなる．つまり，新しいストーリーを構成することは，治療者が一方的に新しいストーリーを導きだすのではなく，ドミナント・ストーリーの周辺にある「ユニークな結果」に焦点を当て，オルタナティブ・ストーリー

表1 なぜストーリーを学ぶのか？

「診断的面接」において，ストーリーは；
・患者が自身の病いを体験する，現象学的な言語形式である
・意志に患者間の共感と理解を促進する
・意味の構築を助ける
・有益な分析の手掛かりや，診断カテゴリーを提供する可能性がある
「治療の過程」において，ストーリーは；
・患者のマネージメントにおける全人的なアプローチを促進する
・それ事態が本質的に治療的あるいは緩和的である
・治療上の新しい選択を示唆したり生み出したりする可能性がある
患者や医療従事者に対する「教育」において，ストーリーは；
・多くの場合，印象深く忘れ難い
・体験に根拠をおく
・内省を強く促す
「研究」において，ストーリーは；
・患者中心の計画を設定する
・一般に容認されている知恵に挑戦する
・新しい仮説を生み出す

「Greenhalgh T, Hurwits B（編）：概説，ナラティブ・ベイスト・メディスン－臨床における物語りと対話（斎藤清二，山本和利，岸本寛史 監訳），p.8，2001，金剛出版」より引用

を広げることでドミナント・ストーリーを縮小する機会を提供することであると考えられる．

　OTは，作業の積み重ねが人生であり，その人の生きてきたストーリーは作業のストーリーであると考えている．佐藤ら[8]は，作業が対象者自身の作業的ストーリーを再び作り上げることの援助という部分をもつと示唆している．例えば，その人が経験してきた作業を実施することは，対象者が意識していない未だ遂行していない作業を思い出す契機となり，新たな作業的ナラティブが紡ぎだされることにつながるかもしれない．そして，対象者の作業（作品）を披露することで周りの人にそのストーリーが伝わり，周りの人のストーリーにその対象者の存在が刻み込まれるようになると考えられる．

3. その人の生きてきたストーリーの捉えかた

　その人の生きてきたストーリーの捉えかたには多数の方法があるが，ここでは以下の3つの方法を取り上げる．

①ライフストーリー・インタビュー

　ライフストーリー・インタビューについてアトキンソン[9]は，体験をストーリーの形でまとめる過程を通じて，対象者が自分自身の生活を完全に意識するようになると述べている．できるだけ完全に，そして正直に語られていること，記憶されていること，語り手が他の人に伝えることを望んでいること，語り手が送った人生について語ろうとするよう導くことがストーリーを聞くうえで重要である．ライフストーリーは，人がどのような経験をしてきたのか，特に人生を理解することや自分のこと，時間が経つことについて我々に理解するための視点を与えてくれる．面接そのものをしやすくするように基本的なインタビューのガイドライン（表2）を準備しておくと特定の語りが得られる機会となる．

　その他，いろいろな質問用紙を準備することは必要であるが，次々に質問するものではなく，標

表2　基本的なインタビューのガイドライン

- 面接する人を決める
- 面接の目的を説明する
- 面接の準備に時間を掛ける
- 写真などを用意する
- 適切な面接環境をつくる
- ストーリーを収集する
- オープンクエスチョンを使用する
- 面接は単なる会話ではない
- 即応的で柔軟な姿勢
- 話しをうまくガイドする
- よく聴く
- 感情の表れ
- 感謝する

「Atkinson R：The life story interview, pp.7-39, 1998, SAGE Publications, Thousand Oaks, CA」より引用して作成，著者訳

準化された面接をすべきではないことをアトキンソンは指摘している．質問する人は，対象者がイメージを抱くことができるように質問し，人生の多くの側面をカバーするように尋ねる必要があることも指摘している．

②インタビューリストに基づくインタビュー

　作業療法では，ライフストーリー全体の把握ではなく，その人の障害や作業に特化してインタビューを行う場合がある．その時には，インタビューリストの作成が役に立つ．インタビューリストの作成の際に忘れてはならないのは，それが未だ知られていないその人のストーリーと出会うための準備となることである．準備を重ねても実際の場面では，目的から外れることが幾度とあるが，誠意をもって準備をすることで，「いま」しか聞けないストーリーを見逃さずにインタビューすることができる．

　そのため，インタビューリストの作成では，テーマに沿いながら相手から話しやすいように順序立てることを心掛ける．また，順序としては，時系列順や一般的に聞きたい目的順に具体的に尋ねる方法がある．本番前の準備には，何度も推敲を繰り返しながらリストを練り直すことが望ましい．インタビューリストには，項目ごとに自由回答枠を加えておくとユニーク（独特）なストーリーを聴取しやすい．

　さらに，対象者からユニーク（独特）なストーリーが語られたら，それに耳を傾ける必要がある．その際は，具体的にふみ込んだ内容が望ましい．そして，聞きたい内容に迫る際は，「はい」「いいえ」で応える質問は極力避けて，相手の語りを促すような問いにすることが必要である．相づちしながら，相手が共感を感じるように進めていく必要がある．

③ナラティブ・ボード

　大島[5]の回想ボードをナラティブ・ボードとして作業療法実践に応用することができる．ボードの作成という目的があると，経験の浅いOTでも，ストーリーの聞き取りが円滑に進むと考えられる．以下に，具体的に筆者らが行ったナラティブ・ボード作成のプロセスを紹介する．

表3 Mさんに使用したインタビューガイド（一部省略）

1) 義務教育時代について
   ・学校にはどのような形で通っていたか？
   ・困難だったことはありますか？具体例は？
   ・自由回答
2) 家庭内での役割・仕事歴
   ・仕事に出たことはありますか？
   ・仕事の内容がどのように変化しましたか？（10代，20代，30代）
   ・自由回答
3) 興味・趣味歴
   ・今までの趣味といっていいものがありましたか？
   ・うまくいかなかった趣味はありますか？
   ・自由回答
4) これからやってみたいこととその優先順位
   ・今後，援助を受けてでもやってみたいことはありますか？
   ・優先順位の高いものはどれですか？
   ・自由回答

　Mさんは高齢の女性で，生後1歳ごろに受けた脊髄髄膜瘤の手術後，下肢の完全麻痺が出現した．その後は車いす生活であった．数年前より身体障害者支援施設に入所した．以前の生活の詳細な情報はなかった．彼女の身体機能は，脊柱・下肢の変形が重度で自力では寝返りも困難ではあったが，上肢機能は特に問題がなかったため，車いすに乗ると自走は可能であった．ただし，感覚障害によりたびたび褥瘡をつくっていた．彼女のコミュニケーションや運動・処理技能は，おおむね良好であったが，明確な興味や役割がなく，楽しみややる気を発揮する場面が少なかった．施設環境が彼女の作業参加を促進しているかは疑問であった．

　そこで，彼女の作業参加を環境面から促進することによって，意欲が引き出されるとOTは考えた．彼女にとって価値のある作業についての情報を得るために，インタビューガイド（表3）を作成して面接を実施した．インタビューのテーマは，時系列的に作業ストーリーを知ることで，目的は施設で作業に取り組む機会を提供するためであった．面接は個室で約40分間実施した．

【インタビューの内容】（一部省略）

OT　　「義務教育の時代のことを教えていただけますか？」
Mさん　「小学校しかいってない．車いすを介助してもらって，普通小学校に登校していました．障害をもった学生は私1人でした」
OT　　「学校で難しかったと思うことはありましたか？」
Mさん　「体育の時間は，1人で残って教室で勉強をしていました．寂しかったです．中学校へ進学したかったけど，母が病気のため行けなかった」
OT　　「そうだったのですね．小学校以降に習いごとはしましたか？」
Mさん　「小学校を卒業した後は，通信教育で10代までは日本人形や日本フラワーを習っていました．20代で病気が悪化し，30歳までは入退院を繰り返していました．その後，30代は家で内職をしていました．何処かに勤めて，仕事をすることはなかった」
OT　　「その当時，趣味はありましたか」
Mさん　「40代になると和紙を模造紙に貼る和紙細工を通信教育で習っていました．内職は，30歳過ぎにはじめて50代までしていました．50歳過ぎて具合が悪くなって，ここでお世

話になっています」
OT 「趣味をたしなんでいますね．他にありますか？」
Mさん 「仕事（内職）がするのが好きでした．その合間に趣味を楽しんでいました．買い物をご近所の方と一緒に行くことや，子どもの時から通っていた洋服屋さんで服を買うのが好きでした」
OT 「これからやってみたいことはありますか？」
Mさん 「実は，箱作りがしたいのだけど，手伝いが必要だから完成していません．和紙を側に貼りつけたけれど……．箱作りは，それ以降手を付けてません．そう言えば，縫い物も興味があったかな」
OT 「縫い物はどうしてですか？」
Mさん 「女のたしなみですから．お父さんの知り合いに赤ちゃんができたので，服を縫ってあげてプレゼントしたら，すごく喜んでくれて嬉しかった」
OT 「今やりたいことはありますか？」
Mさん 「今やりたいことは，箱作りです．機会があれば，内職がしたいと思っています」

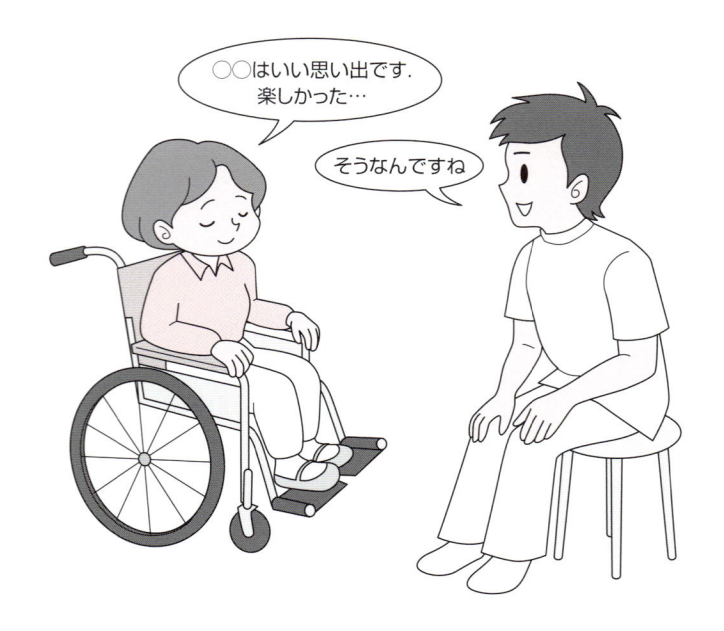

【ナラティブ・ボードの作成】

インタビューの内容から，作業に焦点を当て，ナラティブ・ボードを作成した（**図1**）．ナラティブ・ボードには，過去に実施していた作業，今，興味をもっている作業や取り組んでいる作業を記入する．それを病室に置くことで，本人の今のストーリーを可視化できる．

ナラティブ・ボードは，その人の取り組んでいること，取り組んでいたことがわかるので，他者との会話を促進することができる．ボードの作成で大切なことは，できるだけ簡潔にまとめ，視覚的にわかりやすく作成することである．作成にあたっては，個人情報を取り扱うため，本人の了承を得る必要がある．また，本人の心身機能の状態によって確認がとれない場合は，家族に了承を得ておく必要がある．

- 日本人形や日本フラワーを学んでいました
- 縫い物に興味をもっています
- 今は箱作りに挑戦中です

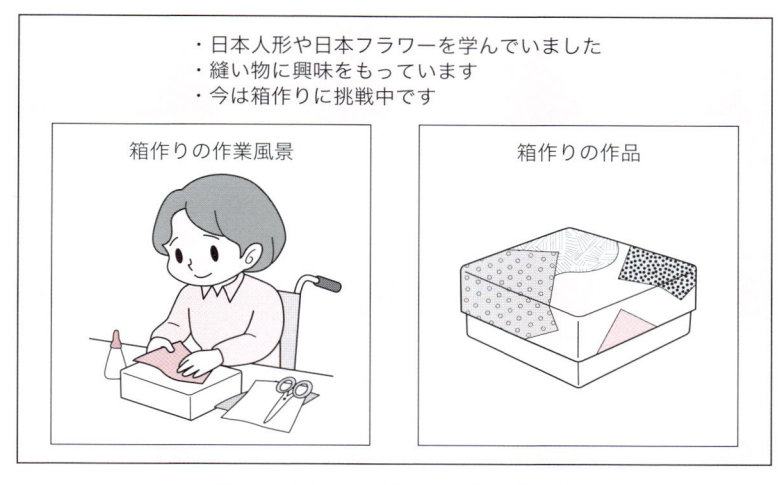

箱作りの作業風景　　箱作りの作品

図1　Mさんのナラティブ・ボード

4. その人の生きてきたストーリーの解析方法

その人の生きてきたストーリーの解析方法は数多くあるが，作業療法においては以下の4つの方法がストーリーを理解する有効な手掛かりとなると考えられる．

①ナラティブ・スロープ

作業遂行歴面接第2版 Occupational Performance History Interview Version 2.0 (OPHI-Ⅱ)[10] (情報収集編 第2章53頁参照) の評価法にナラティブ・スロープを記載する項目がある．ナラティブ・スロープはその人の生きてきたストーリーとして可視化しやすく，本人の状況をつかみやすい．OPHI-Ⅱは，3部構成の評価法となり，1) 対象者の作業生活史を探る半構成的面接，2) 対象者の作業同一性，作業有能性，作業行動場面の影響を測定する評価尺度，3) 作業生活史の顕著な質的特徴を捉えるために計画された生活史叙述の3部構成からなる．ナラティブ・スロープは，3) の生活史叙述の際に用いられる．

ナラティブ・スロープ[11]を通じて得られたストーリーの軌跡は，OTに対象者の同一性と有能性の基礎となる筋書きと比喩を与えることとなる．

②参与観察

参与観察により得られるデータは，その場で結ばれた自分と相手との関係をもとにしたもので，その社会での自分の位置付けに応じた情報である[12]．作業療法では，過去のストーリーから得られた情報をもとに，新たな作業ストーリーをつくる．そのためには，作業場面に関わりながら観察を繰り返し，その人の新たな作業ストーリーを探索する必要がある．

作業療法場面で新たなストーリーを得るために利用できる観察評価には，コミュニケーションと交流技能評価 Assessment of Communication and Interaction Skills (ACIS)[13] (222頁参照) と意志質問紙 Volitional Questionnaire (VQ)[14] (情報収集編 第3章64頁参照)，人間作業モデルスクリーニングツール Model of Human Occupation Screening Tool (MOHOST)[15] (総論 第1章7頁参照)

表4 4条件メソッド

条件1	評価者の想定した暗黙の前提を，第三者が共有しやすい
条件2	提示された事実は面接や観察から直接えられたもので，作業遂行を通して変化が認められる
条件3	事実の表記は省略が少なく，概念が明確である
条件4	判断は作業有能性に焦点を当てており，論理的に適正で明瞭である

「京極真：4条件メソッドとは何か，作業療法のための非構成的評価トレーニングブック-4条件メソッド，p.16，2010，誠信書房」より引用

がある．ACISは，対象者のコミュニケーションと交流技能について，場面と役割を考慮して観察から評価できる．VQは，認知や言語の能力に制限をもつ人やその集団に対し，観察を通して，意志の構成要素を評価できる．MOHOSTは，普段の作業場面から作業参加に対する意志，習慣化，技能の影響を考慮しながら対象者を捉えることができる．これらの評価は，人間作業モデルで用いられるものである．

観察から評価できるこれらの手法は，対象者の意志や役割，コミュニケーション技能，環境が作業にどのように影響するかを把握するものである．ある人の作業を阻害する要因や促進する要因を知ることは，作業参加を促し新しいストーリーを描くための手掛かりを与えてくれる．観察評価の特徴は，言葉の表出が困難な人に対してでも介入方法を立案できることである．観察から，新たな作業ストーリーを導き出す支援方法は，語れない対象者を理解するための生命線であり，OTは見逃してはならないものである．

③信念対立解明アプローチ

信念対立解明アプローチ[16]は，信念対立の克服のために信念の背景にある関心を問い返して，さらに信念や関心をもつに至った状況の自覚を促すこと，そして関心と状況と信念を共有していくことを重要視する方法である．対象者や家族のもつ病いに対する個人的な意味付けが，専門職者の病気理解と対立しやすいことを前述したが，その対立を解き，よりポジティブなストーリーを生成するのに信念対立解明アプローチの利用価値は高い．

このアプローチでは，その人の関心や過去の契機に照らし合わせて，自己や他者の信念形成の妥当性を理解しようと試みる（先述の小澤が認知症高齢者の生活世界を理解しようとした方法と似ている点に注目）．よってまず，個人の歩んできた人生を振り返る必要があり，それによりその人が抱いている信念の出所が整理できる．たとえある人が堅牢な信念をもっていても，状況，関心，信念の関係を問い返すことで，それを克服する新たな契機になる可能性がある．信念対立解明アプローチは，個人個人のストーリーを通して，人間相互の理解を深めていく方法であり，臨床で度々出会う，対象者とOTの間やスタッフ間での信念対立を克服する新たなストーリーを提供するものである．

④4条件メソッド

4条件メソッド[17]は，非構成的評価で得られた結果に対して，「確かな評価結果だ」という確信を成立しやすくする「可能性の方法」である．4条件メソッドは，作業ストーリーをわかりやすく説明するために役立つ方法である．その4つの条件を**表4**に示す．さらにこの4条件メソッドは，4条件吟味法と4条件記述法を備えている．4条件吟味法は，非構成的評価で対象者の変化を評価した

結果について，確かさが担保されているかを判定する方法である．4条件記述法は，良質な変化を執筆するための方法である．

5. ストーリーを捉える際のピット・ホール

　作業療法では非構成的評価の多くの情報をまとめ整理しながら，対象者のストーリーに着目し，家族や他職種にわかりやすく作業療法を説明することで，新たなストーリーを蓄積できる可能性がある．ただし，ストーリーに基づいた情報は，客観的データとは違い，個人の語りを拠り所としたものである．それゆえ，個人の語りがさまざまな要素によって影響されることを心の隅においておかなければならない．

　例えば，外出先から家に帰ってきた時に，自宅の水道管を見ている人がいたならば，我々はとりあえず，その人を水道関係の人と考え，今日みた芝居のことはさておき，その人に水道の出などについて話すだろう．同様に，OTが対象者の機能に目が向き，関節可動域や筋力について診ていたら，対象者は，関節の動きについて話しだすのが普通だろう．つまり，OTの態度によって，対象者の語りは多大な影響を受ける可能性がある．

　このように，対象者のストーリーを把握しているようにみえて，実はOTの思いを聴いているにすぎないということも起こるので，注意してインタビューを進めなければならない．

> **おさらい**　OTが関わる対象者は，病気や障害により人生の岐路に立たされていることを認識しておかなければならない．対象者が，支配的なストーリーに陥らないために，対象者のストーリーを傾聴し，本人のストーリーがしっかりと語られているのかを把握することは重要である．OTは，対象者の支配的なストーリーから新たなストーリーを導き出せるよう，作業を用いて，その人の豊かなストーリーを再構築できるよう支援する必要がある．

【文献】

1) 藤本一博，山田孝：回復期リハビリテーション病棟における作業療法の主観的効果に関する研究．作業行動研究．13(1)：1-11，2009
2) Kleinman A（上野豪志 訳）：慢性の病をもつ患者のケアにおける相反する説明モデル，病いの語り—慢性の病いをめぐる臨床人類学，pp.157-179，1996，誠信書房
3) 小澤勲：物語としての痴呆ケア，pp.21-27，2004，三輪書店
4) Greenhalgh T, Hurwits B（編）：概説，ナラティブ・ベイスト・メディスン—臨床における物語りと対話（斎藤清二，山本和利，岸本寛史 監訳），pp.3-17，2001，金剛出版
5) 大島真紀子：痴呆性高齢者へのナラティヴ・アプローチ—回想ボードを用いた試み．看護研究．36(5)：423-432，2003
6) 野口裕二：物語としてのケア ナラティヴ・アプローチの世界へ，2002，医学書院
7) White M, Epston D（小森康永 訳）：ユニークな結果，物語としての家族，pp.77-84，1992，金剛出版
8) 佐藤晃太郎，山田孝：問題を外在化することにより，落ち着いた生活を取り戻した高齢女性の一例．作業行動研究．13(1)：20-26，2009
9) Atkinson R：The life story interview, pp.27-36, 1998, SAGE Publications, Thousand Oaks, CA
10) Kielhofner G, Mallinson T, Crawford C et al：作業療法遂行面接 第2版 使用者用手引 OPHI-II（山田孝 監訳），2003，日本作業行動学会

11) Kielhofner G, Borell L, Freidheim L et al（山田孝 訳）：作業的生活を加工すること，人間作業モデル－理論と応用 改訂第3版（山田孝 監訳），pp.137-162，2007，協同医書出版社
12) 田中共子：協力者との関係の作り方，質的心理学－創造的に活用するコツ（無藤隆，やまだようこ，南博文 他 編集），pp.72-77，2004，新曜社
13) Forsyth K, Salamy M, Simmon S et al（山田孝 訳）：コミュニケーションと交流技能評価使用者用手引，2007，日本作業行動学会
14) De las Heras CG, Geist R, Kielhofner G（山田孝 訳）：意志質問紙使用者用手引 第4版，2009，日本作業行動学会
15) Parkinson S, Forsyth K, Kielhofner G（野藤弘幸，小林隆司 訳）：人間作業モデルスクリーニングツール（MOHOST）使用者手引書 第2版（山田孝 監訳），2007，日本作業行動学会
16) 京極真：医療関係者のための信念対立解明アプローチーコミュニケーション・スキル編，2011，誠信書房
17) 京極真：4条件メソッドとは何か，作業療法のための非構成的評価トレーニングブック-4条件メソッド，2010，誠信書房

（南　征吾・小林隆司）

コラム

私が努めたこと
―終末期リハビリテーションの現場から―

　終末期リハビリテーションの作業療法の現場では，親族や家族が相続や遺産のことについて悩んでいる場合があります．対象者は，闘病生活をしながらも死後のさまざまなことを心配しなければならない場合もあります．一方で家族介護者は，対象者の看病をしながら，お見舞いにきてくれた人の対応，対象者の病態を知るために血圧や体温を確認するなど，あらゆる出来事に気を配らないといけません．家族もまた，闘病生活をともにする当事者なのです．時に対象者と家族介護者は，OTに「あの人は面倒をみてくれなかったのに遺産の話の時だけ来るのよね」「この人のこと，家のこと，今後のことを考えると……」などと話されることがあります．対象者と家族介護者は，人生の最期を迎えることに集中できずに，他のことで気が休まらない状態が続いてしまうのです．

　その際にOTが陥りやすいのは，対象者や家族介護者に感情移入し過ぎて，本人が気付かない内に彼らに近い立場となり，親類縁者への攻撃に荷担してしまうことです．感情移入し過ぎないためにも，私は対象者や家族介護者との関わりに作業を介在させるよう心掛けています．作業を中心とした介入を探索する中で，少し離れた立場で考えられるからです．ただし私たちは，作業の説明と提案はするけれども，実際に行うかどうかは対象者や家族介護者に委ねざるを得ません．当たり前ですが，どんなに有能なOTでも，担当している対象者や家族介護者自身になることは不可能です．

　また，終末期リハビリテーションで作業を導入する際に努めていることは，家族の参加を引き出すことです．それによって，対象者と家族介護者のコミュニケーションが促進されるという経験をしました．作業療法では，作業を実施している場面を家族と一緒に写真を撮ったり，日常のさりげない会話をしたり，対象者と家族介護者が寄り添える環境作りを心掛けています．このように，対象者と家族介護者の絆に目を向ければ，作業療法実践の幅はさらに広がると思います．

　対象者を支えているのは，家族介護者です．家族介護者が，うまく心情の整理ができると対象者の安心へとつながります．対象者と同じくらい家族介護者のケアは大切なのです．そこで，家族介護者自身の作業として推奨したことは，日々の記録をとることと今までの日常生活でしていたことを一部でも実施することです．特に記録については，心情の整理につながる効果があると思います．私は，対象者を看取った家族介護者に話を聞く機会が何度かあり，その際に家族がもってきたのは手帳やノートに書いた走り書きのメモでした．メモの内容は，他者からみれば単文の情報だけれども，家族にとっては当時のことが今でも蘇ってくるように語られたものでした．この記憶は，家族介護者にとって対象者の没後に正常な悲嘆を送るのに役立つと考えられます．つまり，家族にとっての記録とは，最愛の家族（患者）との最期にできた思いが詰め込まれたアルバムのように受け取ることができるのではないでしょうか．

　終末期のOTが忘れてはならないのは，対象者の最期を看取る時期には，本人も家族介護者も親族関係，家庭環境，仕事などが大変な状況にあるということです．そんな時に，作業療法の時間だけでも，ふと家族らしい関係に戻れるような作業の提案は大切です．家族が闘病生活の経験をよい記憶として留めることができれば，闘病後の心境の切り替えにつながるきっかけとなり，正常な悲嘆を促す要因になります．私たち個人にできることは限られていますが，作業をうまく活用することで人と人の心が結ばれるような作業療法を提案できると思います．

（南　征吾）

Ⅲ 実践編

1 生活習慣とバランスへのアプローチ

事例を通して伝えたいこと

- ◆生活習慣は，1つ1つの作業が積み重なり，継続することで形成されるため，満足している生活の中には，大切にしたい作業が含まれている．
- ◆人には根付いた生活のバランスがあり，崩れると大きなストレスとなるため，もともとの生活を評価することは，大きな意義がある．
- ◆生活の再構築において，OTはファシリテーターに徹する必要があり，十分な検討や決定は，対象者自身が行うことで大きな効果が得られる．

1. 生活習慣とバランスへの支援が必要な高齢者の特徴

　生活習慣やバランスの変化は，疾病や退職など，さまざまな時期に訪れる．疾病により大きな変化を強いられた場合，変化した習慣は大きなストレスを生み出し，健康に留意できなかったことを後悔し続けるケースが多い．退職においても，「のんびり過ごす」など，あいまいな生活設計により，時間を持て余し，満足度の低い生活となってしまうことが少なくない．一般的に，生活の変化を予期し，変化に合わせた生活を準備する人は少なく，結果的に大きな心理的負担となる．生活の再構築に失敗することは，ストレスをかかえたままの生活の継続を意味するため，時間をかけて介入する意義は大きく，その人らしい生活を送るためには必要不可欠な支援となる．

　生活習慣やバランスの崩れた高齢者は，以下のような特徴をもつ．
　①時間をもて余している
　②なくても良い作業で生活が構成されている
　③QOLが低く，ストレスが多い
　④無気力になりやすい
　⑤印象に残る出来事がなく，昔話に固執する

2. 事例紹介—65歳男性，Nさん

　事例は，妻，息子（大学生）の3人で暮らす65歳男性のNさんである．特殊専門機器を輸入する商社に勤めていたが，職場の喫煙室で倒れ，救急搬送された．搬送先の病院で，脳梗塞左片麻痺と診断され，2週間の治療後，回復期リハビリテーション病院へ入院した．救急病院の医師より，「当分車いすでの生活を続けること」と説明があり，Nさんは忠実に守っていた．四肢の随意性は良好であったが，スピードや協調性に若干の問題があり，動作の安定性に欠けていた．しかし，ADLは車いすですべて自立していた．高い能力を有しているとの判断から，リハビリテーションでは，早期に歩行練習や体力回復のプログラムが提供され，3週間で院内ADLが歩行にて不自由なく可

能となった．そしてNさんは，「今までさまざまな人から健康には気をつけろよといわれてきましたが，今回は本当に身にしみました」「3月で退社しようと思います．先生，健康的な生活ってどのようにすれば良いでしょうか？」とOTに今後の生活を再構築するための助言を求めてきた．

3. 事例の作業ストーリー

　Nさんは東北で育ち，東京の大学を出て，現職の会社へ入職した．自分の地位向上よりは，人との協調性を大事にしてきたと話す．協調性を保つコツは人とできるだけ話すことだと述べ，会社では喫煙室で談笑し，退社後は毎晩のように同僚や後輩と街へ繰り出した．休暇も仲間と過ごすことが多く，ゴルフや釣り，マラソンなど多彩な才能を発揮していた．このように会社に人生をささげ，家族へのサービスはおろそかになっていたと話す．タバコはそれほど好きではないが，談笑のため毎日40本以上も吸うことが多く，お酒も浴びるほど飲んでいたと語った．人間関係の調整役だったと述べ，相当のストレスがあった．それが原因で倒れたと自己評価をしている．60歳で退職する予定だったが，大きなプロジェクトが延長したことや，人間関係の新たな調整役が育たなかったことで退職できず，65歳の今でも働いていると話した．

4. 作業療法評価

①活動と参加の状態

　入院時より見守りでADLの遂行が可能であり，導線の確認やベッドやトイレの位置・使用方法の伝達を行った結果，作業療法の時間に介入することなく車いすで自立に至った．そのため休職中である会社への通勤や買い物に関する評価と，立位・歩行に関する評価として散歩と風船バレーなどの軽い運動を実施した．風船バレーにおいて，不規則な動きに対応する際，バランスの低下を認め，「危ない」「まだ恐い」と述べ，多くの汗を流すことから疲労も大きいと判断できた．散歩は軽介助が必要であるも，病棟内を歩く程度であれば可能であった．

②心身機能・身体構造の状態

　通常の歩行であれば疲労をみせないが，駆け足や負荷のあるプログラムでは，10分も継続できないなど，体力の低下が認められた．しかし，関節可動域制限はなく，重篤な麻痺や感覚障害も呈していないため，運動に大きな制限がなかった．認知面も良好で，スケジュールを組み立て，1日を効率的に過ごす形を考えるなど，記憶や見当識が保たれており，判断力も高かった．

③環境因子

　木造2階建ての家に妻と2人で住んでいた．小型犬2匹を室内で飼っている．屋内は，5cm程度の段差が，各部屋の入り口にあるなど，小さなバリアのある構造であった．屋外環境は，住宅街にあり，車の往来は少ない．地形的にも平地であり，起伏の少なさが，犬を連れ散歩するには良い環境だと話していた．

④QOLの評価

　Nさんは，会社に恵まれ，仲間に恵まれ，家族に恵まれていると語ることがあり，会社での仕事

ぶりをエネルギッシュに披露することや，作業療法を含めたリハビリテーション全般に対し，意欲的な行動が観察されることから，自己の環境を最大限に利用し，前へ進むだけの良好な心理状態にあり，心配してくれる家族や仲間もいることから QOL は低くないと感じられる．

5. 生活習慣とバランスの評価

今後の生活を再構築するため，生活習慣とバランスの評価を実施した．生活習慣は1つ1つの作業が積み重なり，継続することで形成される．優れた習慣は，優れた作業が含まれた形であり，習慣から大切な作業も探索できるため，作業質問紙 Occupational Questionnaire (OQ)[1] にて平日と休日の一般的な1日を評価した．

①勤務のある平日の評価（表1，図1）
- 生活のバランスから，仕事と認識している作業の割合が 54％と 1 日の半分以上の時間を費やしていた．
- 睡眠時間は 3.5 時間と少ないが，通勤の電車内でも仮眠すると語っていた．
- 電車内で仮眠をするためにグリーン車を利用しており，これも仕事だと述べていた．
- 会社での業務や仲間との交流において重要度が高かった．
- 重要度が高いと認識している業務は，良くやった感や楽しさを感じていないようであった．
- 最寄り駅までの徒歩に高いスコアが示された．
- 喫煙室での会話は 2 種類あり，朝は仕事の情報収集，昼以降は休憩とコミュニケーションであった．
- 人との交流がある作業に楽しさを感じ，1 人での作業のスコアが低かった．

②釣りを行った休日の評価（表2，図2）
- 仲間との交流に高い重要度と楽しさを感じていた．
- 釣りの作業を良くやっているものの，重要度は高くなかった．
- 仲間との交流に時間を費やしており，家族との交流がみえなかった．
- 生活のバランスから，レクリエーションと認識している作業の割合が 49％と 1 日の半分程度の時間を費やしていた．
- 休日は釣り，マラソン，ゴルフなどを仲間と行うため，生活のバランスは釣り以外でもほぼ同様であった．

③平日と休日の比較（図3）
- 仕事が大幅に減少し，その分レクリエーションが増加した．
- 休憩も増加した．
- 平日と休日の差が大きかった．
- 1 日のリズムではなく，1 週間のリズムで生活のバランスを構築していた．

1 ● 生活習慣とバランスへのアプローチ

表1 平日の一般的な1日（勤務日）

時間 （30分毎）	活動名	質問1 私はこの活動を次のうちのどれだと考える ・仕事 ・日常生活活動 ・レクリエーション ・休息	質問2 私はこの活動を次のようにやった ・非常に良くやった＝5 ・良くやった＝4 ・普通にやった＝3 ・うまくできなかった＝2 ・非常にうまくできなかった＝1	質問3 私はこの活動を次のように考えた ・非常に重要＝5 ・重要＝4 ・どちらでもない＝3 ・ない方がいい＝2 ・時間の無駄＝1	質問4 私はこの活動を次のように楽しんだ ・非常に好きだった＝5 ・好きだった＝4 ・どちらでもなかった＝3 ・嫌だった＝2 ・非常に嫌だった＝1
5:30	起床	日常生活活動	5	5	1
	犬の餌やり	仕事	3	3	3
5:50	整容全般	日常生活活動	3	5	2
6:10	コーヒーを飲みながら新聞	仕事	5	5	5
6:40	着替え	日常生活活動	3	5	2
6:50	徒歩で駅に向かう	レクリエーション	5	5	5
7:10	電車に乗る	仕事	3	3	1
8:10	朝食を買って徒歩	レクリエーション	3	5	3
8:20	会社で朝食	日常生活活動	3	3	3
8:40	喫煙室での会話	仕事	5	5	5
9:00	業務開始	仕事	3	5	3
12:30	喫煙室で会話（昼休憩）	休息	3	5	5
12:40	食事	日常生活活動	3	3	2
13:10	喫煙室での会話	仕事	3	5	5
13:30	業務再開	仕事	3	5	3
	ときどき喫煙休憩あり	休息	3	5	5
21:00	勤務終了し夜の街へ行く	レクリエーション	5	5	5
23:30	電車に乗る	仕事	4	3	3
0:30	駅からタクシー	休息	1	3	1
1:00	帰宅し入浴と就寝準備	日常生活活動	3	3	3
2:00	就寝	休息	3	3	3

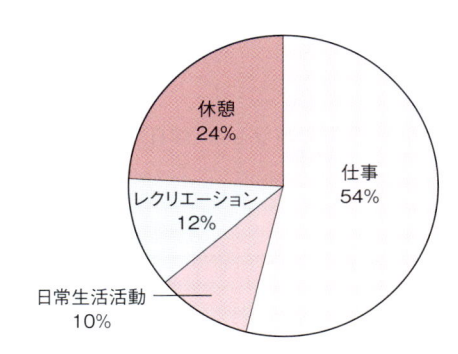

図1 生活のバランス（平日）

休憩 24%
仕事 54%
レクリエーション 12%
日常生活活動 10%

143

III ● 実践編

表2 休日の一般的な1日（釣りの日）

時間 (30分毎)	活動名	質問1 私はこの活動を次のうちのどれだと考える ・仕事 ・日常生活活動 ・レクリエーション ・休息	質問2 私はこの活動を次のようにやった ・非常に良くやった=5 ・良くやった=4 ・普通にやった=3 ・うまくできなかった=2 ・非常にうまくできなかった=1	質問3 私はこの活動を次のように考えた ・非常に重要=5 ・重要=4 ・どちらでもない=3 ・ない方がいい=2 ・時間の無駄=1	質問4 私はこの活動を次のように楽しんだ ・非常に好きだった=5 ・好きだった=4 ・どちらでもなかった=3 ・嫌だった=2 ・非常に嫌だった=1
5:30	起床	日常生活活動	5	5	5
	犬の餌やり	仕事	3	3	3
5:50	着替えと釣りの準備	レクリエーション	3	5	2
6:10	車で移動	日常生活活動	1	3	5
6:30	船で出港（仲間と合流）	レクリエーション	3	3	5
	船で朝食	日常生活活動	3	3	3
7:00	沖釣り	レクリエーション	5	3	5
13:30	帰港し車で帰宅	日常生活活動	1	3	3
14:00	昼寝	休息	3	3	3
17:00	タクシーで移動	日常生活活動	1	3	3
17:30	食事と飲み（仲間と再合流）	レクリエーション	3	3	5
22:00	タクシーで帰宅	休息	1	3	3
22:30	入浴と就寝準備	日常生活活動	3	3	3
23:30	就寝	休息	3	3	3

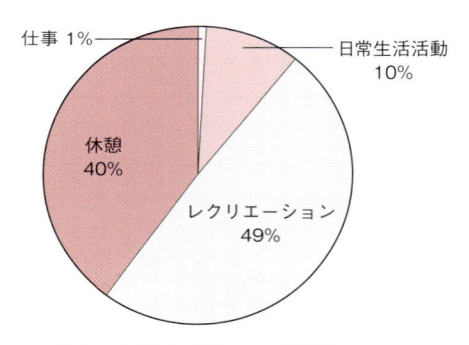

図2 生活のバランス（休日）

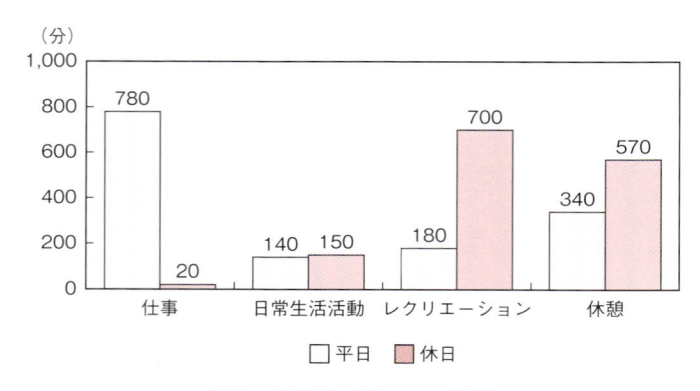

仕事 1%
日常生活活動 10%
レクリエーション 49%
休憩 40%

図3 生活のバランスの比較

仕事: 平日 780、休日 20
日常生活活動: 平日 140、休日 150
レクリエーション: 平日 180、休日 700
休憩: 平日 340、休日 570
(分)

6. アプローチの方針

　生活習慣とバランスの評価を行った結果，平日は仕事に多くの時間を費やし，休憩を極端に減らしていた．休日では，仕事を極端に減らし，レクリエーションや休息に多くの時間を費やす選択をしており，平日と休日の差が大きかった．このように平日の作業選択は，休日を考慮しての判断であるため，1週間を1つの単位として捉え，Nさんの意見，妻の意見，OTの専門的意見を交え，協業にて生活習慣を再構築することをアプローチの方針とし，具体的に必要な作業を考えることから始めることとした．

　また，退職後は通勤や業務などに費やしていた多くの時間が空白となる．この時間に，どのような作業を選択し，どのようなバランスで埋めていくのかを本当に行いたいことを考えながら，OTと決めていくことも方針とした．

7. その人らしさの支援（経過）

①想いの表出

　OTは機能訓練後に，記入された作業質問紙を提示し，退職後の生活イメージを聞いた．Nさんからは「仲間とのつながりは大事にしたいと思いますが，平日は平日の用事があるみたいなので，今後も休日中心の付き合いになると思います」「平日は今までの償いも兼ねて，家族との時間を作りたいと考えていますが，何ができるか…」と具体的なイメージができていない状態であった．そのため，大きく再構築が必要な平日の作業を選択するため，「家族から望まれていること」「健康的な生活」の2つを柱として，具体的に検討することとした．

　Nさんが家族（妻）から望まれていることは，以下の内容であった．
・庭掃除（雑草処理や池の掃除）
・犬の散歩
・買い物の付添い（妻は車の運転ができないため，車を出してほしい）
・日中あまり家にいないこと（家で過ごされると落ち着かない）

　そしてNさんが考える健康的な生活とは，以下の内容であった
・禁煙（万病の元と表現している）
・禁酒（飲み過ぎていたと反省している）
・スポーツを行う（健康といえばスポーツと表現している）
・十分な睡眠（睡眠不足と喫煙・飲酒が発症の原因と捉えている）

　以上の内容を話し合った．妻はNさんに対し，家事の補助や分担を希望するとともに，今までの生活リズムを大きく変えることを望まず，可能な限り外出するなど，仕事の時間を家事の補助などに置き換えて欲しいと希望を述べた．妻は後日，「夫の前では言いづらかったのですが，動いていることで生き生きする人（夫）ですから，家でごろごろ過ごしてほしくないと思っているのですよ」とOTに話した．

　Nさんは，「今となっては，この人（妻）の言うことが絶対ですから，言う通りにしたい」と述べた．そのうえで，「睡眠不足とタバコ，飲み過ぎが病気になった一番の原因ですね」と述べ，特にタバ

コは,「入院してびっくりした.吸わなくなってイライラもしましたが,慣れてくると空気がうまいし,ご飯もしっかり味がする.こんなに違うものかと良い経験になりました.もう二度と吸いません」と語り,「でもお酒は,やめられないかもしれない」と話した.スポーツに関してNさんは,「もともと動くことが好きで,ストレス解消になる.自分を追い込む感じが,昔から好きです.努力,根性で育った世代ですから」とこれからも続けたいと語った.睡眠は,「働いているうちに,どんどん睡眠時間を減らしていきました.その分,休日にまとめて寝る形で,バランスをとって過ごしていた気がします」と語り,安定的な睡眠時間の確保を希望した.

休日に関してNさんは,「体力的なもの(落ち込み)もあるし,今まで通りにはならないかもしれないのですが,できる限り仲間と過ごせる時間を大事にしていきたい」と語った.

②作業選択

Nさんや家族が希望する生活を考慮し,Nさんと協議をしながら,カードを用いて作業選択を進めた.

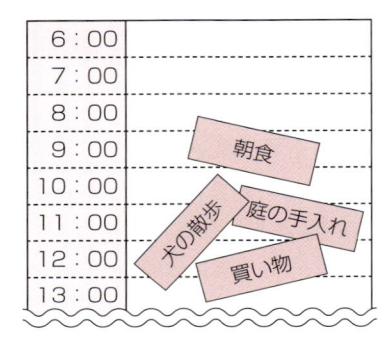

平日の作業から削除されたカードは,以下のカードであった.

| 出勤 | 電車に乗る | 朝食を買う | 喫煙室での会話 | 業務 | 夜の街へ行く |

平日の作業に追加したカードは,以下のカードであった.

| 犬の散歩 | 買い物に行く | 庭の手入れ | ゴミ出し | ゴルフ練習場へ行く | 夕食 |

平日のスケジュールに組み込むカードは,以下のカードとなった.

| 犬の餌やり | 整容 | 着替え |

| 朝食 | 昼食 | 夕食 | 入浴 | 就寝 | 犬の散歩 |

| 買い物に行く | 庭の手入れ | ゴミ出し | ゴルフ練習場へ行く |

Nさんは,勤務していた職場を退職することで,業務に関する作業を削除した.その時間に,妻の希望である家事とNさんの希望であるスポーツを取り入れた.スポーツは平日1人で行えるものを検討し,近隣のゴルフ練習場へ行くことを選択した.

表3　1回目のセッション結果

時間	活動名	作業分類
8：00	起床	日常生活活動
	犬の餌やり	仕事
8：20	整容全般	日常生活活動
8：40	新聞を読みながら朝食	日常生活活動
9：10	着替え	日常生活活動
9：20	ゴミ捨て	仕事
9：30	犬の散歩	仕事
10：30	空白の時間	
12：00	昼食	日常生活活動
13：00	ゴルフ練習場へ出発	日常生活活動
13：30	ゴルフ練習	仕事
15：30	ゴルフ練習から帰宅	日常生活活動
16：00	庭の手入れ	仕事
17：00	買い物に行く	仕事
18：00	空白の時間	
19：00	夕食	日常生活活動
20：00	空白の時間	
22：00	入浴と就寝準備	日常生活活動
23：00	就寝	休憩

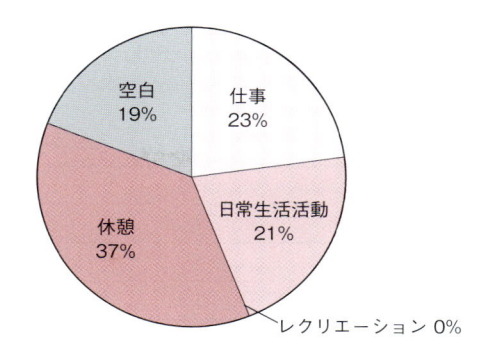

図4　生活のバランス（セッション1）

仕事 23%　日常生活活動 21%　レクリエーション 0%　休憩 37%　空白 19%

③生活の再構築

前項で選択した作業カードを実際の時間軸に配置することとした．1回目のセッション結果は**表3**，**図4**のようになった．予定していたカードをすべて配置するも空白の時間ができた．この結果にNさんは，「時間って結構あるんだな〜」と驚いた様子であった．そして「せっかくの機会なので，ゆっくり考えたいと思います」と，生活を再構築する作業に興味を示し，楽しみ始めた．

2回目のセッションでは，空き時間の検討を行った．結果は**表4**，**図5**のようになった．Nさんは，「空き時間に自分のことを入れるのか，家のことを考えるのかを迷いました．いろいろ考えたのですが，変更できる時間として使おうかと思います．そして犬も家族なので，夕方に運動を兼ねて散歩へ行くことにしました」と自ら，より具体的に生活を検討した．

3回目のセッションでは，午後の活動で多くの時間を占めるゴルフについて，より長く継続するためのバリエーションを検討した．結果は**表5**，**図6**のようになった．Nさんは，「ゴルフには継続的に行くつもりですが，それだけでは長く過ごせませんね．予定や課題がないと，あの人（妻）に怒られそうだから，堤防釣りや公園での読書など，検討します」と発想を広げていった．

④病院での仮実施

Nさんが，「これで堂々と帰れます」と語ったため，OTは入院期間中に，実際に行ってみることを提案した．すると，「（実際に行わなくとも）大丈夫です．やり遂げられますよ！」と自信ありげに語ったため，意見を尊重しようと考えた．しかし翌日，「よく考えてみたのですが，性格上決め

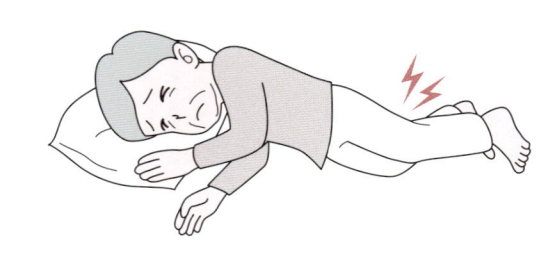

表4　2回目のセッション結果

時間	活動名	作業分類
8:00	起床	日常生活活動
	犬の餌やり	仕事
8:20	整容全般	日常生活活動
8:40	新聞を読みながら朝食	日常生活活動
9:10	着替え	日常生活活動
9:20	ゴミ捨て	仕事
9:30	犬の散歩	仕事
10:30	TVか読書	レクリエーション
12:00	昼食	日常生活活動
13:00	ゴルフ練習場へ出発	日常生活活動
13:30	ゴルフ練習	仕事
15:30	ゴルフ練習から帰宅	日常生活活動
16:00	庭の手入れ	仕事
17:00	買い物に行く	仕事
18:00	犬の散歩	仕事
19:00	夕食	日常生活活動
20:00	TVか読書	レクリエーション
22:00	入浴と就寝準備	日常生活活動
23:00	就寝	休憩

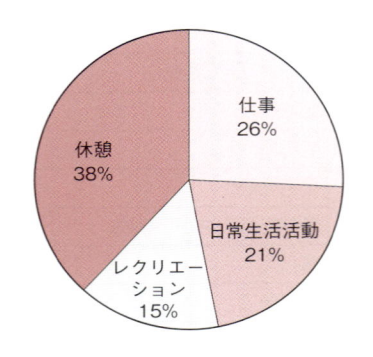

図5　生活のバランス（セッション2）

休憩 38%
仕事 26%
日常生活活動 21%
レクリエーション 15%

たことはやり遂げないと気が済まない人間でして、これがいけなかった気もしています．ですから、病院にいる間は先生方の話の通り行っていこうと思います」と述べた．どうしたのかを尋ねると、「実は、昨日あれ（妻）が来て、時間の使い方を伝えてみました．そうしたら、そういうイノシシみたいな性格が良くないと言われ、喧嘩になりまして」と、決めたことを無理してでもやり遂げるという部分に妻の反対があり、考えを変えたようであった．

3回のセッションで作り上げたスケジュールを、OTが病院の生活に組み替えて提示した．内容は表6，図7の通りであり、現在と比べ「外の散歩」1時間と「売店での買い物」30分が運動として追加された．その結果、入院前生活の平日と休日の平均値的な生活のバランスとなり、未知のバランスゆえに、すぐには馴染まないことが予想された．

Nさんは提示したスケジュールを忠実に実施するため、「アンチエイジング」「有酸素運動」「健康」に関する本を多く用意した．そして実施するも、翌日、「思ったより大変でした．特に夕方には、疲れがたまって散歩できませんでした」と語ったが、「毎日続ければ、体力も回復して、簡単にできるようになると思いますので、挑戦し続けます」と意欲を述べた．しかし3日後、極度の筋肉痛で動けなくなった．Nさんに確認したところ、「散歩は負荷が大事と本に書いてありましたので、坂道に多く行くようにしていた」と話した．OTが本を確認し、「負荷が大事」ではなく「適度な負荷

表5　3回目のセッション結果

時間	活動名	作業分類
8:00	起床	日常生活活動
	犬の餌やり	仕事
8:20	整容全般	日常生活活動
8:40	新聞を読みながら朝食	日常生活活動
9:10	着替え	日常生活活動
9:20	ゴミ捨て	仕事
9:30	犬の散歩	仕事
10:30	TVか読書	レクリエーション
12:00	昼食	日常生活活動
13:00	釣りやゴルフ練習，TVや読書	仕事またはレクリエーション
16:00	庭の手入れや日曜大工など	仕事
17:00	買い物に行く	仕事
18:00	犬の散歩	仕事
19:00	夕食	日常生活活動
20:00	TVか読書	レクリエーション
22:00	入浴と就寝準備	日常生活活動
23:00	就寝	休憩

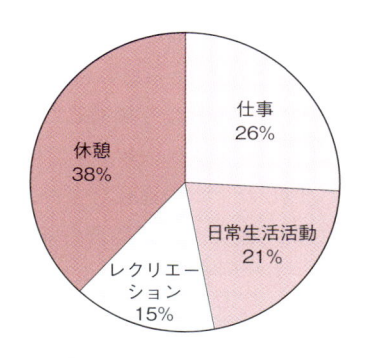

図6　生活のバランス（セッション3）

仕事 26%
日常生活活動 21%
レクリエーション 15%
休憩 38%

表6　病院生活用のスケジュール

時間	活動名	作業分類
6:00	起床	日常生活活動
	整容全般	日常生活活動
6:20	着替え，朝食待機	日常生活活動
7:30	朝食	日常生活活動
7:50	新聞を読む	レクリエーション
9:00	筋トレなどの理学療法	仕事
10:30	TVか読書	レクリエーション
12:00	昼食	日常生活活動
13:00	釣りやゴルフ練習などの作業療法	仕事
14:30	TVや読書	レクリエーション
16:00	外の散歩	仕事
17:00	売店での買い物（夕刊など）	仕事
17:30	夕食	日常生活活動
18:00	TVか読書	レクリエーション
23:00	就寝	休憩

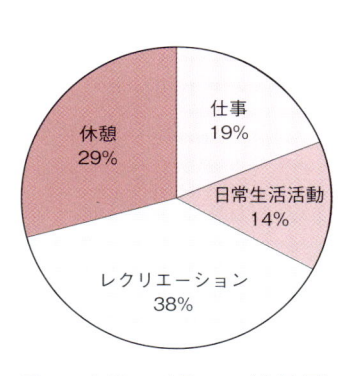

図7　生活のバランス（病院用）

仕事 19%
日常生活活動 14%
レクリエーション 38%
休憩 29%

が大事」と書かれていることを発見したため，「適度」の解釈を説明した．すると，「またやってしまいましたね．性格は治らないみたいです」と苦笑いした．しかし，その後は適度に動くようになり，筋肉痛を起こすこともなく経過したため，外泊を取り入れることにした．

外泊では，2回目のセッションで作り上げたスケジュールを「フォーメーションⅡ」と楽しそうに表現し，実施した．車の運転許可が下りていないため，妻に同行してもらいタクシーを利用して作業を行ったが，疲労度や課題遂行能力ともに問題なく終了した．妻は，「私より元気になった感じがします．そして，がむしゃらに突き進むことが減り，休憩をしっかりするようになっていたので，驚きました．今後も安心です」と感想を述べた．Nさんも，「久々に褒められたので，嬉しくなりました．自分の体にあった時間の使い方や運動を心掛けます」と語った．最後に休日のスケジュールを確認すると，「朝から釣りやゴルフに1日行くことは難しいと思います．体力の回復や自分のペースを取り戻すまで，仲間と相談しながらできる範囲で，付き合っていこうと思います」と語り，今後の課題とした．その後まもなく自宅退院となった．退院後も毎月，「毎日良い汗をかいて，うまい飯が食べられています．ここは新たな人生の原点ですので，こうしてエネルギーを補充させていただきに，ときどき立ち寄らせてもらいます」と自主的に作業療法室へ経過報告に来ている．

8. 作業の実現と事例に与えた影響

①想いを表出すること

Nさんは，精力的に働き，休日を全力で楽しむ生活を送っていたが，疾病とともに生活の変化を余儀なくされた．この状態や変化に戸惑い，現状を受容できない高齢者は多い．しかし，Nさんはこの状態を受け入れ，変化することに意欲があった．これが生活のバランスを協業的に再構築する土台となった．土台が強固であったため，具体的なニーズ聴取を可能とさせ，自己が重要視しているもの，家族が大事にしているものを表出させることができた．作業をカード化することによって，Nさんにイメージを具現化させる機会を与え，具現化した作業は言語化され，見ることができるようになった．誰もが観察できる状態にすることは，Nさんに自己の選択してきた作業の問題点や利点のフィードバックをもたらし，検討の機会を与え，価値ある作業を選定させた．その結果，平日時間の使い方として家事とスポーツを作業選択し，スポーツも「1人で行えるスポーツ」を導き出した．このように生活の再構築の第一歩として，現状の受容と価値ある作業の選定が重要となる．

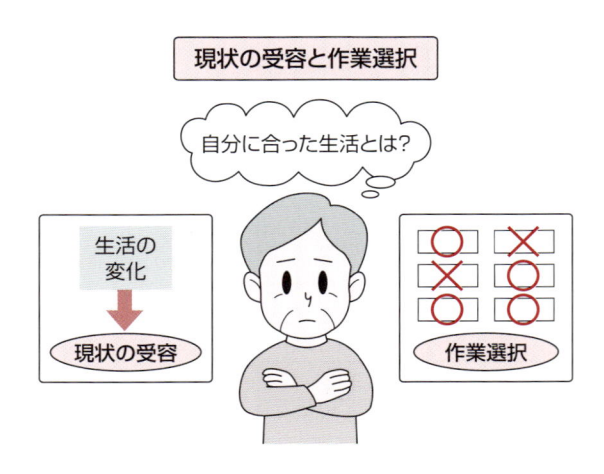

② 1日の作業を再構成すること

　1日は24時間あるが，その1日の長さを紙面上の検討では認識できないことが一般的である．実際Nさんも，十分だと判断した作業カードを時間軸に配置すると多くの空き時間が生まれた．そこで空き時間を埋めるように求めることで，新たな検討を促すことができる．その後も，さまざまなパターンを検討することや再度価値ある作業を選択するなど，さらなる検討に時間を費やした．今後の生活において多くの問題に直面する可能性があるが，このように検討することで，本人の経験値を増やすことになる．これはOT不在の状態でも，今後は自分で乗り越えられることができることを意味する．作業療法では，介入直後の即時的効果よりも，継続的に実施できる状態を生み出さなければ，生活の再構築を支援したことにはならないのである．

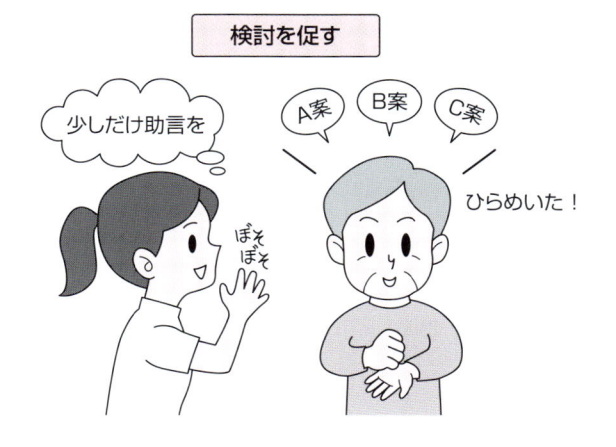

③ 実施すること　現実を理解すること

　Nさんの「大丈夫です．やり遂げられますよ！」との発言に，実際に行うことが危ぶまれたが，紙面上での検討は，実際にできる作業とならない場合も多いため，作業療法として実施することは必要不可欠な介入である．Nさんは，読書の時間に運動関連の本を読み，仕事と位置づけている理学療法やOTと散歩に取り組んだ．しかし，現状の能力では過負荷となり，継続的に実施できなかった．この失敗体験は，安全性の保たれる範囲で行う必要のある作業とも考えられる．実際にNさんが，「またやってしまいましたね」と語ったように，予想や理想と自己の能力の差を埋める効果があり，より現実的な生活再構築に近づけることができる．

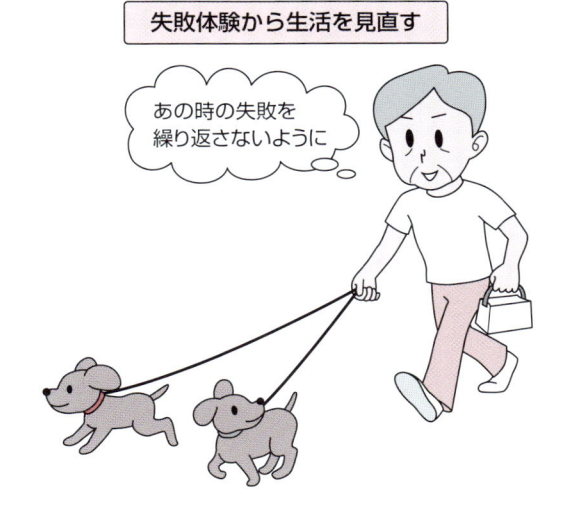

　高齢者は，長年蓄積された経験が豊富である．それゆえ，未知の存在である疾病であっても，その問題を経験でクリアできると思いがちである．生活を継続するうえで失敗は必ず起こるため，失敗するのであればOTなどの専門職がサポートできる場面で行うことが，より安全で解決につながる道となる．そのため，心理面への影響を考慮しながら，失敗体験を経験することが重要である．

Ⅲ ● 実践編

　この多くの体験で，Nさんは安定した生活のバランスを習得し，自己で柔軟に変化させる能力を身につけて退院した．その結果，今でも犬を元気に散歩させ，真っ黒に日焼けした姿を見せ続けている．

> **おさらい**　最良の生活習慣には正解や形がないため，本人の望む生活の聴取，検討，配置，実践の4段階を経て，随時修正する方法によって生活は再構築される．これには，OTとの高い信頼関係と本人の意志が必要となるため，ある程度の障害受容と認知能力が求められる．本章では認知能力が保たれている事例が，今後の生活への想いを表出し，その作業をカード化しながら，スケジュールを組み立てる手順にて生活を再構築したケースを紹介したが，認知能力が保たれていないケースの場合は，最も根付いている生活のバランスを探し出し，そのバランスで調整することが心理的安定と継続的な生活を生み出す．生活の安定は，高齢者の人生をより良いものとするための基盤となる視点である．

【文 献】
1) Kielhofner G, Forsyth K, Suman M et al（中村Thomas 裕美 訳）：自己評価：クライアントの視点を明らかにすること，人間作業モデル−理論と応用 改訂第4版（山田孝 監訳），pp.257-282，2012，協同医書出版社

（藤本一博・島谷千晴）

2 役割や生きがいへのアプローチ

事例を通して伝えたいこと

- ◆QOLには役割・生きがいが密接に関連するが，高齢者にはさまざまなライフイベントが起こりやすく，役割・生きがいを失う可能性が高い．
- ◆高齢者における役割・生きがいの喪失は，閉じこもり症候群につながり，最終的には廃用症候群を起こす可能性がある．
- ◆高齢者は疾病の発症（受傷）というライフイベントにより，家族などの心配から病者役割中心となり，積極的に作業にかかわる機会が少なくなってしまうことが多い．
- ◆対象者の作業選択に目を奪われず，その背景にある文脈や役割・生きがいを考慮することが重要である．
- ◆役割・生きがいを考慮した作業を可能化（実現）に導くことで，対象者を取り巻く生活全般が変わり得る．

1. 役割や生きがいへの支援が必要な高齢者の特徴

　最近のスローライフブームに乗じ，高齢者はリタイア後の生活を孫と遊んだり，趣味を満喫したりしながら悠々自適に楽しむといったことがメディアを通じて散見される．これらの高齢者には共通して家庭維持者であったり，趣味人などといった役割や生きがいがあるように思われる．このようなケースはリタイアなどのライフイベントが自己実現へ向かい，良い方向へ転じた例と考えられる．高齢者のライフイベントの数は多く，しかも一般的にそれらはネガティブな方向へ向かいやすい．例えば，配偶者や友人との死別，子供との住居の別離，老化による心身機能の低下といった喪失体験などがあげられ，このようなライフイベントから役割・生きがいを失ってしまうことも多い．

　臨床で良く経験されるのは発症や受傷によって，対象者の家族が「やると危ないからやらなくていいよ」「また転ぶといけないからじっとしていて！」などと話し，できる能力があるにもかかわらず，対象者の作業を良かれと思って奪ってしまう状況が良くみられる．このような作業剥奪（34頁参照）の状況は家族に悪意があるわけではない．むしろ，多くの場合は対象者本人のためを思っての行動である．しかし，これが結果として役割や生きがいを奪ってしまうことにつながる．これにより，対象者は主体的に参加する（意味のある）作業に取り組むことが少なくなる．例えば，漠然とTVを鑑賞し，外出する機会を失ったり，外出自体が億劫になるといったいわゆる閉じこもり症候群[1]となる可能性が高い．

Ⅲ ● 実践編

> **用語解説　閉じこもり症候群**
> 閉じこもりとは，生活の活動空間がほぼ家の中のみへと狭小化することで活動性が低下し，その結果，廃用症候群（生活不活発病）を発生させ，さらに心身両面の活動力を失っていく結果，寝たきりに進行するというプロセスを指したものである．

　さらに，閉じこもりの非活動的な生活から，筋力などの心身機能や認知機能の低下，すなわち廃用症候群を起こす．そして，動きづらいからより動かないといった悪循環につながり，最終的に寝たきりとなってしまう．我々OTはこのような悪循環を防ぐためにも，対象者の役割・生きがいに関連した作業を通じて，高齢者の健康に寄与しなければならないと同時に，作業に取り組めない状況による不利益について対象者を取り巻く人々に伝える責務がある．

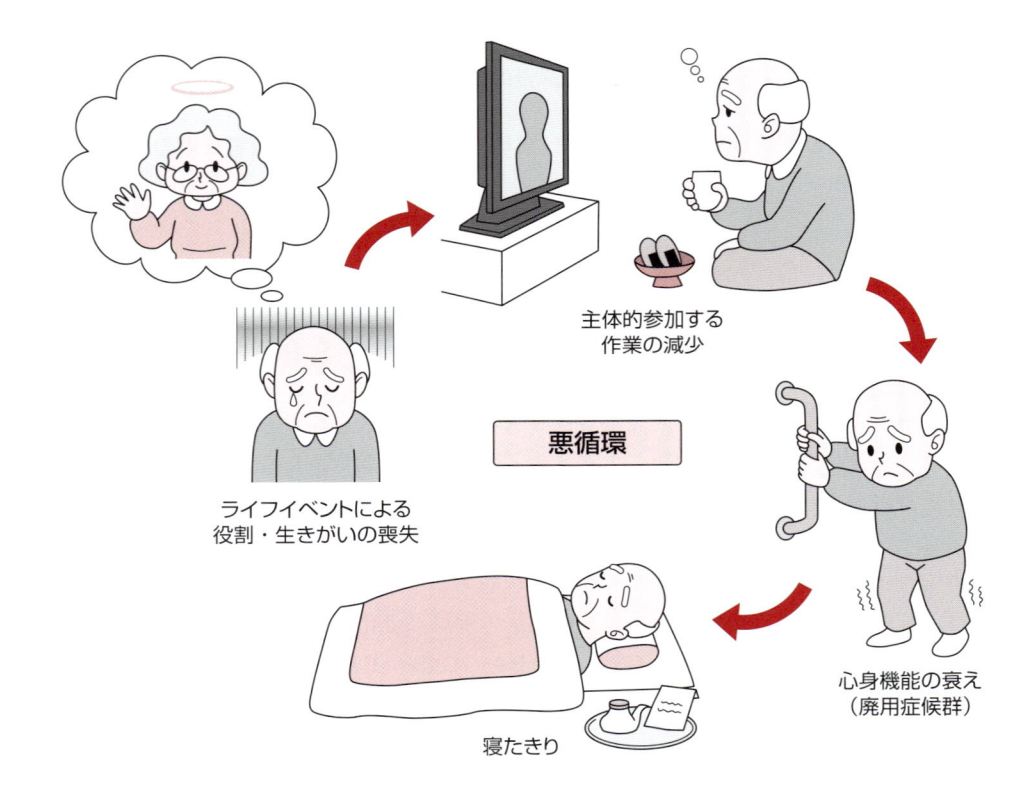

　役割や生きがいを知るためのツールにはさまざまな方法があるが，そのツールに共通することは対象者に聴くことであると筆者は考える．したがって，筆者は必然的に面接には国際生活機能分類International Classification of Functioning, Disability and Health（ICF）の個人因子や役割や生きがいの評価を含むものと捉えている．興味チェックリストやカナダ作業遂行測定Canadian Occupational Performance Measure（COPM）を用いる際でも表面的な作業の選択のみにとらわれてはいけない．その背後にあるストーリー，そして対象者が今後どういう作業的存在になっていきたいのかを共有・協働していくことが重要である．何が必要とされるかは対象者が語ってくれる．
　本章では筆者が役割・生きがいについて重点的にアプローチした事例Oさんの作業療法について紹介する．

2. 事例紹介—60代女性，Oさん

　事例は60代の女性のOさんである．自宅で床に落ちたものを拾おうとして転倒し，胸椎圧迫骨折を受傷した．急性期病院で保存的治療後，回復期リハビリテーション病院へ入院した．入院中に脳梗塞を発症したが，その際に麻痺や認知機能などの問題はほとんど生じなかった．回復期リハビリテーション病院では作業療法と理学療法が処方され，作業療法では買い物と料理の自立，理学療法では屋内歩行の自立を目標にリハビリテーションが実施されていた．退院直前の状態は，杖歩行自立でFIMスコア110点（入浴以外自立），運動とプロセス技能評価 Assessment of Motor and Process Skills (AMPS)[2]のスコアは運動技能で1.11，プロセス技能で1.29であり，地域生活に中等度の援助を要するレベルであった．

> **用語解説　AMPS**
> フィッシャーが開発した作業遂行の質と作業遂行能力を測定する作業療法特有のADL/IADL評価である．125の課題リストから，対象者に馴染みのある課題を2課題遂行し，対象者の能力と遂行の質を評価する．評価結果からは対象者の運動技能とプロセス技能を数値で取得することが可能である．カットオフは運動技能で2.0ロジット，プロセス技能で1.0ロジットとされる．

　回復期の作業療法では，Oさんのやりたい作業に焦点を当て，繰り返し料理や買い物にアプローチされていた．結果として，退院の時点では監視で可能なレベルであった．このように入院中の作業療法から作業に焦点を当てたアプローチがされていることは，退院後の作業療法でその人らしさを支援することを容易にする．

　退院後は夫，長男，長女の4人でマンションの2階（エレベーターなし）に同居しており，本人以外は日中仕事のため1人になる．要介護度は要支援2で，入浴介助の訪問介護を週に1回，訪問リハビリテーション（作業療法）を週に2回利用することになった．合併症に腎機能低下（原因不明）や婦人科疾患があり，主疾患以外にも病院受診の必要があった．

3. 事例の作業ストーリー

　20代で結婚し，家族と一緒に暮らしてきた．結婚以来職には就いておらず，ずっと専業主婦であった．Oさんは特に料理を作ることが好きで，その作業に自信をもっていた．子供のPTAの仲間と今でも付き合いがあり，よく食事やお茶に出かけた．趣味はショッピングやDVD鑑賞で，特に韓国ドラマが大好きであったが，DVDを見過ぎて食事を作り忘れるということもたびたびあったようである．家族は疲れて仕事から帰ってきても食事が作られていないため，Oさんを非難し，DVDを見ないように再三「DVD禁止令」を出していた．Oさんは何とかしたいと思っていたが，ついつい見てしまい，なかなか修正できずにいた．

4. 作業療法評価

①活動と参加の状態

外来受診時に活動と参加の状態を把握するため，さらに作業療法目標を共有するため面接を行った．面接にはさまざまな方法があるが，その中で筆者は作業選択意志決定支援ソフト Aid for Dicision-making in Occupation Choice（ADOC）を用いた．ADOC は本人と娘と担当 OT の3人で行った．面接の中で，自宅に帰ってからは，転倒するかもしれないという家族の不安から娘が昼食の弁当，朝食，夕食を作っており，O さんは食事を作っていなかった．外出は病院受診のみで，常に娘が付き添っていた．O さんが友人などと交流するということもなく，入浴以外のセルフケアをこなし，TV を見て過ごすという生活パターンであった．O さんには退院してからやりたいことがあり，入院中からそこへアプローチされていたのだが，その情熱の火は消え，「まあこの生活でよいか」という病者役割（33頁参照）の状態になっていた．

ADOC の結果，O さんと娘は自分が行いたい，行う必要があるという作業に，受診の時に娘と一緒に時間内に横断歩道を渡る，階段の上り下りをスムーズにする，料理を作る，買い物に行く，1人でセッティングして DVD を見るという作業をあげた（図1）．とりあえず，料理，階段昇降，通院のための横断歩道の渡りにアプローチすることになったため，実際の動作観察を行った．

(1) 料理を作る

約30分の立位にも疲労を訴えることなく行うことが可能であり，上肢の巧緻性も良好であった．一方，下方や遠くへのリーチ時には努力的であり，通常よりリーチ範囲の狭小化がみられた．認知的に危険な行為はみられなかった．

(2) 階段昇降

2足1段で両上肢で手すりを把持しながら上り下りしていた．階段昇降中ふらつきなどはみられなかったが，O さんは恐怖心を訴えた．

(3) 屋外歩行

屋外の歩行は約20m ごとに立ち止まり休息を入れていた．片側3車線ある大通りの横断歩道を渡る際には，まず青信号になってから歩き始めるまでに時間がかかった．また，横断中も焦ることなく，ゆっくりとしたペースのため歩行者信号が点滅終了時にギリギリ渡り切れるぐらいの速度であった．移動中にバランスを崩すなどはみられなかった．

②心身機能・身体構造の状態

前述の(1)～(3)の全体の観察を通して，退院時に測定された AMPS の運動技能よりは高い印象を受けた．上肢機能には問題はみられなかった．遠くへのリーチなどでなければバランスも良好であったが，歩行耐久性，歩行速度に問題がみられた．

2 ● 役割や生きがいへのアプローチ

○○様　作業療法　目標設定　説明シート

データ作成日：2012.　　シート作成日：2012.

これは作業選択意思決定支援ソフト(ADOC)によって選択された○○様の目標と，その目標に対する満足度を確認するためのシートです．担当作業療法士が現在の○○様の今の状態や今後の作業療法プランについてコメントを加えています．ご意見等がございましたら，担当作業療法士まで何なりとご相談ください．

移動・運動：屋外の移動　　　　　　　　　　　　　　　　満足度 2/5

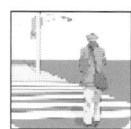

病院を受診するときに駅までタクシーを拾いに行く必要があるようですね．その際に大通りの横断歩道を渡りますが，渡り切るまでぎりぎりの時間のようです．娘さんもヒヤヒヤして，心配しているようですので，もう少し安全に渡れるか確認してみましょう．

移動・運動：階段昇降　　　　　　　　　　　　　　　　　満足度 1/5

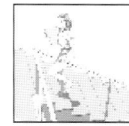

外出するにはマンションの階段を降りなくてはなりません．帰ってから数日経ちますが，思ったよりもご本人もご家族も階段の上り下りが大変と思っていらっしゃいます．もう少し楽に階段を上り下りする方法を考えて行きましょう．

家庭生活：炊事　　　　　　　　　　　　　　　　　　　　満足度 1/5

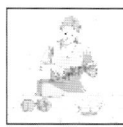

昔からご家族のためにお料理を作ることがお好きだったようですね．腕にも自信を持っていらっしゃったようです．いきなり全部と言うわけにはいきませんが，徐々にお料理を作る練習をしていきましょう．

家庭生活：買い物　　　　　　　　　　　　　　　　　　　満足度 1/5

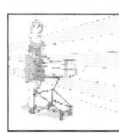

昔からお買い物に出かけるのがお好きで，これからもお買い物にいきたいとおっしゃっていますね．優先順位としてはあとの方になっていますが，他の問題が解決して来たら，安全に買い物に行く方法を考えていきましょうね．

趣味：音楽・DVD鑑賞　　　　　　　　　　　　　　　　満足度 3/5

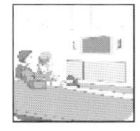

昔から韓国のドラマがお好きだったようです．特にヨン様がお好きなようですね．現在，DVDを娘さんに用意してもらっているようですが，できれば自分で操作して見たいとおっしゃっています．これも優先順位は低いですが，他のことができるようになって来たら考えていきましょう．

これらの目標や作業療法プランの内容は，私と担当作業療法士との充分な話し合いの上で決定されたものであり，了承したので署名します．

本人署名：＿＿＿＿＿＿＿＿＿＿

作業療法士：＿＿＿＿＿＿＿＿＿＿

署名は家族の代筆でも結構です．コピーをとり，両者で保管してください．

図1　Oさんの目標設定説明シート

③ **環境因子・個人因子**

Oさんが選択した作業と環境因子について述べる．個人因子については後述の役割・生きがいの評価で詳述する．

(1) 料理を作る

流しの前に大きなゴミ箱が置いてあり，流しにリーチしにくい状況にあった．また，食器棚の前にもダンボールなどの物が散乱しており，食器の出し入れの際に手が届きづらく，リーチしにくい状況にあった．冷蔵庫の中は散雑としており，物品を入れることや探すことに時間を要した．

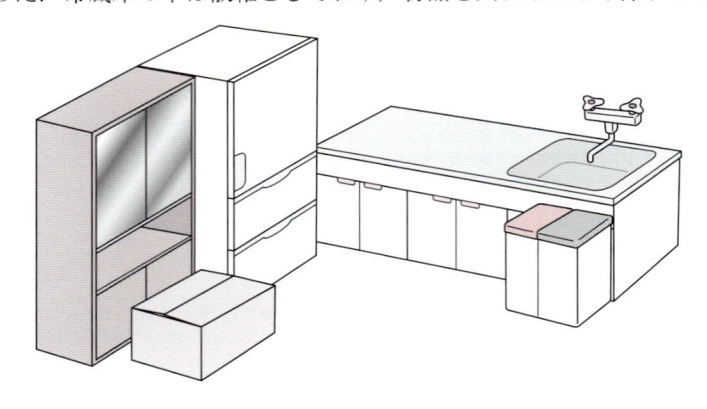

(2) 階段昇降

手すりが片方にしかなかったが，下りは杖を利用し，上りは両手で手すりを把持することで階段昇降が可能であった．手すりを把持する時にT字杖を把持していたので，手すりをつかむのにやや効率の悪さがみられた．

(3) 屋外歩行

家から外に出る際に，立位のまま靴を履きかえることが困難であり，椅子を利用したが，椅子の置いてある位置が居室であり，椅子の運搬に介助を要した．

④ QOL の評価

ADOCであげられた5つの作業の満足度は，受診の時に娘と一緒に時間内に横断歩道を渡る2/5，階段の上り下りをスムーズにする1/5，料理を作る1/5，買い物に行く1/5，1人でセッティングしてDVDを見る3/5であった．平均スコアは1.6で自身の意味のある作業の遂行状況に満足していない状況がうかがえた．

5. 役割・生きがいの評価

役割や生きがいを知るために今回はADOCを利用した．筆者の訪問リハビリテーション事業所では訪問リハビリテーションの面接にADOCを利用している．作業療法の面接で利用される評価では，役割や生きがいだけでなく，対象者のさまざまな作業の背景や価値を知ることができる．したがって，役割や生きがいの特定の評価ではなく，作業療法面接においてでも評価することは可能であると考える．

ADOCを利用した面接の際に，まずOさんは今まで何十年も自分が家族のためにおいしいご飯を作ってきたこと，自分以外の家族は皆仕事をしているため，主婦（家庭維持者）として，母（家族の一員）として（認識的側面），以前から行っていた買い物をして夕食の料理ぐらいは作ってあげた

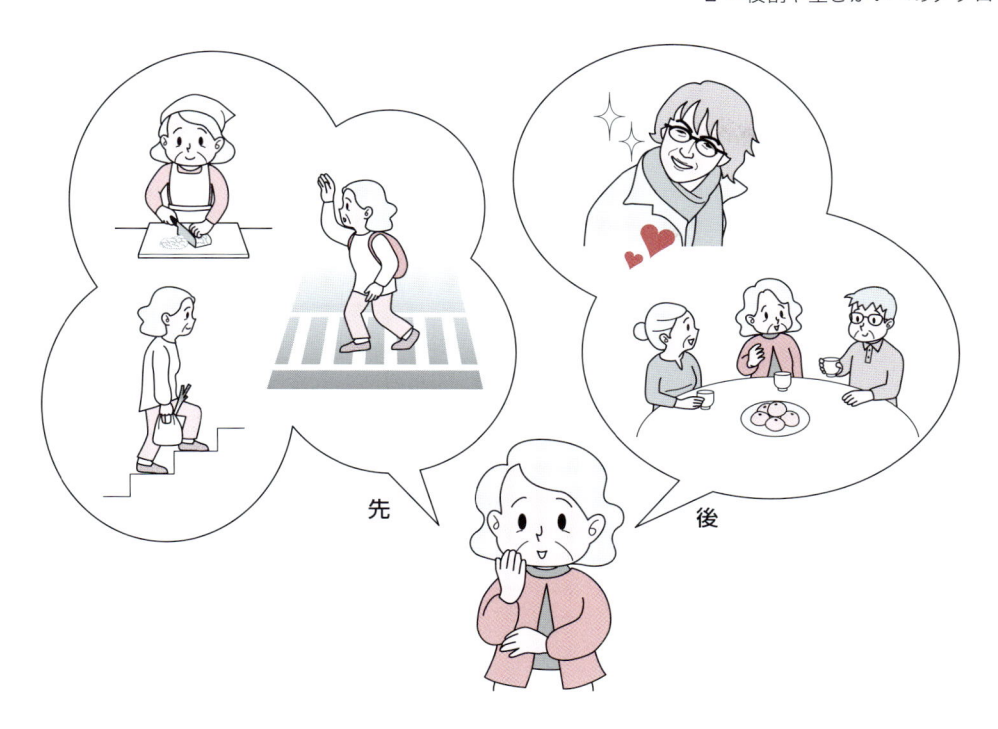

2 ● 役割や生きがいへのアプローチ

い（作業的側面）と思っていることを語った．しかし，（他の家族はそうでもないが）娘がとても心配をしているので，あまり動き回らないようにしていると話した．一方，娘も実際仕事から帰ってきて料理を作るのは大変であり，母がそうしたいのであれば料理を作って欲しいが，転倒しないか心配という不安な気持ちを訴えた．また，Oさんの受診に向かう際に信号が点滅し，間に合わなくなりそうになったため怖いと話し，娘の強い希望で横断歩道を速く歩くということがあげられた．Oさんと娘は横断歩道を歩くことが怖く，これまで家の近くでタクシーを待ち，受診に出かけていた．しかしできることなら，駅まで行ってタクシーに乗りたいと語った．ADOCでの面接中，この外出時の移動の話から波及して，Oさんは以前から買い物が好きであり，1駅先のショッピングセンターなどに良く行った話や買わずとも見るだけでも楽しいし，また行きたいといった話を語ってくれた．また，PTAの友人などとも交流したいが，まずは安心して外に出られるようにならないと難しいと話をされた．さらに，以前大好きであった韓国ドラマのDVDもできれば見たいが，とりあえずは娘が用意してくれていること，家族に控えるようにいわれていたこと，そして入院生活も長かったので少し熱も冷め，緊急性はないことを語った．

　これらのことから，まずはOさんと娘は家の中での家庭維持者としての役割再獲得を期待しており，その後，可能であれば外出して買い物や友人との交流をするという友人や趣味人としての役割（生きがい）再獲得を期待していることが判明した．

6. アプローチの方針

　Oさんはリーチ時の多少の心身機能の問題があったが，おおむね良好であった．一方，効率的な物の配置や行為の方法が習得されていないことから料理が実行しにくい状況にあった．良好な心身機能とは裏腹に，心配する娘の存在が大きな問題となっていた．骨折の受傷機転も転倒であったこ

III ● 実践編

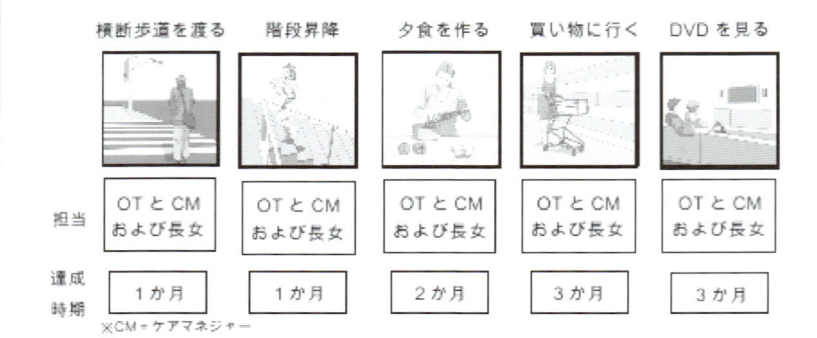

図2 Оさんの目標の方針

とから娘は母を気遣い，料理を作ったり，外出を制限していた．その結果，娘の良かれと思った行動がОさんのただテレビを見て過ごすだけという作業が奪われた状態，すなわち作業剥奪の状況を生み出していた．したがって，作業療法の方針はОさんの転倒の危険を最小限にし，娘を安心させることで本人の大切な作業を再獲得することになった．まずは，夕食を作る環境を整え，ОTと一緒に練習を重ねること，自宅マンションの階段昇降の練習を重ね，恐怖心を減少すること，受診をするために娘と一緒に横断歩道を安全に素早く移動する方法を獲得することになった（図2）．そして，これらの作業が獲得されてから，買い物やDVD鑑賞へのアプローチを行うこととなった．

7. その人らしさの支援（経過）

①家庭維持者への復帰

Оさんが家庭維持者への役割へ復帰するためには，仕事で疲れて帰ってきた家族のために夕食を作ることが重要であった．娘の心配が強かったため，初回時に作業療法で環境整備と夕食作りを行っていく旨の了解を得た．娘も他者と一緒であれば安心ということであった．

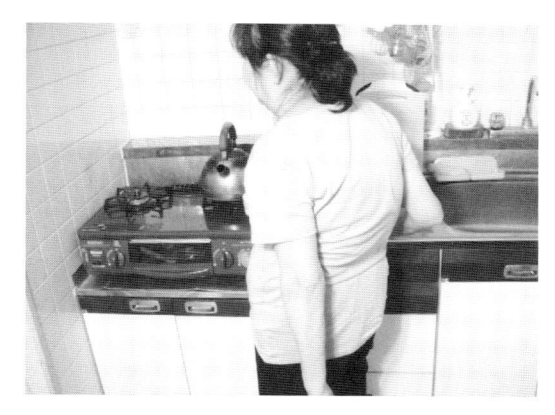

図3 キッチンでの様子

　夕食作りのためには，まずキッチン周りおよび冷蔵庫の環境を整備する必要があった．キッチンの前のゴミ箱や食器棚の前の段ボールの位置を変更することによってリーチしやすい環境を作った．そして，Oさんとともに冷蔵庫の清掃を行った．また，訪問時にはシンクに洗っていない食器が多くみられたり，キッチン台の洗いかごの中に洗い終わった食器などが多数置かれており，効率的な作業スペースの確保が困難であった．したがって，作業療法ではまず食器を洗ってしまうことから始めた．環境設定をすると，リーチする距離が近くなり，食器を洗って，拭き，しまうという工程で問題となる箇所はみられなかった．食器が洗われていることで家族も喜んだ様子であった．2，3回繰り返したところでOさんは「これからは自分でやってみたい」と話をされ，娘もその申し出を認めた．このような手順をふみ，Oさんの食器を洗うことが習慣化された．

　食器を洗うことが習慣化されたことにより，Oさんと協議し，次は料理を作ることにした．まずは病院で行っていたように簡単な野菜炒めを作った．冷蔵庫の中の整理と動線を確保することによって下方へリーチする距離が近くなり，病院で入院中に練習していたこともあり，安定して料理を作ることができた（図3）．時間に余裕があったことは利点であった．2，3回重ねるうちに，自分から難易度が高い料理を提案し，チャレンジするようになった．例えば，「天ぷらがみんな好きだから天ぷらを作りたい．私の得意料理だから」と発言したりなどして，積極的に作るようになった．そして，OTがいない時も作ってみたいと希望するようになり，娘と相談のうえ，1人で作ることになった．1人で作るようになってからは，1品だけでなく複数の品も作るようになった．1ヵ月後，料理は1人で可能になったため，料理への介入は終了となった．

　料理を1人で作ってみると，食材がなくて作れないことが多々あった．その場合は結局娘が買い物に行って帰ってくるのを待たなくてはならず，1人で家族のために夕食を作るという作業は食材がある時にしか実行されず，習慣化されなかった．そのことについて話し合うと，Oさんから「夕食の食材の買い物へ行きたい」という希望が出た．そのため，料理の介入終了後に買い物への介入を行うことになった．

　一方，初回面接時にDVDの準備をするといった作業があがったが，「料理を作り出したらそちらが忙しくて興味も徐々に薄れた．娘がいるときに準備してくれるからそれでいい」と語り，DVD鑑賞への介入はしないことになった．娘はこの行動に対して驚き，再評価時に「転ぶ前は本当にご飯を作らなかったことが多かったんだけど，転ぶ前よりしっかりするようになった」と喜んだ．

②通院のための外出練習

　通院をするということはOさんと娘にとって必要な作業であった．料理の練習と交互に外出練習を行った．階段では杖の紐を手首にかけるように助言した．病院での理学療法で練習していたため，動作的な問題はなく，受傷後の環境に慣れていないことからの恐怖心が一番の問題であった．したがって，訪問の作業療法では正のフィードバックを与え，繰り返し練習を行うことで恐怖心は徐々に薄れていき，2ヵ月後には恐怖心はなくなった．

　横断歩道を渡ることに関しては，まず，進行方向に直交する自動車が行き交っている信号をチェックすることで，青になるタイミングを見計らい，安全性を確認しながらもスタートを早めることを提案した．また，横断歩道を歩行中はなるべく早めに歩くように心掛けることも提案した．これらのことを2～3回繰り返すことにより，Oさんは点滅前に横断歩道を渡り切れるようになった．この作業の状況を娘に伝えることにより，娘はOさんの状況を把握でき，心配の軽減につながった．

③家庭維持者となるための1人で買い物に行く練習

　買い物練習では，マンションの1階に小さいスーパーマーケットが存在したため，入院中からそこで買い物をすることを前提に作業療法が行われていた．外に出るための靴の着脱用の椅子が玄関から遠くにあったため，玄関近くの壁際の邪魔にならない位置におくことを提案した．そうすることでOさんは1人で椅子を出し入れし，靴を履くことが可能となった．

　スーパーマーケットでは片方の手で手提げ袋を持ち，T字杖で歩くとバランスを崩す可能性があったため，入院中の作業療法によりショッピングカートとリュックを利用して買った物を運ぶという練習が行われていた．したがって，その時の方法を採用した．店内はあまり広くはないため，搬入物や陳列物が邪魔でリーチしきれない場合がみられた．その場合には店員に取ってもらうように依頼することを提案した．Oさんは普段，ささやくような小声であったが，店員に物の場所を聞いたり，物を取ってもらうように頼む時には大きな声を出すことができた．

　買い物は好きな作業でもあったため，Oさんは目を輝かせながらいろいろな物を手に取った．結果，重すぎて持ち運ぶのが難しく，OTに持ってもらうように依頼することがあった．したがって，入院中にも行われていたようであったが，再度1回に買う量を考えるように話しあった．買い物練習を繰り返すうちに，Oさんは多く選びすぎた場合に躊躇し，買うのを次回に持ち越すようになった．

　レジでのOさんは間違えることなく金銭を支払うことが可能であった．しかし，動作緩慢であり，リュックから財布を出し，その財布からお金を出し入れする際に通常の倍以上の時間がかかった．それによりレジが混雑するという現象が多々起こった．このことについて話し合ったが，Oさん自身は全く気にしていなかった．時間がかかるが動作自体は自立していること，財布を楽で安全な場所に入れておきたいこと，Oさん自身が後ろに並ばれることを全く気にしていないことから，この問題に関してOさんへの直接的な介入をしないことになった．しかし，Oさんの動作緩慢さからレジが混雑する現象は社会的に他の客に受け入れられず，トラブルに巻き込まれる（他客から文句をいわれるなど）可能性も否めなかった．したがって，Oさんの了承のもとスーパーマーケットの店長を含め店員数人に事情を説明し，Oさんが来店し，レジが混雑している際にはもう1つのレジを開けてもらうように依頼した．このことにより，レジが混雑することは少なくなった．

　1ヵ月ほどすると前述の問題点は解決され，1人でも1階のスーパーマーケットでの買い物が可能になるレベルとなった．娘の心配は少し残っていたが，Oさんは頻繁ではないが自発的にスーパー

へ行くようにもなり，夕食の準備が円滑に行われるようになった．

④趣味人としての作業の獲得

　料理や外出，買い物という作業が可能になることで，Oさんのエンパワメント（105頁参照）は促進された．退院時は何もやらずに家の中でTVを見ているのみのOさんであったが，作業療法以外の時間でも馴染みのお店で買い物するために1人でタクシーに乗り，1駅先のショッピングセンターへ化粧品を買いに行ったりするようになった．また，友人と連絡を取り，以前から継続していた作業であるPTAの同窓会への参加を計画するようになった．これらについて，OさんはOTに「いつも行っている馴染みのお店だから，ついでにスーパーも寄っちゃったけど，楽しかった．少し疲れたけどね」「やっとみんなに会えるから嬉しい．友達が家まで迎えに来てくれるから安心だね．いつものようにお食事して，お茶してくるの．たわいもない話だけど昔からの縁だから楽しい」と笑顔で話をされた．これらは訪問の作業療法で支援した内容ではなく，Oさん自身が自ら主体的に参加した作業であった．

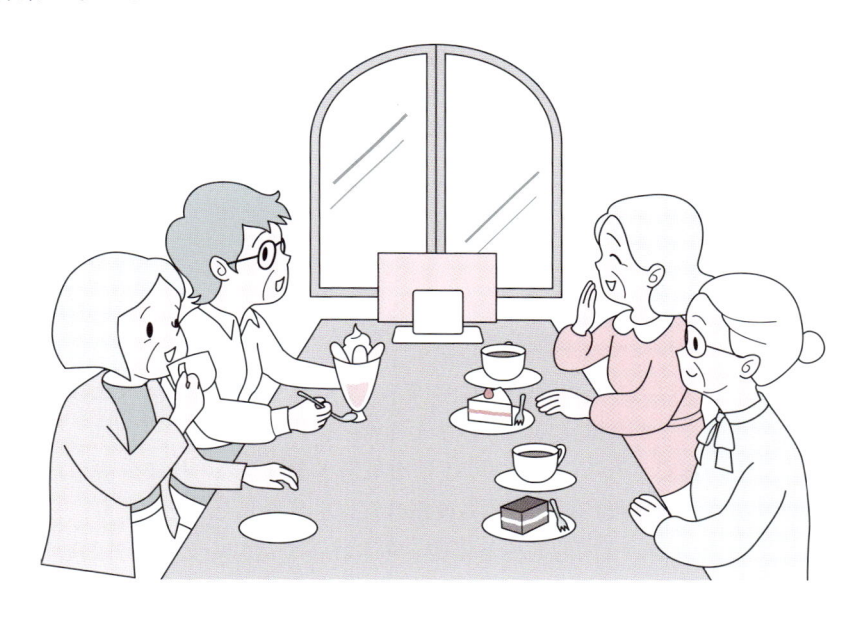

8. 作業の実現と事例に与えた影響

①作業の可能化による役割の再獲得

　Oさんは転倒による胸椎圧迫骨折を受傷し，入院中から作業に焦点を当てたアプローチをされ，ある程度の能力を有した状態であったにもかかわらず，家族の心配から作業剥奪の状態にあり，役割・生きがいを喪失した状態にあった．Oさんの役割，生きがいを再確認するために，筆者はADOCを利用した．Oさんは長年主婦という家庭維持者として行ってきた役割に戻るため，家族のために夕食を作る，買い物をするという作業を選択した．

　したがって，OTは非効率的な作業形態となっている環境を調整することと実動作訓練によりOさんの作業を可能にする支援を行った．他方で，阻害因子となっている娘の心配を軽減する支援も行った．娘とのやり取りや彼女の希望でもある横断歩道を渡るという作業を通して娘の心配は徐々

III ● 実践編

に軽減していった．これらの結果として，Oさんは自身の文脈の中で希望する作業が可能になった．これを**作業の可能化**[3,4]という．

最終的に，支援開始から約2ヵ月でOさんのADOCの満足度の結果は「料理を作る」で1から5へ，「横断歩道を渡る（屋外の移動）」で2から4，「階段の上り下りをスムーズにする」で1から3，「買い物に行く」で1から4へ改善した．屋外移動や階段昇降の満足度の上昇が少ない原因は，やはり受傷前と比較して歩きづらくなったことにあり，もう少し早く安全に移動したいと話されていた．このような場合，移動アプローチに関しては担当をPTにバトンタッチすることも非常に有用な手段であると思われる．PTは基本動作や移動に関するスペシャリストであるため，「餅は餅屋に」任せた方が良いということである．作業療法だけですべてが解決するということは決してなく，多職種を信頼し，ときには作業療法を終了し，最も適切なサービスへ移行することも対象者の幸せのためには必要なことである．

> **用語解説　作業の可能化（enabling occupation）**
> 端的に説明すれば作業ができる（作業と関われる）ようになることである．カナダ作業療法士協会が提唱している考え方で，ポラタイコが命名した．医学的な考え方や患者を治療する考え方を超えて，OTは関心領域の中心を作業におき，作業をできるようにするという役割をもつといわれている．同協会は作業療法とは「作業の知識」と「作業の可能化」の両方を兼ね備えているものであると説明している．

②広がる他への効果

訪問の作業療法ではOさんが選択した作業ができるようになった結果，当初の目的であった家庭維持者としての役割の再獲得につながった．しかし，効果はそれのみでは終わらなかったと考えられる．受傷前に家族から受け入れられなかったOさんがDVDを見過ぎて夕食を作り忘れるという現象は改善された．このことから考えると，Oさんの家庭維持者としての役割は，受傷前より健全な状態でなかったことが推察される．今回，「DVDを見過ぎないための作業療法」は行っていない．しかし，一連の作業療法で家庭維持者としての役割の獲得を目指したことにより，自分が家族のために夕食を作ってあげたいという内的期待と家族からも作って欲しいという外的期待が確認され，結果としてDVD鑑賞へののめり込みが改善されたと考えることができる．

また，作業の可能化とともに役割を再獲得した結果，Oさんは自身の生活に自信をもつようになった．今回の作業療法では介入をしていないが，自ら進んで馴染みのスーパーに買い物へ行ったり，友人たちと交流するという社会参加に関する作業に取り組むようになった．これらの買い物や友人との交流という作業は，役割というよりむしろOさんにとっての生きがいと考えることができ，Oさんは自分らしさを本格的に取り戻していったと推察できる．

このように作業療法が扱う作業には，対象とした作業の可能化により対象者が幸福になるだけでなく，直接的にアプローチした作業以外へ波及し，対象者の健康状態を一層良好にすることがある．これはまれなことではない．OTやOTを志す者は，作業がもつ力やその可能性を信じるべきであると考える．

> **おさらい**　対象者を1人の人間として捉え，支援するためには，対象者がどのような文脈をもち，今後どのような役割・生きがいを期待しているのかを評価し，アプローチすることが作業療法実践のうえで必要不可欠である．
>
> 　今回，ADOCを利用してOさんの作業について聴取した結果，Oさんが家庭維持者としての役割を期待していることがわかり，そのために必要な作業である夕食作りや買い物，移動への支援を通じてその作業ができるようになり，役割の再獲得が可能となった．さらに，これら一連のアプローチによりOさんのエンパワメントが促進され，自ら進んで生きがいとしての買い物や友人との交流の作業に取り組むようになり，Oさんらしい生活を構築していった．これはまさしく作業のパワーであったと考えられる．
>
> 　Oさんの今後については作業療法サービスから最適なサービスへの転換も視野に入れ，家族，多職種とさらに協働していく必要がある．

【文献】

1) 竹内孝仁：寝たきり老人の成因「閉じこもり症候群」について，老人保健の基本と展開，pp.148-152, 1984, 医学書院
2) 吉川ひろみ：習うより慣れる できる加減を測るAMPS, AMPS・COPMスターティングガイド, pp.48-91, 2008, 医学書院
3) Townsend E（吉川ひろみ 訳）：概要，作業療法の視点（吉川ひろみ 監訳），pp.2-10, 2000, 大学教育出版
4) Townsend E, Beagan B, Kumas-Tan Z et al（高木雅之，大塚美幸 訳）：可能化：作業療法の中核となる能力，続・作業療法の視点－作業を通しての健康と公正（吉川ひろみ，吉野英子 監訳），pp.119-177, 2011, 大学教育出版

（澤田辰徳）

コラム

私が着目したこと
―訪問リハビリテーションの現場から―

　訪問サービスはOTにとって最も魅力的な職域の1つです．なぜなら，対象者の生活そのものがそこに存在するため，必然的に作業を基盤とした介入が必要となるからです．私が勤務している訪問リハビリテーション事業所も，高齢者のその人らしい生き方の支援のために利用者の大切な作業の実現をお手伝いしています．しかし，訪問系サービスにも頭を悩ます問題があります．多職種連携の問題です．

　私たちの事業所は，回復期リハビリテーション病棟に併設されているため，必然的に退院後の訪問リハビリテーションサービスの提供を依頼されることが多いのですが，新規で立ち上げたため，認知度は高くありませんでした．ゆえに，他事業所との連携に苦戦しました．地域での支援は多職種が別事業所となることも多いため，距離的な問題からいつでも気軽に会って話すことが困難になります．また，電話連絡するも不在で捕まらないこともあり，継続的なコミュニケーションが取りにくいのです．また，ケアマネジャーとの報告書のやり取りも従来の活字だけの書類では，単なる書類の交換のみとなる危険性もあるのが現状です．しかし，対象者への真のサービスは多職種協働なくしては成り立ちません．一方で，残念ながらケアマネジャーをはじめとした多職種のOTの認知度はまだまだ低く，多くの場合リハビリ＝機能訓練，マッサージ，そして訪問サービスはエンドレスという構図ができあがっているのが現状です．私は事業所開設当初，回復期入院中に開かれる担当者会議によく出席しました．そこで，利用者の大切な作業の支援について話をして，目標を利用者，家族，地域チームで共有したにもかかわらず，数日後に送られてくるケアプランには作業の名前は見当たらず，「転倒予防，筋力増強，体力維持」といった黄金のフレーズが書かれており，愕然とした経験があります．これは1度や2度の話ではありませんでした．

　私たちはケアマネジャーに対してもOTが対象者のために何が支援できるのかを示す必要性があると考え，前述の場合には電話などで説明すると共にケアプランの変更を依頼し，一方で訪問リハビリテーションについてのパンフレットを作製しました．そして，訪問リハビリテーションの目標設定にADOCを採用しました．その理由はADOCの報告書がイラスト付きのPDFで文書化できるため，多職種の目を引き，良好な連携の一助となる利点があるからです．実際，通常の計画書・報告書と共にADOCでの目標設定の結果を送ると，ケアマネジャーからの評判はよく，目にするようでした．さらに，ケアマネジャーによってはADOCのPDFのファイルを送ったり，持参したりすると，ADOCの報告書で担当者会議を開催する方もいました．また，報告書を渡して大切な作業の支援を説明することで，「訪問リハビリはこんなことまでやるんですね」と驚嘆されることもありました．これらは，訪問作業療法，訪問リハビリテーションの啓蒙活動としても有用であると考えられます．最終的にこれら一連の取り組みにより，当事業所が大切な作業を支援する訪問リハビリテーション事業所であることが理解され，黄金のフレーズが書かれることはほぼなくなりました．そして，一度共にチームを組んだケアマネジャーからはその後作業を支援するような依頼がされるようになりました．

　訪問系サービスに限らず，対象者や多職種に対して思いが伝わらないと嘆く臨床のOTは沢山います．しかし，私たちは思いを伝える前にOTについて噛み砕き，懇切丁寧に伝える努力をしているでしょうか？OTとは一般の人にとって非常にわかりにくい職業であるかもしれませんが，私たちはOTですから，それをわかりやすく伝える術（すべ）をもっているのです．

（澤田辰徳）

3 興味・関心と価値観へのアプローチ

事例を通して伝えたいこと

◆高齢者は，自己の興味・関心に焦点をあてることなく，無為に過ごしている場合があるが，OTが意識して促すことで，無意識下の興味・関心が掘り出されることがある．
◆QOLの低い状態から，改善方向へ促すには，興味・関心を引き出し，価値観を変えていく手順が有効である．
◆価値観の変更は，多くの選択肢の中から自己で選び出すことで完了するため，時には選択を迫る必要がある．

1. 興味・関心と価値観への支援が必要な高齢者の特徴

①行動を規定する基本的な感情

興味・関心や価値観は，行動を規定する基本的な感情であり，高齢者に根付いた心のルールである．そのため支援方法は，一般論に当てはめるのではなく，独自のルールを解読し，その範囲で支援する方法がふさわしい．高齢者は，新たなルールを受け入れるよりも，経験に裏付けされたルールに従う方が，より自然で受け入れやすくなる．したがってOTは，信頼関係構築と長い人生を理解することが求められる．

②興味・関心と価値観への支援が必要な高齢者の例

(1)できる作業としている作業に差がある
(2)拒否的である
(3)あきらめの感情が強い
(4)無為に過ごしている
(5)基本的欲求に支配されている

高齢者に限らず，人は興味・関心や価値観によって行動が規定されている．行動の源である興味・関心を想起できないと，能力を有しているが行う動機がないために作業に関わらないことや，協調的に行動できずに拒否的になること，挑戦的になれずにすべてをあきらめること，行動に意味を見出せずに無為に過ごすことなどが多くなり，下位欲求段階である食事や睡眠といった基本的欲求のみに向き合う状態に陥る．このような状態を回避し，その人らしい生活を提供するため，興味・関心や価値観への支援は重要となってくる．

III ● 実践編

2. 事例紹介—83歳女性，Pさん

　事例は，83歳女性のPさんである．73歳でアルツハイマー型認知症の診断を受け，独居生活をしていたが，娘夫婦が心配して診断1年後に同居した．同居家族は仕事へ出かけるため，Pさんは日中独居となる．ADLは自立していたが，徐々にIADL能力に落ち込みがみられ，最近では火の不始末などが観察されるようになった．今回，処方されている睡眠薬の用量を間違え内服したため，昏睡状態となって救急搬送された．搬送先の病院で脳梗塞が発見され，軽度左片麻痺の診断となった．歩行が困難であったため，在宅復帰を目的としたADLと歩行機能の改善を希望され，回復期リハビリテーション病棟へ転院となった．入院当初から，「足が痛い！触らないで」と介助を拒否し，「もう歳だから良いの」や「疲れるから寝ている」と離床やリハビリテーションに拒否的であった．今後の目標やニーズも具体的には得られない状態であり，投げやりに「さっさとこの世からおさらばすることね」や「早く家に帰りたいわ」と語っていた．家族は，歩行機能と体力の回復を在宅復帰の条件とした．そして投げやりな母の姿をみていると辛くなるとも語っていた．

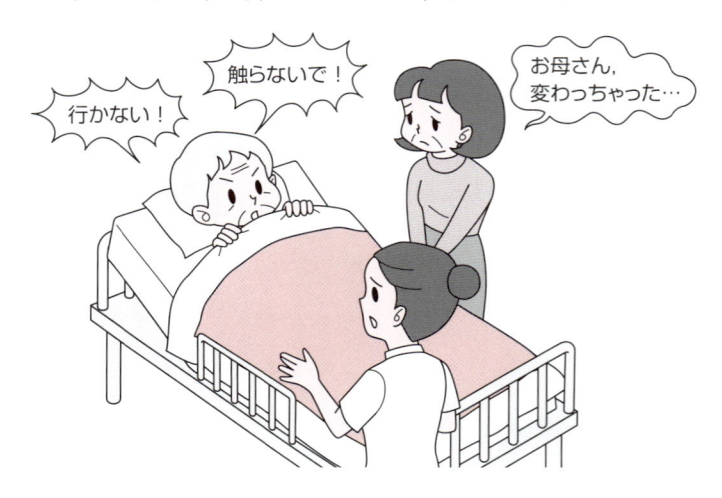

3. 事例の作業ストーリー

　Pさんは夫と3人の娘の5人家族であった．専業主婦で家を守り，家族を支えていた．3人の娘が嫁に行き，57歳からは夫と2人で生活をしていた．1年経過したころ夫が定年を迎え，2人での旅行を計画していたが，2人の生活は長く続かず，旅行に行くことなく夫が他界した．夫の退職金を銀行に預けていたが，多くの利子が発生したため，趣味である旅行を夫の分までと考え，出かけるようになった．夫との思い出の地を回っていたが，1人での旅行が寂しくなったため，友人を誘って複数人で行くように変化した．友人は海外旅行経験が豊富であり，友人の勧める海外へ，年4回ものペースで行くようになった．その後，体力的に旅行が辛くなり，近隣の温泉へ行く程度と距離，回数ともに少しずつ減少した．73歳時のアルツハイマー型認知症の診断により，次女夫婦と同居を勧められ，残った夫の退職金で2世帯住宅を新築し，次女夫婦と孫の4人世帯となった．新居へは旅行仲間が頻繁に来訪し，お茶を飲んで過ごす時間が長かった．Pさんは，そのことを「皆のたまり場」「来る者拒まずの好奇心旺盛な性格なの」と嬉しそうに表現している．

4. 作業療法評価

①活動と参加の状態

　ADLは，尿意や便意が得られないため，トイレへ行かず，ときどき大失禁していた．下衣の更衣なども下肢の痛みにより多くの介助を要し，入浴も拒否していたため，FIM[1]は60点であった（表1）．Pさんは離床を拒否し，下肢の痛みに固執しているため，本来の能力を発揮できない状態であった．しかし，作業療法の時間は，ほぼすべての動作が見守りで可能であり，介助を必要としないため，できるADLの能力は高かった．不思議と作業療法の時間以外では多くの介助を要し，活動しなかった．1日の多くをベッド上で過ごし，トイレへも行かなかった．離床の促しやトイレ誘導に対し，「足が痛いから今はだめ」と拒否し，介助を提案しても「痛いから触らないで」と離床しなかった．しかし，食事の誘いには，「またご飯の時間？行くわ」と離床していた．

表1　入院時のFIM得点

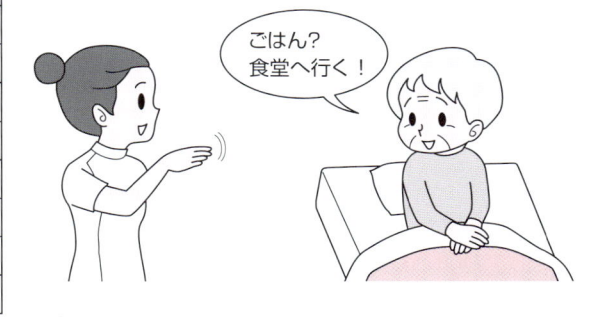

セルフケア	食事	4
	整容	3
	清拭	3
	更衣（上半身）	4
	更衣（下半身）	2
	トイレ	1
排泄コントロール	排尿管理	3
	排便管理	3
移乗	ベッド，椅子，車いす	4
	トイレ	1
	浴槽，シャワー	1
移動	歩行，車いす	4
	階段	1
コミュニケーション	理解	7
	表出	7
社会的認知	社会的交流	4
	問題解決	4
	記憶	4
合計		60

②心身機能・身体構造の状態

　脳梗塞左片麻痺の診断であるが，ブルンストロームの回復段階にて，上肢Ⅵ，手指Ⅵ，下肢Ⅵであり，随意性，スピードともに大きな問題は認められなかった．感覚も，左上下肢ともに表在覚，深部覚に異常を認めず，しびれなどの異常感覚もないなど，良好な状態であった．下肢の痛みは，左下肢全体に静止時痛を訴え，運動時に強まるもので，日中に比べ，午前中に痛みが持続するとのことであった．しかし，検査上の数値的異常が認められず，精神的な要因から来る痛みだとの診断を受けていた．また，臥床時間が長いため体力低下が顕著であり，食事の30分座位でも疲労を訴

えていた．認知機能は，HDS-R 18点であり，見当識にて4点，計算，逆唱，再生，記憶，語想起にて各1～2点の減点を認めた．

③環境因子

家屋は2階建ての戸建てであり，1階をPさんが使用し，2階で娘夫婦が生活していた．1階のリビングダイニングキッチンは共用で，家族全員が食事をする場所であった．大きな段差は存在せず，Pさんの部屋やトイレは，引戸が設置されていた（図1）．

自宅は駅近辺に建てられており，Pさんは駅から自宅周辺までが行動範囲であった（図2）．大型スーパーや商店街に買い物へ行くこと，商店街横のマンションの友人宅を訪れることが多かったが，近年はほとんど外出していなかった．年金を受給しており経済的には恵まれていたが，最近では自分で使うことは少なく，どこでどのように管理されているのかわからない，子供に任せていると話し，その分の食事と部屋が与えられていると淡々と話した．

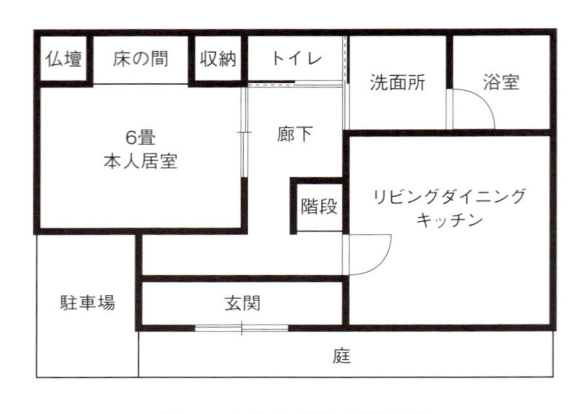

図1 自宅（1階）の間取り

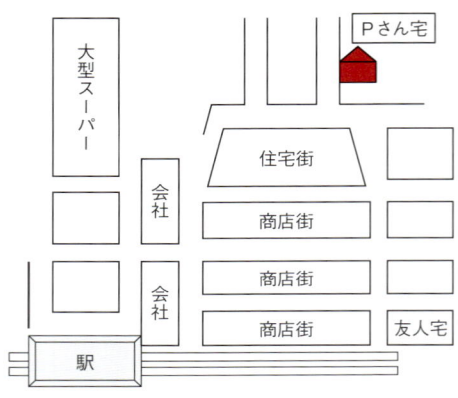

図2 Pさんの行動範囲

④QOLの評価

Pさんは，楽しみにしていた夫との旅行の希望が叶わず，寂しい思いを引きずっている．入院前の生活は同居家族がおり，寂しい思いを社会的にはしない環境であるが，自らを「居候」と表現し，肩身が狭いことを語るなど，精神的には寂しい思いをしていた様子である．入院後も，「もう歳だから」と離床やリハビリテーションを拒否するなど，前向きな予期をもっていないように感じることから，QOLは高くないと考えられる．

5. 興味・関心と価値観の評価

Pさんは離床に拒否的であったが，食事や作業療法でのADL介入には協力的であった．そのため，何らかの思いが隠されており，食事やADL介入以外の離床を拒否していると考え，詳細な評価が必要だと考えられた．そこでOTはベッド上で可能な高齢者版興味チェックリストの実施を試みた．しかし，「何？それ，面倒ね」と拒否的であったため，毎日続けていた自由会話の中に組み入れて実施した．その結果，「知人を訪問する」や「旅行」で強い興味があると答えた．また，「ペットや家畜」と「ドライブ」に少しの興味を示した．

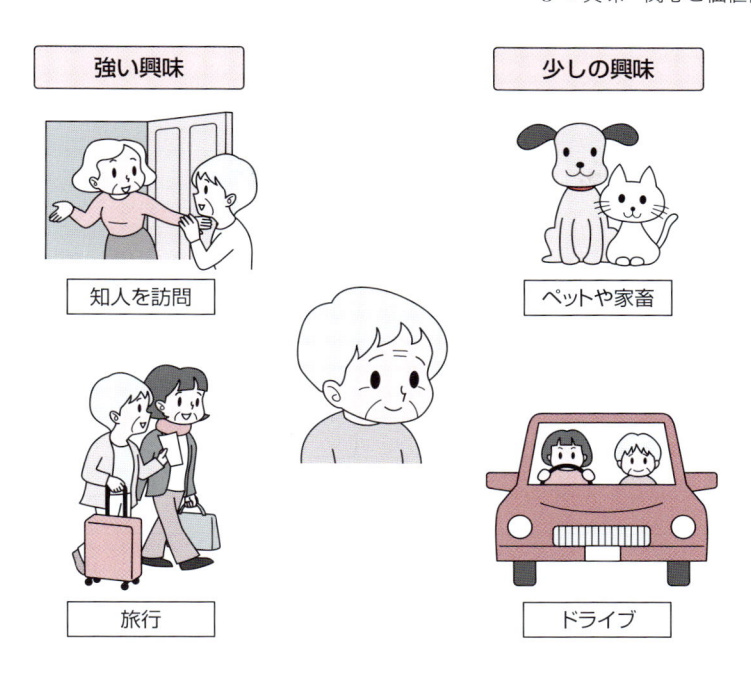

「知人を訪問する」では，夫と死別してからは知人を訪問することや訪問を受けることが日課になっており，心の支えであったことや，これからも続けたいと強い興味があることを語った．「旅行」では，さまざまな海外旅行の出来事を語り，話が止まらなかった．旅行したことは宝と語り，今後も近隣で構わないから旅行を楽しみたいと強い興味について述べた．「ペットや家畜」では，幼少期に犬や鯉を飼っていた記憶を思い返し，とても充実していたと語り，大人になってからは，さまざまな事情でペットを飼う機会に恵まれなかったため，今後はできる範囲でペットを飼ってみようかしらと，少しの興味を示した．「ドライブ」では，「すべて娘の運転する車での移動が多いわね」と語りはじめ，「でもそこから見える景色がとても好き」「ドライブも旅行みたいなもの」と「今後も娘に感謝しながら，連れて行ってもらいたいけどね」と少しの興味を示した．

続いて，作業に対する意志の表出から，最適な環境や働きかけを見出すため，意志質問紙 Volitional Questionnaire（VQ）[2] を実施した．VQ は，興味チェックリスト実施時に得られた情報から「お茶入れ」「会話」「旅行雑誌読み」「歩行」「買い物」の5つの作業で実施した（**表2**）．

VQ の結果から，「お茶入れ」「会話」の取り組みが良好であること，「好奇心を示す」「プライドを示す」「好みを示す」「他人に関わる」の項目で点数が高くなること，「行為／課題を始める」「挑戦を求める」「もっと責任を求める」「完成や成就に向けて活動を追及する」「活発でエネルギッシュである」「目標を示す」の項目で点数が低くなる傾向がみられた．ここから，お茶入れや会話など，入院直前まで行っていた交流を含む活動への取り組みが良好であることがわかった．そして要素別

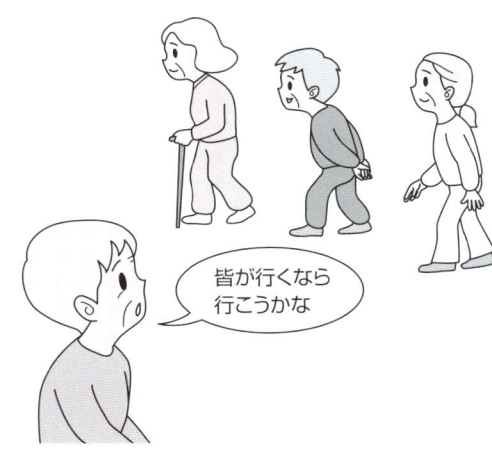

表2　PさんのVQ結果

評価領域	評定尺度				
	お茶入れ	会話	旅行雑誌読み	歩行	買い物
好奇心を示す	4	4	4	2	4
行為／課題を始める	2	4	2	2	2
新しいことをやろうとする	1	4	1	1	2
プライドを示す	4	4	4	4	4
挑戦を求める	1	1	1	2	2
もっと責任を求める	1	1	1	2	1
間違いを訂正しようとする	4	4	1	2	1
問題を解決しようとする	4	4	1	2	1
他人を援助しようとする	4	4	1	1	1
好みを示す	4	4	4	4	4
他人に関わる	4	4	4	4	1
完成や成就に向けて活動を追求する	2	4	1	2	1
活動に関わり続ける	4	4	2	2	4
活発でエネルギッシュである	2	4	1	1	2
目標を示す	1	4	1	2	2
ある活動が特別であるとか重要であることを示す	4	4	1	2	2
合計得点	46	58	30	35	34

1（P）：受身的，2（H）：躊躇的，3（I）：巻き込まれ的，4（S）：自発的

の分析からは，好奇心が高いが行為を開始せず，責任や目標をもちにくく活発になれないため，活動を途中で終えてしまうことがわかった．これには，プライドや好みが関与している可能性がある．また，他人と関わる要素は大きな意味をもつ可能性があることも読み取れる．

この2つの評価結果を統合して解釈を行うと，他者との交流に高い関心を示し，価値がある可能性が高いと考えられる．欲求は所属・愛情欲求段階である．そして，Pさんの作業療法は，偶然にも同室者のリハビリテーション時間と重なっていた．この要因が大きく働いたために，作業療法のみが拒否なく介入できた可能性が考えられる．

6. アプローチの方針

Pさんは「早くこの世からおさらばしたいわ」と表現するように，回復への意欲が低い．そのため，回復期リハビリテーションのプログラムを窮屈に感じ，病院が求める価値とPさんの価値に差が生じ，拒否的な発言や行動をもたらしていると考えられる．しかし，欲求が所属・愛情の段階にとどまっているため，所属感を無意識的に重要視し，行動を促している側面もある．元来の好奇心旺盛な性格もあり，動機付けられた活動には躊躇なく取り組める可能性もあるが，動機付けられた活動が少ないことが臥床傾向につながっている．そのため，興味・関心や価値観の評価結果から，所属感を戦略的に利用し，好みの活動を提供しつつ，プライドを満たす方法の提供を行うというアプローチの方針を定め，活動を動機付け，行動を促すことを目標とした．また，欲求を所属・愛情欲

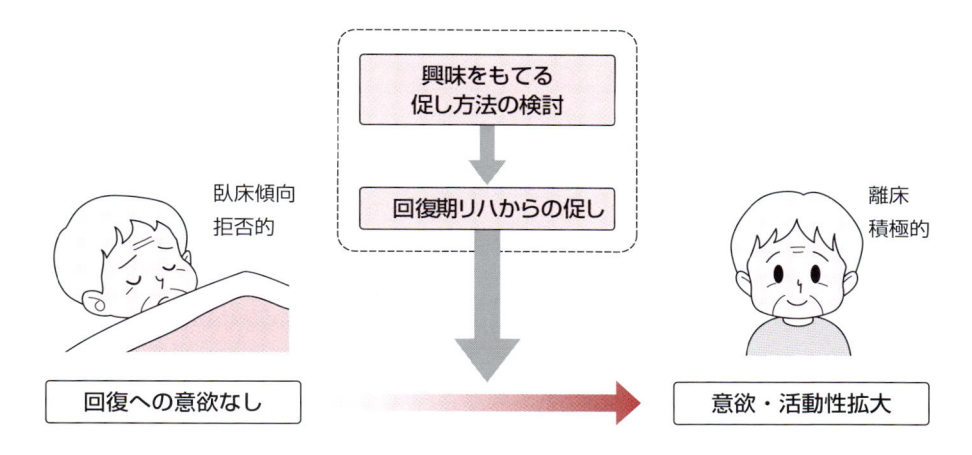

求から尊重欲求の段階へ引き上げるために，役割遂行と所属グループの中で得られる達成感など承認の感覚も入力し，自己評価を引き上げることも方針とする．その結果，感情の中に押し込めてきた興味・関心を呼び起こし，離床および活動性の拡大につながると考えられる．

7. その人らしさの支援（経過）

①所属感の入力―離床の開始―

　Ｐさんは同室の一員であるという所属感を大事にしているため，その感情を活用した離床プログラムを実施した．最初に同室者との関係を確かなものとするため，院内で行われている喫茶の時間を利用し，毎週１回，１時間程度，コーヒーを飲みながら会話できるような環境作りを行った．「コーヒー？今はそんな気分じゃない」と拒否的であったが，同室者が行く際，「みんなで行きましょうよ」と誘うと，「行ってみようかしらね」と重い腰を上げた．Ｐさんはコーヒーを楽しみながら，旅行の話を披露し，同室者はその話に聞き入った．その結果，グループの中心的な存在になっていった．この所属感の入力により表情は明るくなり，同室者と話をすることが多くなっていた．それと同時に，「年だから」や「早くこの世からおさらばしたい」などの悲観的な発言はなくなった．

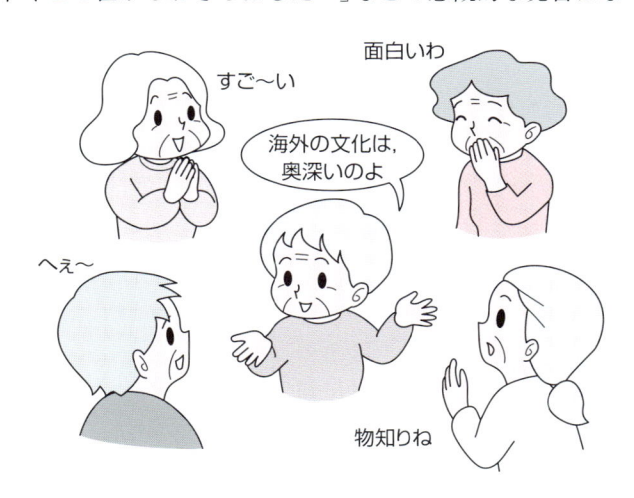

②コミュニティー作り―活動的な生活に向けて―

　同室者との喫茶を続けて2週間経過したころ，同室者の1人が退院した．Pさんは「あの人，いつもリハビリへ一番に行って頑張っていたのよ．頑張ると良いことあるのね」と語り，「毎日話してたから，退院は嬉しいけど，やっぱり寂しいものね」と担当OTへ話した．「私はいつになったら退院できるんだろうね」と話しながらも，理学療法室や言語聴覚室も拒否なく行くようになっていた．しかし，リハや食事などのADL以外の時間は臥床し続けた．そのため新たな所属感の入力と価値のある作業を探すため，喫茶の会話に耳を傾けると，「皆で一緒に旅行に行きたいわね」という話が聞こえてきた．旅行は難しいが，皆で散歩に行くことはできるとOTが伝えると同室者は喜んだ．その反応を見てPさんは，「行ってみたい」と語った．後日，同室者と3人で敷地内の池までの散歩を実施したところ，結果は大好評であった．そこでPさんは「また来たい」と語ったため，定期的に実施することを提案し，その日の散歩を終了した．その後，Pさんは他病室の人にも声をかけ，散歩グループの仲間作りをするようになったため，臥床が減り，廊下や食堂などで他患と話をして過ごすようになっていた．

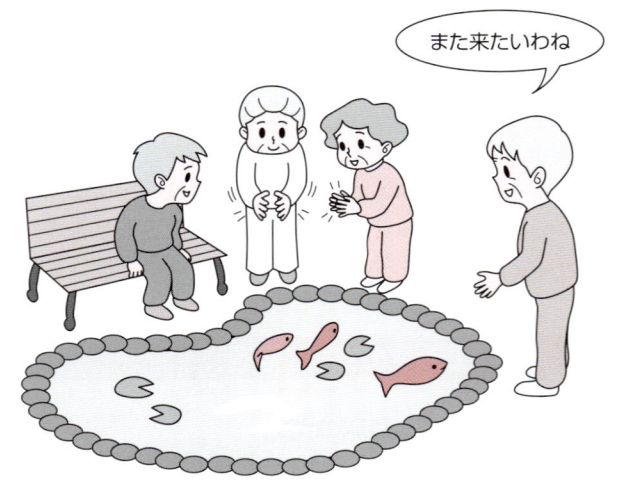

③役割の提供―活動的な生活の構築―

　散歩を2回実施すると，Pさんの広報により参加者は6名となっていた．その中でPさんは，リーダー的役割を担い，他者への気配りを行うようになっており，足取りはしっかりしたものになっていた．鯉の餌やりの役割を提案すると，「懐かしいわね，やろうかしら」とうれしそうに語り，「皆でやったら楽しそうね」と他患のことも考えていた．散歩の活動グループを代表するPさんへ鯉の餌を渡すと，参加者全員に分けるための紙コップが欲しいと申し出てきた．また，「みんなのおかげで私は歩けるけど，車いすの人は可哀相で」「でも餌やりの時は楽しそうで良かった」と語り，散歩時間前に餌を自ら準備するようになった．雨の日には，「今日は誰も行けないけど，鯉は大丈夫？」と心配し，責任感も芽生えていた．

　家族の面会時に，Pさんは毎回，仲間との活動やさまざまな役割を語った．その変化も感じた家族は，主治医に「母が，何だか若返ったような気がします」「入院前より元気になった感じです．いつ退院しても一緒に生活できると思います」と話した．退院が近くなりPさんは，「また友達に会うのが楽しみなの，あと金魚でも飼ってみようかしら」と語り，金魚の餌を買いに行くなどしていた．OTが外出方法や頻度をPさんに確認し，必要な助言を行った後，退院となった．

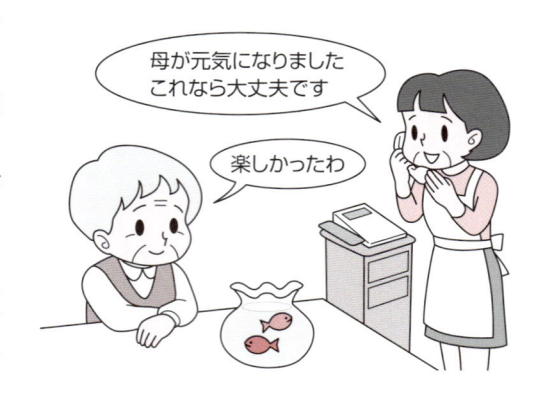

8. 作業の実現と事例に与えた影響

①悲観的な状態から興味・関心を確認することで解決の糸口が見えた

　Pさんは下肢の痛みに固執し，痛みが生じない生活を目指し，日々を過ごしていた．そのため，動かないこと，寝て過ごすことが価値の中心を占めるようになり，「痛いから触らないで」とその価値に基づく行為を選択することに興味や関心がおかれていた．その状態は，自己の問題に焦点を当て続ける行為であり，新たな興味・関心が発現しにくい高齢者にとっては苦痛な日々となる．Pさんも「さっさとこの世からおさらばしたい」と悲観的になっていた．しかし，興味・関心の評価を行うことで，隠されていた「他者との交流を重要視している」要素や「行動を規定する動機がない」要素が明らかとなった．この要素の理解が，Pさんと協業しながら作業療法を実施するうえで，欠かせない信頼関係を生み出した．

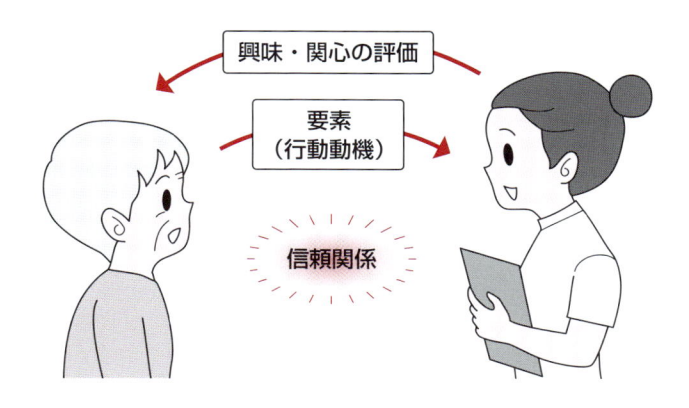

②興味・関心評価の利用により活動する動機が得られた

　Pさんは，痛みが出ない生活を目指していたが，無意識的に同室者と協調的に過ごすことを選択しており，所属感を得ていた．その感情を利用し，喫茶の時間に同室者と話をする環境提供を行い，離床を促した．Pさんは，痛みを抑制する行為と同室者との協調性を維持する行為の中で葛藤し，同室者との協調性を選択した．この選択により，Pさんは安全欲求から所属・愛情欲求へと大きな一歩を踏み出した．多くの時間を費やした旅行の話が受け入れられ，交流することへの興味が再燃した．どのようにすることが交流を促進するのかを理解しており，交流の範囲を大きく広げ，所属・愛情欲求を満たすこととなった．旅行の話は他患から大きく認められ，リーダー的存在となり，承認欲求を満たし，明るさを取り戻した．明るさは，痛みの固執からPさんを解放させ，新たな関心を探索する余力を生み出すことにつながった．

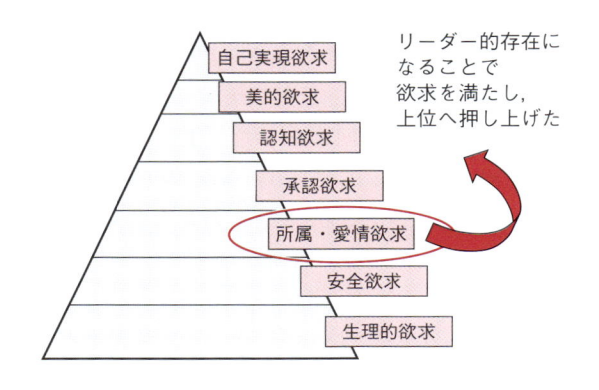

表3 退院時のFIM得点

セルフケア	食事	7
	整容	4
	清拭	4
	更衣(上半身)	7
	更衣(下半身)	7
	トイレ	4
排泄コントロール	排尿管理	4
	排便管理	4
移乗	ベッド,椅子,車いす	7
	トイレ	7
	浴槽,シャワー	5
移動	歩行,車いす	7
	階段	5
コミュニケーション	理解	7
	表出	7
社会的認知	社会的交流	7
	問題解決	7
	記憶	4
合計		104

③興味・関心評価の利用により活動が強化された

　Pさんはその後，同室者の退院により若干の落ち込みをみせた．これは所属感の源である他患からの正のフィードバックが減少したためである．同室者の退院により所属欲求が揺らいだが，すでに高次の欲求である承認欲求段階に入っていたため，悲観的にならず，なぜ退院できたのかという部分に関心を向けることができた．「頑張ると良いことあるのね」と頑張ることに関心を置き，そこにふみとどまった．その時点で「皆で散歩へ行く」という新たな活動が提供された．Pさんにとっては，散歩そのものではなく，所属感の源である同室者の反応に価値があった．同室者は散歩の提案を喜び，その姿を見てPさんも「行ってみたい」と語った．Pさんは大好評であった活動を広めたい，皆にも教えたいという承認欲求に起因する行動に興味がおかれるようになった．その結果，参加する仲間を探し，活動量が増え，体力や筋力ともに大きな回復をした．退院時にはFIM(表3)が104点となり，ADLも大きく改善した．人との交流も増え，新たな興味・関心を受け入れる心の余裕が増えていった．この余裕が，人への気遣いや責任感を生み出し，家族へ若返った印象を与え，家でも金魚を飼うという新たな興味を発現させるようになった．

　このように，興味・関心や価値観に裏付け

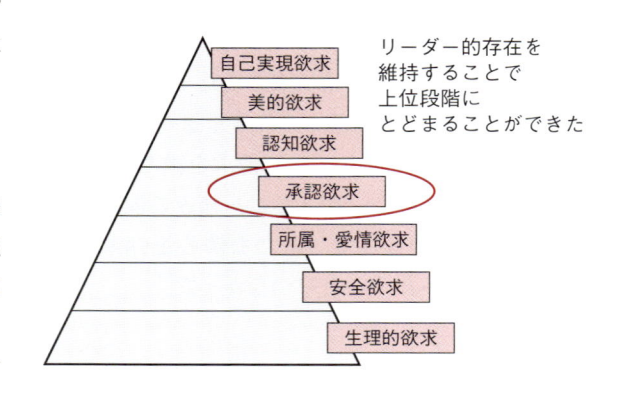

されることで，行動の動機が強化され，大きな結果を残す可能性がある．当たり前，普通と考えられている興味・関心や価値観は，作業療法の標的として焦点をあて，アプローチに活用することが求められる．

> **おさらい**
>
> 高齢者に対する介入は，本人すらも認識していないかもしれない興味・関心や価値観の感情を理解することから始めなければならない．この評価には，些細な行動や言動にも注視し，捉える能力と分析する能力，さまざまな反応を引き出す作業提供，想いを表出させる信頼関係が不可欠である．
>
> 今回は，痛みにより離床を拒否するPさんに対し，利点であった拒否なく行動する場面に注目して興味・関心や価値観の評価，分析を行った．他者との交流を重要視している要素の理解から突破口が開かれ，欲求を満たすことで興味・関心を生み出す心の余裕が作り出された．新たな興味・関心の発現がPさんを強く後押しし，作業的な存在へ変化させた．
>
> 本事例を通して得られた結果から，興味・関心や価値観への介入は，①行動動機の理解，②行動動機の利用，③行動動機の強化の順で実施することが望ましいと考えられる．

【文 献】

1) State University of New York at Buffalo（千野直一 監訳）：FIM 医学的リハビリテーションのための統一データセット利用の手引き 第3版，1991，慶応義塾大学医学部リハビリテーション科
2) De las Heras CG, Geist R, Kielhofner G（山田孝 訳）：意志質問紙使用者手引 第4版，2009，日本作業行動学会

（藤本一博）

4 「できる」と思う気持ちへのアプローチ

事例を通して伝えたいこと

- ◆大切な作業を「できる」身体的能力があっても，「できる」気持ちがもてない対象者も存在する．
- ◆高齢者の大切な作業が達成されるためには，身体的な遂行要素の評価のみでは不十分であり，対象者自身の「できる」という気持ちの評価が重要である．
- ◆「できる」と思う気持ちは本人の能力の自覚や自己効力感といった対象者の意志の問題に左右される．
- ◆「できる」と思う気持ちを評価するためには，対象者の過去の作業ストーリーや価値観をふまえた文脈，すなわち「どのような人であったか？」を知ることが1つの手助けとなり得る．
- ◆対象者の強みを支援するには，その人の能力の自覚を促すことが重要である．

1. 「できる」と思う気持ちへの支援が必要な高齢者の特徴

①「できる」と思う気持ちを失いがちな高齢期

できるという気持ちは自信として表現され，それは「能力の自覚」と「自己効力感」が関係する．しかし，高齢者にはさまざまな面から自信を失いやすい．それは加齢に伴う心身機能の低下や親しい人との死別など，社会的要因によるものなどがあげられる．

- ・高齢者自身の心身機能（身体的・知的）の低下
    - 例：自分の若い時との比較
    - 「若い時は駅まで歩いても平気だったのに．今は膝が痛くてだめだわ」
    - 「また予定を忘れちゃった．こんな風になっちゃってぼけちゃったのね」
- ・社会的（環境的）要因による喪失体験
    - 「仕事を辞めてから何もやる気が起きない」
    - 「またお友達が亡くなっちゃった．次は私の番かな」

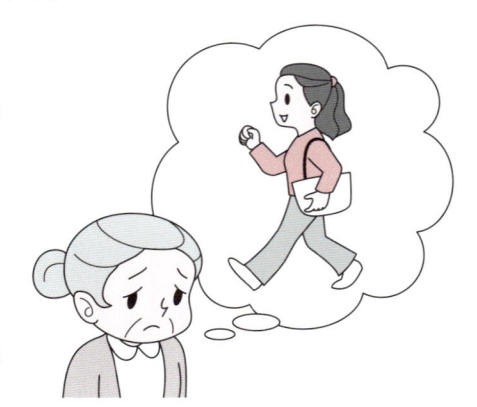

これらの喪失体験は能力の自覚の低下となり，自己効力感の低下につながる．このような能力の低下の自覚や環境要因による自己効力感の低下に抑うつ状態などが伴うと，結果として大切な作業に取り組むことが少なくなり，生活の低下を招くようになる．

②体が動いても「できない」と思うことがある

加齢や疾患に伴い，若い時ほどは動けないにしても十分に身体能力，知的能力がある高齢者も多

く存在する．しかし，大切な作業の遂行能力があるにも関わらず，このような高齢者が作業を実施しないことがある．この背景にはその人自身の「できる」気持ちが大きく関与している可能性がある．したがってOTは高齢者の「できる」という気持ちを支援する必要がある．

「やらない」「できない」と思う背景には前述のように昔の自分と比較したりなどして，すでにそのような能力がないと思い込んでしまうことがある．また，やらなくてはいけないという役割や環境など，さまざまな要因の変化により作業に対する動機が低下し，「できない」と思うようになることがある．

2. 事例紹介—70代女性，Qさん

70代女性のQさんは幼児期に熱性痙攣により小児麻痺となり，上肢に麻痺はなかったが左下肢に麻痺が残存した．その後はADLに問題もみられず，定職にも就いた．20年ほど前，転倒により右手関節脱臼および前腕骨折をきたし，その後遺症で若干の関節可動域制限を呈したが，生活上問題はみられない程度であった．現在，妹と2人暮らしであり，介護サービスは利用していなかった．しかし，今回自宅で転倒し，右大腿骨転子下骨折を受傷した．約1ヵ月の急性期病院での加療後，リハビリテーション目的で回復期リハビリテーション病院に入院した．入院時には担当医師より全荷重の許可が出ていた．

3. 事例の作業ストーリー

幼児期に発症した小児麻痺により，小さいころから障害を負いながら生きていくことになった．母親が障害をもった体であることを心配し，「外に出られないから家でできる趣味をもてるように」ということで大正琴を習わせた．それ以来，趣味としてずっと続けている．負けず嫌いで，健常者の人たちには負けたくないという気が強かった．成人してからは障害者雇用で市役所に勤め，定年後も市役所で継続して働いた．その間，市長賞などで表彰されたこともあった．他方では，社交的で障害者の人たちで結成する集まりである福祉の会で手工芸などを一緒にやり，その中でもリーダー的存在だった．健常者よりも秀でたQさんの生き方について，本人も家族も誇りに思っていた．

4. 作業療法評価

①活動と参加の状態

初回のFIM合計得点は99点（更衣・下衣が3点，車いす移乗6点，トイレ移乗5点，トイレ動作5点，浴槽移乗はシャワー浴で1点，清拭3点，移動・車いす6点，記憶6点，階段1点，その他7点）であった．また，病棟ADLでは介助を依頼することが多く，痛みを看護師などに訴える回数も多かった．トイレ動作のみは「自分でできます」という発言がみられ，入院間もなく自立となった．看護師からは「できるはずなのに，Qさんはやろうとしないのが

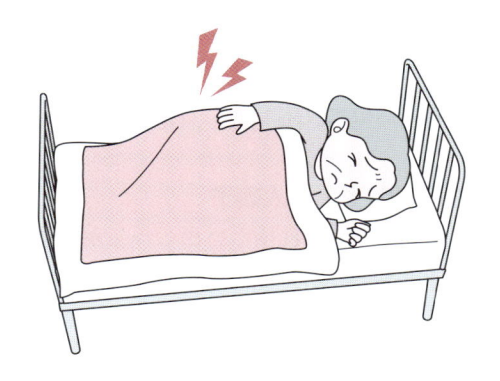

問題よね」といった発言が聞かれた．

　今後の目標と活動や参加の状態を把握するために初回面接を行った．Qさんは常に顔をしかめ，険しい顔であることが多かった．セルフケアについては，「今は靴下やズボンを履くときに手が届かなくて困っている．お風呂を手伝ってもらっている」と話した．トイレも自立してはいなかったが，「トイレはそこまで困っていない」と話した．生産的活動については，妹と2人で家事を分担していたことを語った．「自分の役割は洗濯をすることで，帰ってからもやりたい」と述べた．さらに「洗濯は洗濯機がやってくれるが，洗濯を干すのが大変そうだ」と述べた．余暇活動については，「お母さんが習わせてくれた趣味の大正琴を再びやりたいし，そのためには正座をする必要がある」と語った．また，「福祉の会の参加は自分の大切な作業であり，また復帰したい」と述べた．しかし，「今は車いすであり，まずは身の回りのことからやらないと」ということであった．

　Qさんのやりたい，やる必要があると思う作業は以下の通りで，協議の結果，まずは更衣と入浴に関してアプローチすることになった．

・更衣（下衣，靴下）が1人でできる
・1人で安全に入浴する
・洗濯物を干す
・大正琴を弾く（できたら正座で）
・福祉の会（障害者の会）に参加する

　更衣と入浴の状況を把握するために観察を行った．動作全般にわたって顔をしかめていた．下衣更衣では，右下肢を通した後に引っ張り上げるのに自分で工夫をして孫の手を使用していた．下衣に右下肢を通す際に手が届かず介助を依頼した．しかし，努力すれば1人で可能であった．医師の指示により入浴はシャワー浴のみであった．車いすからシャワーチェアーの移乗時に右下肢に荷重すると強い痛みを訴え，顔をしかめた．洗体はシャワーチェアーで座位にてしていたが，下腿から足部にかけてリーチが困難であった．リーチ時には右下肢骨折部の痛みを訴えていた．また，背部の洗体にも介助を依頼した．困難な動作では，すぐに「できないです．手伝ってください」と発言する姿がみられた．

②心身機能・身体構造の状態

　医師の指示では骨折部に問題はなく，全荷重が許可されていた．更衣，入浴に影響する心身機能上の問題は，股関節の屈曲制限や痛みのために足にリーチできないことであると考え，評価を行った．右股関節屈曲角度は100度で，右股関節屈曲のMMTは4であった．痛みの評価スケールであるNRS（Numerical rating scale）の初期値は運動時右股関節部に5/10であり，安静時痛はみられなかった．痛みの原因は術創部の癒着や関節軟部組織性拘縮の伸張などが考えられた．精神的に痛みに過敏に反応している様子もうかがえた．

③環境因子・個人因子

　環境因子では洗濯と外出の作業が問題となった．洗濯機は全自動式であったが，洗濯干し場までは2階まで行かなくてはならないとのことであった．福祉の会はバスなどで出かけていたことが聞かれ，屋外やバスなどの公共交通機関の環境も問題となることが考えられた．

　Qさんの個人因子の一部は面接中に聴取した．Qさんは過去には障害者でありながらさまざまな

ことにチャレンジしてきたことを語った．また，妹に迷惑をかけたくないし，自分でできることは自分でしたいと述べた．障害をもちながらも健常者と同様に生活することに価値を置き，そのような自分に誇りをもっていたようだった．

④QOL の評価

Q さんの QOL は良好とはいえなかった．日常の生活では，常に顔をしかめており，決められたプログラム（リハビリや食事など）以外は主体的に参加する作業がなく，ベッドで横になっていることが多かった．また，同室の R さんと些細なことでトラブルになることがあった．R さんも大腿骨を骨折しており，Q さん以上に依存的な方であった．Q さんは「R さんはいつも手伝ってもらっているのに，私はやれっていわれる」と愚痴をこぼすこともあった．

5.「できる」と思う気持ちの評価

Q さんは理学療法や作業療法に受身的であり，痛いからできない，触らなくても良いといった発言がみられ，特に理学療法ではリハビリテーションを拒否する場面もみられた．したがって，作業療法のみならず理学療法でも積極的に生体力学[1]的なアプローチや歩行練習などが行えない状況であった．病棟では受身的で，看護師や介護士に過介助と思われるほどの介助を要求していた．Q さんには関節可動域制限や疼痛といった身体機能の問題がみられたが，生活において実際の能力より活動できていなかった．そのため，作業療法では Q さんとの会話や観察の中から「できる」と思う気持ちへの評価をすることが重要であると考えられた．

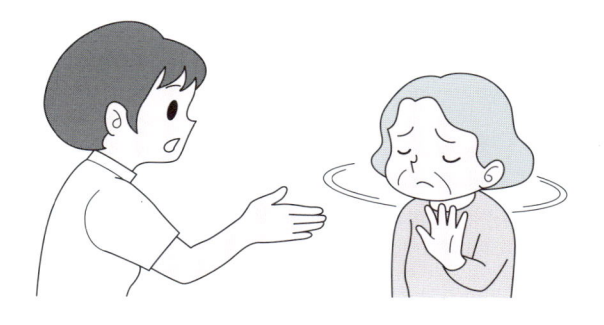

> **用語解説　生体力学**
> 生体力学は力学（kinetics）あるいは運動学（kinematics）の原理に基づいている．日常の作業遂行における機能的動作の根底をなす筋骨格系の問題を扱い，身体がどのように作られ，また動作を成し遂げるためにどのように用いられるのか理解することに関心が向けられている．

会話の中で病棟での更衣の実行状況を聞くと，Q さんは「ダメです」とか「痛いから，何をやってもダメです」と答えた．一方，過去の話については非常に自信がみなぎる顔つきで饒舌に語った．「仕事は本当に長く続けてきたんです．それは誇りですね．その中で賞をいただいたのは本当にうれしかった．その賞は健康な人でもそんなにいただける賞ではなかったんです」「大正琴はね，母親もやっていたんです．これもずっと続けてきて，発表会とかにもよく出たんですよ．それで皆さんに披露させていただいたんですね．大正琴はみんなでやるから，私がいないとねぇ．正座できないと一番

III ● 実践編

困るんです．こんな体でできるのかなぁ」「福祉の会ではいろいろ他の人にも教えてあげていたんですけど，楽しかったですよ．ちょっとした小物を作ったりとかして，本当に楽しかった．骨を折る前までは本当に色んなことができていたんですけど，今はこんな風になってしまった．元に戻れるんでしょうかね」と現在の話になると途端に表情は曇った．

これらのことから，障害を抱えながらも誇りをもって活動的に生活していたQさんは，今回の受傷により自尊心や有能感を喪失し，実際の運動障害よりも過度に「できない」と思う気持ちになっていたことが伺えた．

6. アプローチの方針

Qさんは骨折後の能力の低下と疼痛の問題に悩まされており，トイレ動作など自分でできることもあったが，その改善が実感できないことから何もできなくなったという自己効力感の効力予期（85頁参照）に対して不安に感じていた．また，周りから自分があまり心配されていないこと，Rさんの方が心配されていることに不満をもっていた．したがって，Qさんが前向きに生活できるように，Qさんの「できる」と思う気持ちを強化するとともに，疼痛と関節可動域制限に対する生体力学的アプローチによる作業遂行障害の改善と実際に作業を行うことによる作業の可能化を方針とした．

そこで実際に下衣（靴下など）を履くことや入浴できることに焦点を当てていくことになった．

7. その人らしさの支援（経過）

①Qさんの「できる」気持ちを後押しする

Qさんは作業中の動作ができていたとしても，何につけても「ダメです」といったネガティブな発言が聞かれた．表情は暗く，笑顔はまったくみられなかった．お風呂のまたぎや洗体を意識した立位や座位を伴う練習では，またぎ以外の動作自体はできていたにもかかわらず，「ダメ，こんなんじゃあできているうちに入らない」と答えた．OTは当初「そうですか」などと共感するだけであったが，Qさんの評価結果から声掛けを変えることにした．そして，Qさんに1つ1つの動作に自信をもってもらえるようにストレングスアプローチ[2]を参考に，良いところを確認する支援を試みた．実際には，「これは上手にできましたね」「今の動作はよかったですよ」といったように，できている動作について1つずつ確認し，正のフィードバックを常に返すことを心掛けていった．後述のくす玉作りの効果と相まって，結果Qさんのネガティブな発言は徐々に減っていった．作業療法での股関節の関節可動域練習，および理学療法自体の拒否や歩行訓練への拒否もなくなっていった．それに伴い，生体力学的アプローチの実施をPTに委託した．

> **用語解説　ストレングスアプローチ**
> 対象者のリソース（対象者の内側にある強さ，長所，すばらしいところのストレングスのみならず，対象者の内側と外側にある資源のこと）を重視するアプローチ．楽観主義的支援と呼ばれ，「家族や個人の肯定的資質を探究する支援」といわれる．

靴下を履く練習では，はじめは「絶対無理です」といって実動作の練習を完全に拒否していた．したがって，OTはまず足元にリーチする模擬的な練習を取り入れたが，OTが賞賛しても「いい

4 ● 「できる」と思う気持ちへのアプローチ

えダメです．これじゃあ」と言っていた．しかし，賞賛の声掛けを続けていくと，Qさんは「ダメだと思うんですけどねぇ」といったように完全に否定することがなくなり，険しい表情も緩んできた．股関節の関節可動域が少し改善したところで，OTが「以前に比べて上手になってきたと思うので，そろそろ靴下を実際に履く練習をしてみませんか？」と声掛けをすると，「そうですか？やってみますか？」といった発言が聞かれるようになった．そのようにして，実際に靴下を履く練習や入浴のまたぎ練習などにも取り組むようになり，Qさん自身から「うまくなりましたか？」と主体的にOTに確認する場面もみられてきた．最終的には，靴下を完全にリーチして履くことができるようになり，朝，自分で靴下を履き，OTに「できました！」と喜ぶ姿をみせるようになった．入浴においては，「またぐことが家で大変だったら，椅子を使ってやってみます」などと自ら意見を出してくるようになった．

②**手工芸への興味**

前述のストレングスアプローチを参考にした支援によってQさんに少しずつ変化が見え始めたころ，Qさんは自室でRさんの手工芸作品に目をやった．Rさんは作業療法でくす玉を作っており，それをベッドサイドに飾っていた．Qさんは「あれいいなぁ．あんなきれいなの作れるかなぁ」とOTに話した．OTはQさんに「一緒に作ってみますか？」と提案した．そうするとQさんは嬉しそうに「いいんですか？」と話した．QさんとOTは協議し，ADLの練習と並行してくす玉作りを行っていくことにした．

くす玉作りは折り紙でパーツを作り，それを最終的に組み合わせるという工程だった．OTはQさんに作り方を教えるとともに，ストレングスアプローチを参考に良い点を褒めることを心掛けた．Qさんは本当に上手に折り紙のパーツを作り上げ，OTは「とっても器用ですね」「本当にきれいにできていますね」といった正のフィードバックを繰り返した．Qさんははにかみながら「そんなことないですよ」と話したが，その顔は笑顔で満ち溢れており，OTはネガティブなQさんがこんなに素敵な笑顔ができるんだと感じ，手ごたえを得た．Qさんはもともと福祉の会で手工芸を楽しんでやっていたこともあり，「こういう細かいことは好きなんです．楽しい」と言い，主体的にくす玉作りの活動に取り組むことができた．このようなやり取りの中で，Qさんの発言はどんどん前向きになっていった．このころには，同室のRさんとくす玉作りに関して共通の話題ができるようになり，Rさんとも建設的に話すようになった．結果Rさんとの仲も良くなり，同室トラブルは解消された．

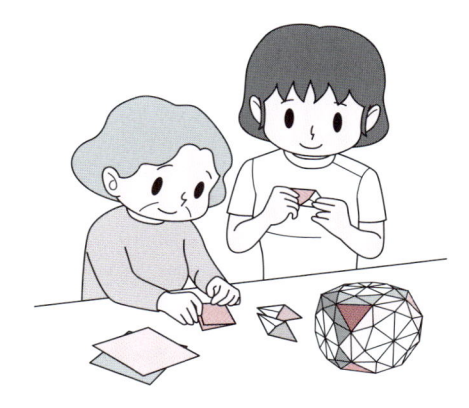

くす玉のパーツが多くそろって来ると1つ1つ出来上がるごとに達成感を感じていた様子であった．OTは完成を意識してもらい，さらに達成感を得てもらおうとパーツを仮合わせして示すようにした．するとQさんは「もうちょっとで完成しますね．うれしい」といった発言が聞かれた．このころには理学療法への拒否もなくなり，歩行訓練にも取り組むようになっていた．

Qさんはくす玉が完成した時には声をあげて喜び，感動した様子であった．そして，「部屋に飾ります」と嬉しそうに語った．くす玉作り終了後もQさんは退院まで，牛乳パックでの小物作りや他のアクセサリーなどを作る作業に進んで取り組み続けた（図1）．また，Qさんはくす玉が完成し

てから「自主トレをやってみたい」と言うようになった．以前は触られるのも立つのも拒否していたが，自ら進んで平行棒で立つことをはじめ，最終的に歩行の練習に取り組むようになった．持ち前の負けん気や努力が発揮され，夕食後に他の患者が部屋に帰る中，たった1人でも黙々と練習するようになった．

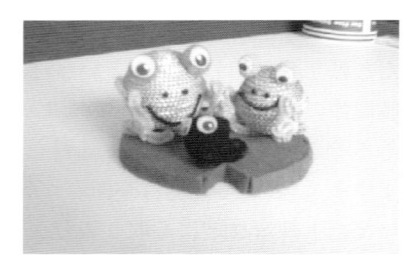

図1　Qさんの作品

③社会参加と趣味の獲得

　Qさんは，靴下履きや入浴のADL練習とくす玉作りを終えると，立位バランスや歩行能力が向上してきた．Qさんと再び介入について話す機会を設けた．はじめの面接では福祉の会のことがあがっていたが，屋外の移動は基本タクシーを利用すること（以前から頻繁に利用していた），福祉の会での手工芸は問題なくできるであろうということから，協議の末，アプローチは必要ないということになった．また，Qさんから「洗濯を干すのはもうできそうです」という発言があり，模擬的に試してみると，つかまる場所があれば安定して可能なレベルであった．自宅環境を確認など，つかまれる柱がベランダにあったため，本人が「そこにつかまるからいいです．洗濯は大丈夫そうです．以前から行っていた大正琴をやりたいです」と話した．したがって，洗濯への介入は終了し，大正琴を弾くという要望にアプローチすることになった．

　Qさんは「大正琴の演奏とかお話にはだいたい1時間ぐらいは正座で座っていることが必要．着物を着てちゃんとやるので」と語った．したがって，床からの立ち上がりと床への座り込み（床上動作）が必要だという話になった．作業療法開始当初は，極度に痛みに敏感であったが，「床の上に座るのはちょっと痛いけどやります」と話し，積極的に取り組む姿勢をみせた．床上動作では内旋位をとらないように指導するとともに，段階的に受傷側への荷重を促した．Qさんは練習を繰り返す中で自制内の痛みでうまくできるようになった．

　正座に関しては，股関節の関節可動域制限と疼痛から完全に正座姿勢をとり，下肢に体重をのせることが難しかった．段階付けとして，まずは10cmほどの台の上で長座位をとることから始め，徐々に自信をつけていった．次に大腿と下腿の間に枕をいくつか挟むことによって，正座の練習をしていった．Qさんもこの練習を気に入り，進んで練習をやっていた．股関節の可動域も改善し，疼痛も軽減してきて，Qさん自身も「こんなにできるようになってきて気持ちに余裕ができてきた」と発言するようになった．しかし，完全に正座をとるのは困難であった．QさんとOTで協議し，どうしたら正座で大正琴ができるかを考えた．その際，OTは以前手工芸で作成した牛乳パックでの小物作りのカタログを提示し，正座の時に座る簡単な椅子の作成を提案した．Qさんは「いいですね．それ，ぜひやりたいです！」と満面の笑みで作業に取り組むことを宣言した．そこからQさんとOTによる「大正琴で正座するための椅子作り」が始まった．Qさんは楽しそうに作業に取り組んだ．牛乳パックで椅子を作るアプローチでは，すでにOTはストレングスアプローチを参考にした介入を意識していなかったが，Qさんは主体的に作業に取り組み，終始笑顔であった．Qさんは牛乳パックでの椅子を完成させた時，入院生活の中で最もよい笑顔をみせた．そして，「これは絶対に使います！本当にうれしいです！」と語ったQさんの目にはうっすら涙が浮かんでいた．それをみた担当OTも胸が熱くなった．完成した椅子を手にして，Qさんは自宅へ退院していった（図2）．

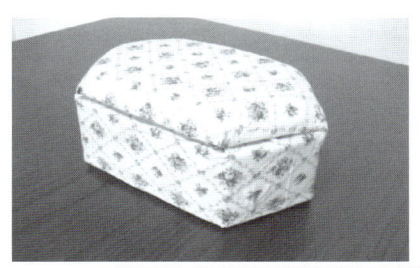

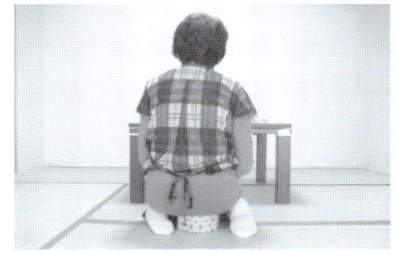

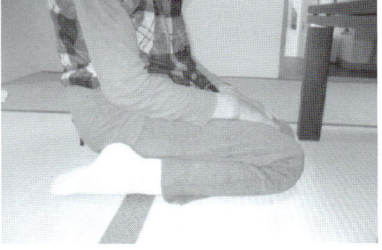

図2　大正琴用の椅子とその利用

8. 作業の実現と事例に与えた影響

①Qさんの気持ちを理解する

　Qさんは転倒での骨折により疼痛や関節可動域制限などの不利を背負ったが，幸いなことに身体的な作業遂行能力はある程度維持されていた．しかし，主体的に生活やリハビリテーションに取り組めていないのは，能力の自覚が不十分であり，その結果自己効力感が低下している状態であった．
　評価の中でOTはQさんのストーリーに着目した．Qさんは過去，障害者でありながら勤勉で，家族からも尊敬されるような生き方をしてきた．健常者には負けたくないといった過去の自身の頑張りや他者から称賛された内容が多く語られたことから，Qさんの自尊心の高さや他者から（特に健常者から）注目されるという所に価値をおいていたことが推察される．この自尊心の高さは，入院初期にあれだけ「痛いです」と訴え，受け身的な生活を送っていたQさんが，他は依存的であるのにトイレ動作だけは「自分で大丈夫です」といい，早期に自立したことからもうかがえる．また，他者からの注目を浴びることに価値をおいていることに関しては，同室のRさんとのトラブルの内容から推察できる．自分と同様の疾患で入院しているRさんがかなり依存的であり，そのため，Qさんがあまり心配されていないと感じていた．これらのことを合わせて考えると，Qさんの「痛いです．できません」の裏側には，自分を最低限に守るトイレは痛いけど自分で行うが，その他のことは「こんなに何もできなくって痛くて大変なのに，みんな私に注目してくれない．もっと私に目を向けてよ」といった表れだったのかもしれない．そして，この気持ちには小さいころから障害者として生きてきて，健常者に負けたくないという気持ちはもちながらも，障害者として注目を浴びてきたという作業ストーリーが少なからず関係していたと思われる．この障害者役割は，受傷前には障害者だけども頑張る人というように良い方向に転換されたが，入院当初は負の方向に転じていた．担当OTは，まずこれらのQさんの気持ちをリーズニングし，理解した．

②Qさんの「できる」気持ちを支援する

　Qさんの大切な作業を実現するには，まず本人の「できる」気持ちを支援することが必要であった．もともと自尊心が高いQさんには，ストレングスアプローチの概念を参考にした称賛は効果的であった．担当OTがQさんの状況を理解し，Qさん自身が価値をおく他者からの称賛を巧みに用いることで自尊心や自己効力感は徐々に改善した．そして，Qさんは関節可動域訓練や疼痛緩和のプログラムを拒否しなくなり，その後，更衣や入浴などのADL改善を目的とする作業療法へ参加する意欲を向上させた．

　さらに，くす玉作りの作業への取り組みが功を奏した．Qさんの作業ストーリーにある福祉の会などで手工芸を行っていたこと，Qさんがもともと負けず嫌いという文脈をもっていたことから，この作業はQさんの主体性を促進した．入院当初，Qさんの個人的原因帰属（195頁参照）は低い状態にあり，Rさんへの嫉妬やトラブル，病者役割に支配された言動といった負の状態に陥っていた．上肢機能が障害されていないにもかかわらず，初めに「できるかなぁ」といった不安な発言が聞かれたことは，Qさんの有能感低下を表出していると解釈できる．OTの声掛けによりこの作業を完成させていったことは達成感の獲得になり，個人的原因帰属の向上，言い換えればQさんが「できる」と思えるようになり，Qさんは社交的な自分を取り戻し，Rさんとのトラブルも解消されるという良循環を生んだと考えることが可能である．

　これらADLでの声掛けやくす玉作りへのアプローチは，作業療法のみならず他の生活にも波及した．介入が困難であった理学療法でも積極的なアプローチが可能となったことはその1例である．これは病者役割で受け身的であったQさんが，作業療法で称賛をされることにより「できる」気持ちを取り戻し，従来のチャレンジするQさんになっていったことを示している．理学療法が積極的に行われることにより，生体力学的な問題は解決され，歩行能力は改善し，相乗効果でQさんのADLは自立していった．最終的に，FIM合計得点は117点（更衣・下衣が6点，車いす移乗6点，トイレ移乗6点，トイレ動作6点，浴槽移乗はシャワー浴で6点，清拭6点，移動・車いす6点，記憶6点，階段6点，その他7点）ですべて修正自立となった．国際生活機能分類 International Classification of Functioning, Disability and Health（ICF）でいう活動レベルの問題は解決され，Qさんは次の社会参加の再獲得へ進んでいった．

③大切な作業を可能にするために協働（コラボレーション）する

　Qさんにとっての自己実現の作業でもある大正琴を再び演奏する支援の開始時には，すでにQさんはADLの介入やくす玉作りを介して「できる」気持ちをもっていたと思われる．Qさんが福祉の会への参加や洗濯をすることに，介入をほとんどしていなくても「できる」と発言したことや床上動作など一連の実動作での介入で，痛みをこらえながらも積極的にチャレンジする姿をみせたことからもすでに入院時とは別人であり，自己効力感も向上している状態にあったことがわかる．Qさんは主体的に自分の作業療法に対して意見も出すようになった．「大正琴で正座するための椅子作り」では，実際に椅子があった方がいいと担当OTに提案し，OTもその実現方法を検討した．これはQさんとOTがお互いにパートナーとして認め合い，協働的アプローチ[3]をしていることの表れであったと解釈できる．

> **用語解説　協働（コラボレーション）的アプローチ**
> 各専門職と対象者がそれぞれの役割をもちながらも，協力して共通の目標を達成するために，それぞれの得意な部分を生かして取り組んでいくやり方である．

　最終的に，身体的な作業遂行障害の要素であった股関節屈曲角度は120度，NRSは2/10へと改善した．しかし，本事例の成果はそこが主要なものではないことが明白である．最も顕著な成果はQさんらしさをOTが評価し，「できる」気持ちを取り戻すことにより，Qさんは「意味のある作業」に主体的に取り組む作業的存在（100頁参照）になっていったことであると考えられる．
　（事例協力：イムス板橋リハビリテーション病院　江本知子氏）

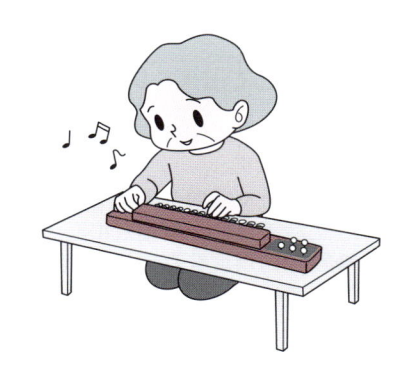

> **おさらい**
> 　「できる」と思う気持ちへのアプローチには，対象者のことを知らなくてはならない．そのため，対象者がどういう人生を歩み，どんなことに価値や意味を見出しているのかを知ることが大切である．そのうえで，対象者の大切な作業を実現する，あるいは作業を通して「できる」と思えるように支援することが重要である．
> 　今回，Qさんは実際の作業遂行能力よりも過度に「できない」と思っており，その背景には受傷や痛みによる自尊心や有能感の低下があった．QさんはADLという作業の体験について，ストレングスアプローチによるフィードバックと手工芸という作業を通して，「できる」と思えるようになり，最終的に余暇活動である大正琴の作業についても取り組むようになった．このようにQさんは大切な作業を通し，適切にOTと関わることで，「できない」気持ちが「できる」気持ちへ変化し，健康になったと考えられる．

【文献】
1) Kielhofner G（村田和香 訳）：生体力学モデル，作業療法の理論 原書第3版（山田孝 監訳），pp.78-89，2008，医学書院
2) 山本眞利子：ストレングスアプローチ，ストレングスアプローチ入門，pp.2-12，2010，ふくろう出版
3) 吉川ひろみ：好きこそものの上手なれ 幸せを感じる作業を見つけるCOPM，作業療法がわかるCOPM・AMPSスターティングガイド，pp.1-46，2008，医学書院

（澤田辰徳）

5 取り巻く環境へのアプローチ

> **事例を通して伝えたいこと**
>
> ◆高齢者の大切な作業を実現させるためには，環境支援という適応アプローチが重要な役割を果たす．
> ◆取り巻く環境へのアプローチが住宅改修だけでは不十分なことが多く，対象者が安心して生活でき，かつ相互に交流できる環境を包括的に検討すべきである．
> ◆物理的環境を有効に利用できるかは自分の能力に自信をもっているかに影響されるため，支持的な環境を提供してエンパワメントを高める必要がある．
> ◆大切な作業の実現には，家族による望ましい手段的・情緒的サポートの提供が大きな促進因子となる．
> ◆QOLを高める環境支援を実践するためには，OTと家族，各専門職が必要な情報を共有し，連携することが必要不可欠である．

1. 取り巻く環境への支援が必要な高齢者の特徴

①包括的な環境支援の必要性

　高齢者においては，回復アプローチによって本来の能力を十分に取り戻し，維持することが難しい場合も多く，その人にとって大切な作業を実現させるためには，何らかの環境支援を必要とする可能性が高い．対象者の環境を支援する際には，現在の能力でADLがスムーズに行えるような住宅改修が第一に検討されるが，物理的環境へのアプローチのみではなく，生活環境を包括的に検討することがQOLの改善に必要である．

②環境支援が必要な高齢者の主な特徴

　　(1) ADL，IADLの自立に問題がある
　　(2) 地域での対人交流を望んでいる
　　(3) 手段的サポート，情緒的サポートを必要としている
　　(4) 自分の能力に自信がない
　　(5) 喪失感や役割の少なさを感じている

　(1)と(2)は，国際生活機能分類 International Classification of Functioning, Disability and Health (ICF) でいう活動制限と参加制約[1]が生じている状態と考えられ，環境支援によってこれらを解消する必要がある．(3)は，対象者の家族や同居者がそのようなサポートを提供すべきであるが，本人の望む援助が受けられていなければ，人間関係の調整や社会資源の利用などを検討する．また，高齢者においては，加齢による機能低下を日々実感しており，これまでできていた作業ができなくなると，生活全般において自分の能力に自信がもてなくなる(4)の状態になることが多い．したがって，

安心して能力を発揮できる支持的な環境を提供し，本人のエンパワメント（105頁参照）を高める必要がある．さらに，高齢者は喪失体験を多く経験し，これまで価値をもっていた役割が減少する(5)の状態になりがちである．そこで，大切な作業の実現を通して，生きがいの獲得につながるような環境づくりが重要となる．

2. 事例紹介—77歳女性，Sさん

事例は77歳女性のSさんである．20歳代に網膜色素変性症を発症し，その後，段階的に両眼の視力が低下して60歳代で失明状態となったが，家庭内のADLは自立していた．約半年前に，自宅での転倒により左恥骨骨折を受傷し，リハビリ目的で介護老人保健施設に入所した．6ヵ月間の入所の後，施設内のADLが自立し，自宅退所となった．現在は，長女夫婦，孫2名と同居し，通所リハビリテーション（通所リハ）を週2回利用している．要介護度は要介護3で，過去に糖尿病と胸腰椎圧迫骨折の既往がある．

3. 事例の作業ストーリー

Sさんは20歳代に結婚後，主婦として家庭を支えていた．視力低下はあったが，裁縫や書道などできる範囲での趣味に取り組んでいた．60歳代になると，移動などに家族の声掛けや誘導が必要となったが，日常の動作はほぼ自立していた．また，外出を好み，家族やガイドヘルパーに同行してもらい，買い物や喫茶店，美容院に出かけていた．対人交流も積極的に行う性格であるが，現在は友人・知人と電話でコミュニケーションをはかることが中心となっている．

> **用語解説　ガイドヘルパー（同行援護者）**
> - 視覚障害者の外出時に同行し，移動に必要な情報を提供するとともに，移動の援護や外出の際に必要な援助を行うヘルパーを示す．
> - ガイドヘルパーは障害者総合支援法の障害福祉サービス（介護給付）に位置付けられる同行援護で利用できる．

4. 作業療法評価

①活動と参加の状態

ADLはN-ADL45点で，歩行・起座が「短時間の独歩可能」，摂食が「ほぼ自立」のともに9点（境界）であり，生活圏が「屋外」の7点（軽度障害）であった．自宅内の移動は，壁や家具などを手で触れて確認し，自立して行っているが，両眼失明しているため，自宅以外での移動に誘導介助が必要な状態であった．着脱衣・入浴は10点（正常）であったが，入浴は通所リハ時のみであり，自宅では未実施であった．IADLは自宅付近であれば買い物が可能な能力をもっているが，実施していなかった．対人交流は家族間が中心であり，自宅外での友人・知人との交流は困難であった．連絡は電話でやり取りしている．

②心身機能・身体構造の状態

視力は両眼とも失明状態であるが，他の感覚・知覚機能に異常はなかった．周囲の状況を最大限に認知するために，両手で触れたり，音を聞いたりといった工夫を行っている．運動機能では上下肢，体幹において，疼痛を伴う著しい可動域制限はなく，日常生活を行うための筋力も備わっているが，屋外を長距離移動するために必要な体力や自信は不足していた．

③QOLの評価

WHO/QOL-26[2]の得点（表1）は，身体的領域3.29，心理的領域3.60，社会的関係3.00，環境3.38，全体3.00で，平均QOL値が3.32であった．このことから，Sさんは自己の社会的側面にあまり満足していないことがわかる．また，生活全体に対して，良くも悪くもないという評価であったが，生活満足感評価であるLS-100（Life Satisfaction-100）[3]の得点は88点であったことから，Sさんが現時点で満足と判断する生活状況からは大きく乖離していないと考えられる．

5. 取り巻く環境の評価

Sさんは両眼を失明しており，自宅での転倒から骨折したこと，WHO/QOL-26の結果より，自己の社会的側面に満足していないことから，包括的環境要因調査票 Comprehensive Environmental Questionnaire for the Elderly（CEQ）[4]により社会的要因も含む環境因子を包括的に評価することが必要であると考えられた．

CEQの結果を表2，3に示す．この結果から，Sさんは相互交流環境が十分に整っていないと感じていることが明らかとなった．特に「外出しやすい環境」は変えたい環境の1番目にあげており，選んだ理由として「買い物や喫茶，通院などに歩いて行けるようになりたい」と回答していることから，これらの作業が本人にとっての大切な作業であることがわかった．

また，同じく相互交流環境の「外の人と自由に通信できる環境」を2番目に変えたい環境と考えていることが明らかとなった．Sさんは点字で作成した連絡簿を使用して電話をかけることが可能であるが，間違い電話をかけてしまうことを心配し，必要最小限の連絡にとどめていた．そこで強くは望まないものの，点字を使用しない通信機器の活用に挑戦してみたいという希望があることがわかった．

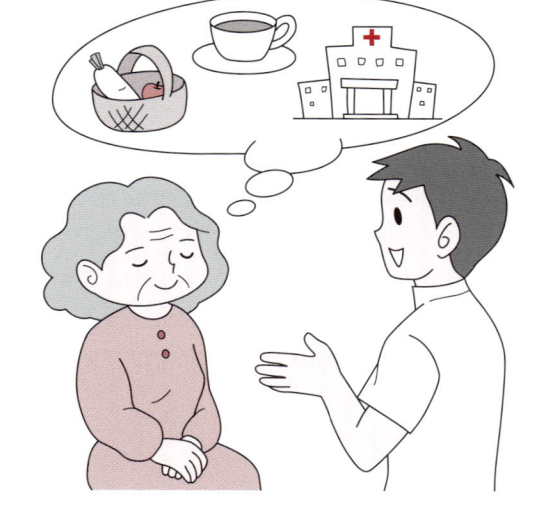

表1 WHO-QOL 26 の結果

		まったく悪い	悪い	ふつう	良い	非常に良い
Q1	自分の生活の質をどのように評価しますか	1	2	③	4	5
		まったく不満	不満	どちらでもない	満足	非常に満足
Q2	自分の健康状態に満足していますか	1	2	③	④	5
		まったくない	少しだけ	多少は	かなり	非常に
Q3	体の痛みや不快感のせいで，しなければならないことがどのくらい制限されていますか	①	2	3	4	5
Q4	毎日の生活の中で治療(医療)がどのくらい必要ですか	1	②	③	4	5
Q5	毎日の生活をどのくらい楽しく過ごしていますか	1	2	③	4	5
Q6	自分の生活をどのくらい意味あるものと感じていますか	1	2	③	4	5
Q7	物事にどのくらい集中することができますか	1	2	3	④	5
Q8	毎日の生活はどのくらい安全ですか	1	2	3	④	5
Q9	あなたの生活環境はどのくらい健康的ですか	1	②	③	4	5
Q10	毎日の生活を送るための活力はありますか	1	2	③	④	5
Q11	自分の容姿(外見)を受け入れることができますか *	~~1~~	~~2~~	~~3~~	~~4~~	~~5~~
Q12	必要なものが買えるだけのお金を持っていますか	1	2	3	④	5
Q13	毎日の生活に必要な情報をどのくらい得ることができますか	1	2	3	④	5
		まったくない	少しだけ	多少は	かなり	非常に
Q14	余暇を楽しむ機会はどのくらいありますか	1	2	③	④	5
Q15	家の周囲を出まわることがよくありますか	①	2	3	④	5
		まったく不満	不満	どちらでもない	満足	非常に満足
Q16	睡眠は満足のいくものですか	1	2	③	④	5
Q17	毎日の活動をやり遂げる能力に満足していますか	1	2	3	④	5
Q18	自分の仕事をする能力に満足していますか	1	2	3	④	5
Q19	自分自身に満足していますか	1	②	③	4	5
Q20	人間関係に満足していますか	1	②	③	4	5
Q21	性生活に満足していますか	1	2	③	4	5
Q22	友人たちの支えに満足していますか	1	2	③	④	5
Q23	家と家のまわりの環境に満足していますか	1	2	3	④	5
Q24	医療施設や福祉サービスの利用しやすさに満足していますか	1	2	③	④	5
Q25	周囲の交通の便に満足していますか	1	②	3	④	5
		まったくない	少しだけ	多少は	かなり	非常に
Q26	気分がすぐれなかったり，絶望，不安，落ち込みといったいやな気分をどのくらいひんぱんに感じますか	①	2	3	4	5

*両眼失明状態のためQ11回答不能　　　　　　　　　　　　　　　○：初回評価　□：再評価

表2 CEQ質問1（環境がどのくらいあるか）の結果

因子	項目	回答	理由
Ⅰ 安心生活環境	①落ち着いた気分でいられる環境	ある	（自分のことが自由にできる）居室や食事をする時間はある．特に「落ち着いた気分でいられる環境」が欲しい訳ではないが，「十分ある」までには感じない
	②必要な援助を受けられる環境	ある	娘が毎日自宅におり，良く世話をしてくれる．（ただ）良く世話をしてくれるが，言葉をかけてくれることが足りないと思う
	③快適で使いやすい住居環境	ある	自宅は7年前，リフォームしてバリアフリーである．不満や不便なところはないが，そうかといって「十分ある（満点である）」という訳ではない．在宅復帰前にトイレの重いドアを交換して，本当に便利になった．入浴の準備は，ボタン1つで湯をためることができ，手すりも必要な場所についている．ただ，浴槽の出入り（湯船をまたぐこと）には自信がないので，入浴したい時に不安なく1人でできれば最良である（常時1人で入る訳ではない）
	④安全な住居環境	ある	通所リハで畳での立ち座りや正座の練習をやって，タンスの引き出しを引く動作が随分できるようになり自信がついてきた．この動作は一番できるようになりたかった．階段昇降もリハビリで練習して，同じように自信がついてきた．段差が高い上がり框やトイレの段差など，練習と同様のリズムで昇降できるようになった．あえて不安なところをあげると，（目が見えないから）壁にぶつかりやすい点や玄関の上がり框を降りる時に履物の上に降りれないことである
	⑤経済的に安定している環境	ある	「十分ある」という訳ではないが，年金があるので不自由していない．孫にもお小遣いをあげられる
	⑥医療・福祉サービスを適切に利用できる環境	ある	眼科（病院）や通所リハの利用時は，コミュニケーションが取れている．ただ，（目が見えたら）通所リハで行われるゲームに参加したい．目が見えないということで，スタッフに声がかけにくい．スタッフにお願いしたいことはあっても，我慢している時がある（トイレのお誘いは声をかけてくれるけど）．木曜の通所リハは朝の送迎時間が早く，待っている間が寒い．遅い送迎時間があれば良い
Ⅱ 相互交流環境	⑦人の役に立てる環境	少しある	お世話になっている方が多い．通所リハの夏祭りがあった時に，それに使う「（紙で作った）花」を作った時には役に立ったかもしれない
	⑧友人・知人と関係が良い環境	少しある	以前に比べて，ご近所の方とは疎遠になった．仲の良い友人とは，電話で交流している．友人から電話をかけてくれることもある．友人を増やしたいという訳ではなく，今のままで満足である．通所リハでも仲の良い利用者がおり，（その友人が）近くにいると安心である
	⑨集まって人と交流しやすい環境	少しある	通所リハ以外に交流の場はない．利用者とは話はできるけれども，目が見えないから遠のいていくという思いが強い．だが，（今以上に）特別な交流の場が欲しいという訳ではない
	⑩外出しやすい環境	少しある	以前は買い物に行くなどよく外出していた．今はガイドヘルパーを利用して，外出を支援してもらっているが，歩いて外出することには自信がない．屋外の散歩などリハビリを継続して欲しい．自信がつけば，買い物，通院，美容院などに積極的に行きたい
	⑪必要な情報を得られる環境	十分ある	ラジオから十分，聴取できている．最近は難聴気味となったので，ラジオから流れる声がゆっくり聞こえるとよい．また，家族をはじめ周囲の人物が，もう少し言葉をかけて（情報を教えて）くれると良い
	⑫外の人と自由に通信できる環境	少しある	電話番号を点字で打っている連絡簿をもっている．点字を読み取ることは慣れているが，読み間違えることが不安である．したがって，電話をするのは，どうしても話したい時だけである．点字を使用しなくても良いものがあればいいかなあと思うこともあるが，そこまでは望まない．あっても操作方法が難しそうだから
Ⅲ 家族環境	⑬家族関係が良好な環境	十分ある	家族関係はきわめて良好である．娘もよく世話をしてくれる
	⑭一緒に生活する人がいる環境	十分ある	娘夫婦と孫が2人もいるので「十分である」と思う

表3 CEQ質問2（今よりも変えたい環境）の結果

変えたい環境	番号	選んだ理由
1番目	10	買い物や喫茶，通院などの外出をガイドヘルパーの支援の元でもっと自信をもって，歩いて行けるようになりたい
2番目	12	もしあれば，点字を使用しない（声で教えてくれるなどの）通信機器の活用に挑戦したい．ラジオもゆっくり音が流れるものなどを使用してみたい
3番目	3	1人で自信をもって，入りたい時に常時入浴できるようになりたい（環境を変えたい）

　家族環境については十分に整っていると感じており，家族との信頼関係は深いことが明らかとなった．安心生活環境についても，Sさんは全体的に整っていると感じていたが，7年前にリフォームしてバリアフリーとなっている住居に対して，入浴時に浴槽を出入りすることに自信がないため，3番目に変えたい環境として，1人で入浴できる環境を得たいと考えていることがわかった．

6. アプローチの方針

　Sさんは視力と歩行耐久性の問題から外出に自信がなく，自分の望む作業が十分にできない状況を改善したいと考えている．したがって，外出しやすい環境の支援として，通所リハの作業療法において歩行練習を行い，移動能力を高めるとともに，同行援護（または訪問介護）の利用による外出支援によって，安全を保証した環境でエンパワメントをはかり，本人にとって大切な作業に結び付けることを主な方針に設定した．また，外の人と自由に通信できる環境の支援として，点字を使用しない通信機器の活用を検討することと，快適で使いやすい住居環境の支援として単独入浴の自信を獲得し，入浴する機会を増やすこともアプローチの方針に加えた．詳細な支援計画を表4に示す．

7. その人らしさの支援（経過）

①外出しやすい環境から

　Sさんが自分らしい生活を送るためには，大切な作業である買い物や喫茶，通院などを自分の足で歩いて行くことが重要であった．その実現には家族の理解が必要不可欠であるため，ケアマネジャーを通してSさんの希望を家族へ説明した．家族はその旨を快く了解し，「現在（3月時点）は寒いので，暖かくなってから，近所の挨拶回りなど，外出の機会を増やしてあげたい」と話していた．OTがその旨をSさんに説明すると，本人は家族の意向を理解し，とても満足していた．
　その後，週2回の作業療法において屋外歩行の練習を行いながら，家族やガイドヘルパーの支援により，近くの商店などへ歩いて出かける機会を増やしていった．OTはSさんの外出状況を定期的に確認し，それに合わせて作業療法での歩行距離をのばした．支援開始から約2ヵ月後，遠方にある病院に徒歩と電車，タクシーを利用して通院が可能となった．このことでSさんは外出することに自信がもてるようになり，遠方にある病院に比べ，歩行距離が長くなるかかりつけ医まで歩くという目標を自分で掲げた．その1月後に，Sさんは「途中の公園のベンチで休んだけど，歩い

Ⅲ ● 実践編

表4　Sさんの支援計画

優先度	①改善すべき環境	②介入目標 短期目標	期間	③介入内容 対象・内容	場面	担当者
1	介入環境要因【安心・相互・家族】外出しやすい環境	歩行時の自信を高める	3ヵ月	通所リハの作業療法で屋外歩行の練習を実施する	通所リハ	OT
		同行援護の利用により,外出の機会を段階的に増やす	3ヵ月	(歩行時の自信向上に伴い)段階的にガイドヘルパーとの外出の機会の増加を検討する	サービス担当者会議	ケアマネ OT ヘルパー
2	介入環境要因【安心・相互・家族】外の人と自由に通信できる環境	点字を使用しない通信機器を活用してみる	3ヵ月	本人が左記の機器の活用に対し,挑戦したいという希望をもっていることを家族,ケアマネに伝達する	面接または電話	OT
				点字を使用しない通信機器の情報を調べる	随時	OT ケアマネ 家族
3	介入環境要因【安心・相互・家族】快適で使いやすい住居環境	単独入浴の自信を獲得し,入浴する機会を増やす	3ヵ月	入浴のどこに自信がないかの問題点を抽出する	通所リハ 自宅	OT 家族
				入浴動作に問題があれば,その動作を通所リハの作業療法で練習する	通所リハ	OT
				物理的環境に問題があれば,改修を行うようケアマネと検討する	自宅	OT ケアマネ

て病院まで行けたのよ」とうれしそうに話し,かかりつけ医へ往復歩いて通院することが可能となった．現在はそこより遠い駅まで歩いて行くことを目標にしている．

②外の人と自由に通信できる環境から

友人・知人と交流をはかることに高い価値をもっているSさんにとって,電話を用いたコミュニケーションは非常に重要な作業であるが,点字の連絡簿を正確に読みとることに自信がなかった．そこでOTは,点字を使用しない通信機器でSさんが利用可能なものを約3ヵ月に渡って探したが,適当な機器はみつからなかった．その結果をSさんに伝えたところ,「自分専用の電話番号があるから,自分からかけるよりもかけてもらった方が気楽だし,これでいいのかもしれない」と話していた．

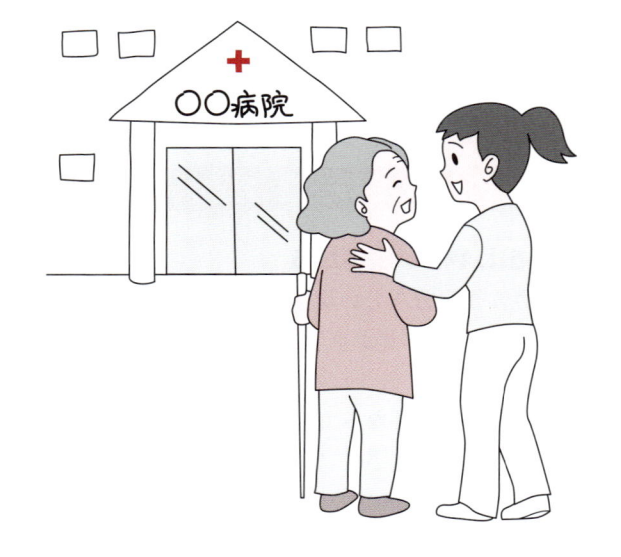

③快適で使いやすい住居環境から

　Sさんは家庭内ADLの大部分が自立していたが，自宅での単独入浴に自信がなかった．支援開始時，通所リハの入浴サービスを利用していたため優先度は高くなかったが，入りたい時に常時入浴できる環境が欲しいという強い希望があった．OTによる住環境評価では浴室に問題となるバリアはなく，運動機能評価でも単独入浴可能なレベルまで回復していたが，骨折以後一度も自宅で入浴していないため，慣れた環境を忘れてしまったことからくる不安が強い様子であった．そこで，通所リハを休んだ日に，本人ができない動作を援助して自宅での入浴を行うよう家族に働きかけた．

　支援開始から約1ヵ月後，自宅での入浴が再開され，忘れていることで行えない動作は，浴槽のふたの開閉と湯沸しスイッチの操作であることがわかった．これらの動作をOTの指導のもと，家族とともに練習するよう促した．その結果，遠方の病院に歩いて通院できた自信の向上も影響し，約1月で入浴の全動作を単独で実施することが可能となった．

8. 作業の実現と事例に与えた影響

①社会的・制度的環境からの支援

　本事例は左恥骨骨折を受傷したが，介護老人保健施設の利用により能力障害の改善が認められ自宅退所となった．しかし，両眼が失明状態であることも影響し，在宅生活においては個人的原因帰属[5]という自己の能力に対する自信が低下しており，Sさんが大切と考えている外出や対人交流という作業が十分に行えない状態にあった．そこでOTは，通所リハでの屋外歩行練習に加えて，家族やケアマネジャー，ガイドヘルパーと連携し，社会的環境や制度的環境[6]の側面から支援することで，大切な作業の実現を促した．

> **用語解説　個人的原因帰属**
> - キールホフナーが提唱した人間作業モデルの用語で，その人の能力と有効性の感覚と定義される．
> - 自分の身体的，知的，社会的能力の実感とその能力が自身の生活の中で有効に働いていると感じる気持ちで構成されるものである．

②エンパワメントの促進

　外出の実現にあたっては，家族の理解が大きな促進因子となった．非常に信頼している家族がSさんの外出に支持的であったことは，外出という作業の価値を高め，実施不可能であった作業へ挑戦する意欲を大きく向上させた．そこに同行援護の利用も加わり，安心して屋外を移動できる環境を提供することで，作業療法で向上した歩行能力が実生活で使用できるという認識を強く促すことができたと考えられる．

　その結果，近距離の外出成功をきっかけに，公共交通機関の利用や長距離の歩行を伴う通院が可能となり，その自信が入浴動作の獲得にまで影響を及ぼした．これらのことは，CEQの活用を通した相互交流環境の提供がSさんのエンパワメントを促進し，大切な作業の実現に導いたと解釈できる．

III ● 実践編

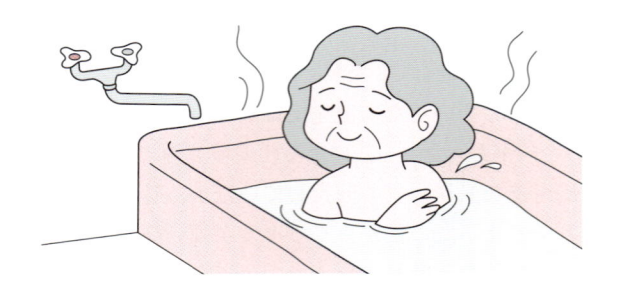

③作業の可能化

　支援開始から約3ヵ月が経過した再評価では，N-ADL の生活圏が「近隣」，摂食が「ほぼ自立」のともに9点（境界）で，他項目はすべて10点（正常）の合計48点にまで上昇し，ADL の顕著な改善が認められた．また，WHO/QOL-26 の得点は，身体的領域3.86，心理的領域3.60，社会的関係3.33，環境3.75，全体3.50で，平均 QOL 値が3.68となり，平均・領域 QOL 値のすべての値が向上したことから，S さんの QOL は全般的に向上したものと判断される（表5）[7]．これは LS-100 の得点が97点となり，「今の心配は血圧のことだけで，ここまで動けるようになって満足している」という発言からも理解できる．

　したがって，S さんは作業療法において，その人らしさを十分に考慮した環境支援を受けたことで，作業の可能化（164頁参照）に至り，健康的で満足感の高い生活を送ることが可能になったのである（図1）．これは作業に結び付く人と環境の側面に焦点をあて，作業の可能化をもたらす**作業遂行と結び付きのカナダモデル** Canadian Model of Occupational Performance and Engagement（CMOP-E）[8] によって説明可能な実践であったと考えられる．

表5　WHO/QOL-26 スコアの目安

男性	3.31±0.50
女性	3.38±0.48
全体	3.35±0.49

60～79歳の平均 QOL 値

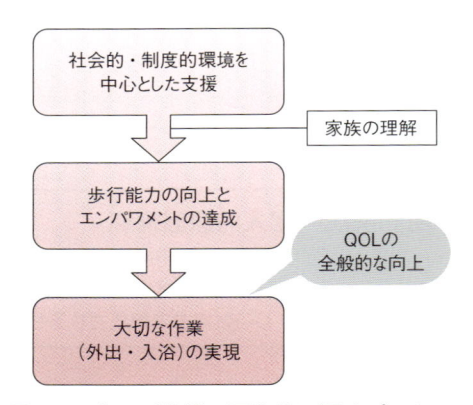

図1　S さんが作業の可能化に至るプロセス

用語解説　作業遂行と結び付きのカナダモデル（CMOP-E）
- カナダ作業遂行モデルより発展したもので，人と作業と環境のダイナミックな相互作用としての作業遂行と結び付きを概念化したモデルである．
- このモデルでは，人が作業をやり遂げること（作業遂行）だけではなく，作業参加するために行うことすべて（結び付き）を捉えることで，OT の関心領域を示している．

> **おさらい**
>
> 取り巻く環境へのアプローチは，対象者が今ある能力を最大限に発揮できるように，その能力に合わせて環境を変化させ，QOLを高める適応アプローチであるが，その実施には家族や各専門職との連携が必要不可欠である．
>
> 　今回OTは，CEQから得られた情報を家族，ケアマネジャー，ガイドヘルパーと共有し，連携してSさん自身と環境に介入することで，本人が大切にしている外出という作業の実現を促した．つまり，作業に結び付く人と環境の側面に焦点をあてることで，作業の可能化をもたらしたと考えられる．
>
> 　Sさんに対しては，今後も外出支援を継続し，通院以外の多くの大切な作業の実現を促す必要がある．今回の支援では十分な成果が認められなかった「外の人と自由に通信できる環境」の再検討も含め，その人らしい生活の支援を継続することが重要である．

[文献]

1) 世界保健機関（WHO）：活動と参加，ICF国際生活機能分類−国際障害分類改訂版（障害者福祉研究会編），pp.123-167, 2002, 中央法規出版
2) 田崎美弥子，中根允文：WHOQOL26手引改訂版，2007, 金子書房
3) 籔脇健司，小林法一，石川陽子 他：高齢者を対象とした満足度100点法（LS-100）の基準関連妥当性と臨床的有用性，第43回日本作業療法学会抄録集，no.100322, 2009
4) Yabuwaki K, Yamada T, Shigeta M：Reliability and validity of a Comprehensive Environmental Questionnaire for community-living elderly with healthcare needs. Psychogeriatrics. 8（2）：66-72, 2008
5) Kielhofner G（村田和香 訳）：意志，人間作業モデル−理論と応用 改訂第3版（山田孝 監訳），pp.48-68, 2007, 協同医書出版社
6) Law M, Polatajko H, Bastiste S et al：Core concepts of occupational therapy. Enabling occupation：An occupational therapy perspective Revised ed, Townsend E（ed），pp.29-56, 2002, CAOT Publications ACE
7) 中根允文，田崎美弥子，宮岡悦良：一般人口におけるQOLスコアの分布− WHOQOLを利用して．医療と社会．9（1）：123-131, 1999
8) Polatajko HJ, Davis J, Stewart D et al：Specifying the domain of concern：Occupation as core, Enabling occupation Ⅱ：Advancing an occupational therapy vision for health, well-being & justice through occupation, Townsend EA, Polatajko HJ（eds），pp.13-36, 2007, CAOT Publications ACE

（籔脇健司・篠原和也）

コラム

意味ある作業を見つけて，取り組むことの重要性
―介護老人保健施設の現場から―

　介護老人保健施設は，入所者の在宅復帰を支援する施設です．しかし，介護力不足や住宅バリアなどが原因で，在宅復帰の方針が直ちに決まらず，施設生活を続けている方もいます．こうした方には，在宅復帰に関わる介入とともに，施設生活の充実を図る介入を提供することが重要です．

　80歳代女性Aさんには脳血管疾患による片麻痺がありましたが，手の使用と歩行器歩行が可能でした．本人の希望は歩けるようになって在宅復帰することでしたが，具体的な方針は決まっていませんでした．よって，在宅復帰に関わる歩行練習を行うとともに，本人が価値を置く活動を探して取り組んでみることを提案し，同意を得ました．Aさんが価値を置く活動を調べるために，認知症高齢者の絵カード評価法（絵カード評価法）を実施しました．その結果，Aさんが大切にしていた病前の趣味は園芸とわかり，本人から野草を栽培していたことを聴取しました．そこで，園芸の取り組みを提案しましたが，Aさんの育てたい花にはこだわりがあり，その花は市販で入手できないことがわかりました．私は悩みましたが，発想を転換し，実際に花を育てるのではなく，花を作る「造花」の取り組みを提案してみました．すると，Aさんはそれを抵抗なく承諾してくれました．

　週1回の作業は順調に進んでいましたが，約1ヵ月が過ぎた作業中に，突然Aさんから「手伝ってもらえば，私も何かを作れることがわかったので，正月に来るひ孫のために何かを作って贈りたい」と要望されました．私はひ孫のために作るという役割を担って，自身が見つけた意味ある作業に取り組むことは最良であると思い，この案を快く受けました．造花は一旦中止し，Aさんと何を作るのかを協議しました．Aさんのひ孫さんは，小学生に満たない女の子と男の子であることがわかったので，幼児が喜ぶものを考えました．いくつかの案を提案した結果，Aさんはアンパンマンのかご作りを選択し「これならひ孫も喜ぶ」と承諾してくれて，早速作業を開始しました．2人分のかごを年末までに完成させました．年が明けて，本人から「ありがとう．ひ孫達はかごをとても喜んでくれたよ」と感謝を伝えられました．

　この事例のように，私が施設生活の充実を図る介入を提供する時には，人間作業モデル（MOHO）を用いて，まず，対象者が価値を置いたり，興味をもったりできる活動を探します．この活動探しには，絵カード評価法や興味チェックリストが利用できます．また，病前の習慣を聴取すれば，対象者の過去の取り組みを具体的に知ることもできます．評価や情報聴取によって，対象者が価値を置いたり，興味をもったり，病前に取り組んでいたりしていた活動がわかったら，対象者がより取り組んでみたいと考えている活動から提供します．活動を提供する際は，対象者が主体となって取り組める環境を作ります．さらに，活動に取り組むに当たり，対象者が何らかの役割を担えるよう働きかけることが，作業への動機付けや価値の強化につながります．対象者の役割について調べる時は，役割チェックリストが利用できますが，事例のように自ら担いたい役割を表明することもあります．

　以上のように，対象者の価値，興味，過去の習慣，役割，環境に配慮したMOHOの介入は，対象者が意味ある作業を探し，取り組む機会を提供します．対象者が「その人らしい」生活を送り，施設生活の充実を図るためにも，MOHOなどを用いて意味ある作業を提供することが重要だと思います．

（篠原和也）

6 生きてきたストーリーへのアプローチ

事例を通して伝えたいこと

- ◆OTは，より豊かなストーリーを対象者の人生に編み込んでいく専門職である．
- ◆豊かなストーリーを形成するために，対象者が未だ遂行していない作業の提案と実践を試みる必要がある．
- ◆対象者に作業を実施する際，環境や人によって選択できるストーリーは1つとは限らないことを意識すべきである．

1. 生きてきたストーリーへの支援が必要な高齢者の特徴

①高齢者の重要な特徴

　高齢者は生きてきた歳月が長いので，それを反映した人生のストーリーも小児や大人に比べて豊かである可能性が高い．身体能力や生理的機能は低下の一途をたどるが，生活歴については確実に増えていることを忘れてはならない．想像もつかないほどの並々ならぬ経験を経て，それぞれの高齢者は，唯一無二の存在として「今，ここに」存在しているのである．

②生きてきたストーリーの支援が必要な高齢者の主な特徴

　支援が必要な高齢者は，不健康なドミナント・ストーリーから逃がれられない人が多い．作業療法では，その人の生きてきたストーリーから未だ遂行していない作業を見つけだし，作業の遂行を支援し，より豊かなオルタナティブ・ストーリーを提供することにある[1]．そのため，生きてきたストーリーの支援が必要な高齢者の主な特徴は以下の2つと考えられる．

(1) 未だ遂行していない作業に気付くことが困難で，より豊かな作業ストーリーを人生に編み込めない人．
(2) 未だ遂行していない作業を表出することが困難で，自己の作業ストーリーの存在が他者の眼差しから外れた人．

　つまり，生きてきたストーリーへの作業療法アプローチの焦点は，いまの現状からその人らしいストーリーを見つけだせない対象者自身と，その人らしいストーリーを生みだせるような環境にない対象者を支援することにある．本章では，この2つを踏まえながら，作業療法の実践事例について紹介する．

2. 事例紹介—76歳男性，Tさん

　事例のTさんは，76歳の大柄な男性である．Tさんは，病院に入院する3年前からしばしば転倒を繰り返し，認知症も徐々に進んでいた．Tさんは，1年半前に認知機能が著しく低下し，日常生活もままならない状況となった．病院で精密検査を受けたTさんは，レビー小体型認知症と診断され，入院した．

　その後，Tさんは一度帰宅するが，認知症の悪化と肺炎を患い再入院となった．入院時は，問題行為や活動性の低下を認め，生活場面での介助が必要であった．今後のTさんについて，医師は家族に寝たきりとなる可能性が高いことを告げた．そして，入院からしばらくたって，作業療法の依頼があった．

> **用語解説　レビー小体型認知症**
> レビー小体型認知症は，主として初老期ないしは老年期に発症する．症状は進行性の認知機能障害に加えて，パーキンソン症候群と特有の精神症状（幻視など）を示す．また，進行とともに歩行困難となり，寝たきりとなりやすい．

3. 事例の作業ストーリー

　Tさんは，3人兄妹の長男で自然に囲まれた田舎で育った．幼少期は，家族の手伝いをするやさしい少年であった．大学卒業後は，上京し大学時代より夢であった飲食店を営み，経営者として携わった．また，仕事が忙しい中でも趣味を見つけ余暇を楽しみながら過ごした．幼なじみであった妻と結婚し，娘と3人で暮らした．

　Tさんは，70歳を過ぎたころに経営者から退こうと考えていたが，その矢先に妻を亡くした．その後，Tさんは体調を崩してしばしば入院した．一度は上京している娘と一緒に暮らすが，幼いころに育った地元が忘れられず1人で田舎に戻る決意をした．当初は，田舎の自宅に1人で暮らしていたが，家族の心配もあり特別養護老人ホームに入居することになった．その後，Tさんは転倒と物忘れがひどくなり，医師よりレビー小体型認知症と診断され，病状と病態の悪化とともに入院となった．

　入院時，Tさんはすべての動作において

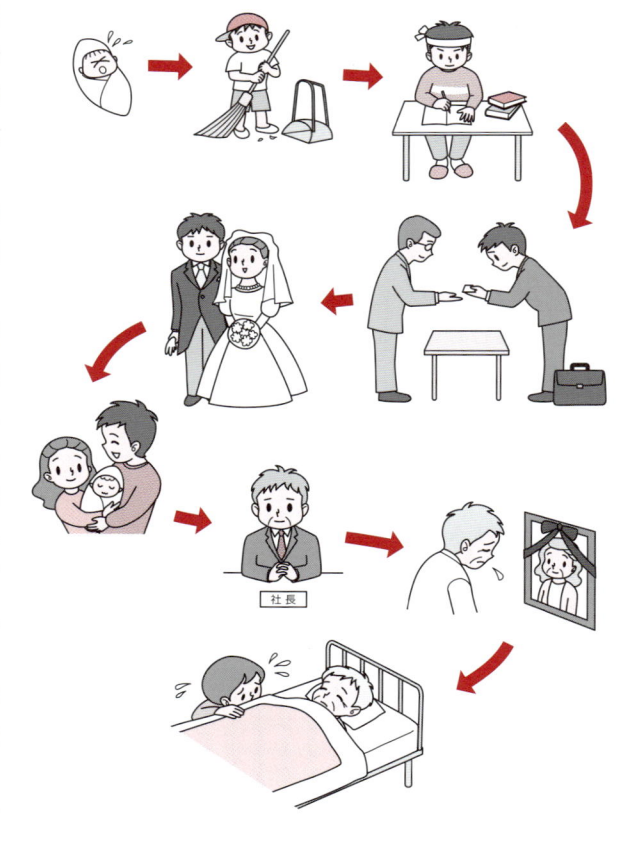

介助を必要とした．作業療法への依頼内容は，介助負担の軽減と介助方法の指導であった．Tさんの病室は，ベッド周辺に花やラジオが置いてあった．身の回りのことは，付き添いのUさんが毎日来て丁寧に整理していた．

4. 作業療法評価

①活動と参加の状態

日常生活は，Barthel Index 0点であり，すべてにおいて介助を必要とした．HDS-Rは実施困難であった．Tさんは，指示理解の低下も影響して基本動作から日常生活まで支援を必要とした．食事は，胃瘻で栄養摂取をしていた．問題行動の1つに胃瘻のチューブを抜くことがあり，注意が必要であった．

②心身機能・身体構造の状態

病室のベッドで，Tさんの手で指の皮を剝くような仕草が観察された．本人は，「小さい虫がいる」と小声で話した．実際には虫がいないため，幻視様の症状が確認された．Tさんは，ベッドでの臥床傾向が続き，全身を縮め身体を強く固定している状態で，体幹の関節可動域や各関節の拘縮を認めた．特に股関節は90度の屈曲角度が得られず，更衣動作，移乗動作に重度の介助を必要とした．

③環境因子

唯一，毎日のように訪れるUさんだけが，スタッフを別にすればTさんにとって環境との唯一の接点であった．Uさんは，毎日午後になると来院し，Tさんの洗濯物や着替えの準備など身の回りの整理をしていた．Tさんは，Uさんに視線を合わせ微笑む場面があった．Uさんは，Tさんに会話を試みるも辻褄が合わず，対応に困っていた．

④QOLの評価

Tさんは，昼夜を問わず傾眠傾向で，毎日同じ時間に繰り返される体位変換が身体を動かす唯一の機会であった．つまり，Tさんはほぼ臥床傾向で，未だ遂行できていない作業への取り組みが阻止された状態であり，さらに自己のストーリーの存在が他者の眼差しから外れた状態であった．

改変ARS（Affect Rating Scale）[2]をもとに，QOLを評価すると，在室時には楽しみ，関心，満足といった肯定的な感情表出は皆無であった．また，怒り，不安・恐れ，抑うつ・悲哀，といった否定的感情が多く観察され，点数的には－10点であった．したがって，Tさんのストーリーを披露する機会が少なく，QOLはきわめて低い状態であった．

5. 生きてきたストーリーの評価

Tさんは，生活すべてにおいて介助が必要で寝たきり状態であった．さらに，Tさんは，意思疎通も困難であるために，生きてきたストーリーに影響してきた重要な作業に気付いてもらえない環境にあった．OTは，Tさんが典型的な寝たきり高齢者のストーリーに陥っていると判断した．そこで，Uさんから語られたTさんの生きてきたストーリーをナラティブ・スロープで示し，介入の糸口を探した（図1）．

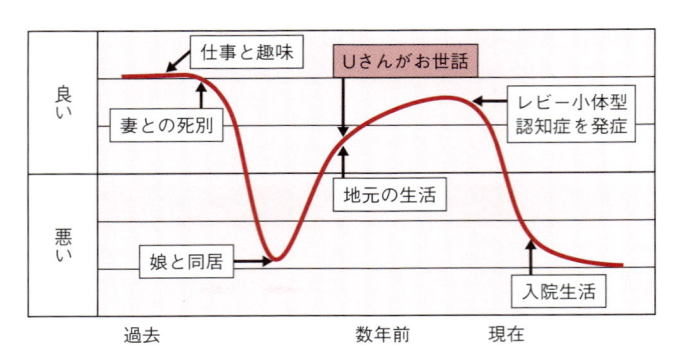

図1 Tさんのナラティブ・スロープ（Uさんの語りより）

表1 クラシック鑑賞の作業を通したVQの結果（初期）

評価領域	P=受身的	H=躊躇的	I=巻き込まれ的	S=自発的	コメント
好奇心を示す	P	H	I	Ⓢ	音楽鑑賞を促すと起き上がろうとする
行為/課題を始める	P	H	I	Ⓢ	虫を潰す行為が減少
新たなことをやろうとする	P	Ⓗ	I	S	身体を起こす
プライドを示す	Ⓟ	H	I	S	
挑戦を求める	Ⓟ	H	I	S	
もっと責任を求める	Ⓟ	H	I	S	選曲時に考える仕草がある
間違いを訂正しようとする	Ⓟ	H	I	S	
問題を解決しようとする	Ⓟ	H	I	S	
他人を援助しようとする	Ⓟ	H	I	S	
好みを示す	P	H	Ⓘ	S	聞き入る
他人に関わる	Ⓟ	H	I	S	
完成や成就に向けて活動を追求する	P	H	Ⓘ	S	目を閉じて聞く
活動に関わり続ける	Ⓟ	H	I	S	腰部が痛くなる
活発でエネルギッシュである	Ⓟ	H	I	S	
目標を示す	Ⓟ	H	I	S	
ある活動が特別であるとか重要であることを示す	Ⓟ	H	I	S	

　ナラティブ・スロープの良い状態の時に習慣として実施していた作業が3つあった．それは，①クラシックの音楽を聴きながら食事や余暇を楽しんでいたこと，②仕事の合間に小唄と書道を習い，時間があれば練習を重ねていたこと，③食べることが好きで器にもこだわっていたことであった．ただ，それらは入院してから一度も実施されていなかった．今回の情報源がUさんに限られていたが，それらを作業療法の介入に役立つ未だ遂行していない3つの作業とした．

　①は，現状でも取り組むことが可能な未だ遂行していない作業であった．②は，耐久性と持久性の向上を確認し，実施できる可能性のある作業であった．③は，他職種と連携することで実施できる可能性があった．

　また，未だ遂行していない作業の実施が，Tさんのストーリーにどのような影響を与えるか見通しをたてる必要があった．そこで①のクラシック音楽を聞く作業で，意志質問紙 Volitional

Questionnaire（VQ）[3]を利用して，作業に対する意志の側面を評価した（**表1**）．VQの評価では，音楽観賞を楽しめるようにTさんをリクライニング車いすに移乗させ，リラックスしたポジショニングを試みて痛みがない姿勢をつくった．さらに，個室の静かな環境で実施した．結果，その環境でクラシック音楽を流すと，Tさんは虫を潰す行為を一時的に止め，目を閉じて聴き入る様子が観察された．

6. アプローチの方針

　現状のTさんは，意志の表出が難しいこともあり，典型的な寝たきり高齢者のライフストーリーとして周りの人に認知されていた．人は死を連想させるものを忌み嫌うところがあるため，死を待つばかりに見えるTさんのところから，親類縁者の足も徐々に遠のいていった．また，幻視の行為は，何らかのサイン（筆者は作業剥奪状態による感覚遮断を回避するための作業と考えた）であったとしても，認知症者というレッテルを強化するための症状として受け取られているに過ぎなかった．

　しかし，VQの評価結果を通して，Tさんの馴染みのあるクラシック音楽の鑑賞は，認知症で何もわからないというTさんのドミナント・ストーリーに対して，自発的に音楽鑑賞をするというオルタナティブ・ストーリーを提起する可能性を示していた．そこで作業療法の介入では，その人の生きてきた軌跡に沿った作業を実施するように意図した以下の3つの方針とTさんの作業参加を促す4つの計画を立案した．

【方針】
a）未だ遂行していない作業を見出す
b）より豊かなストーリーを人生に編み込む
c）他者の関心を引き起こす作業を実施する

【計画】
1）クラシック音楽の鑑賞を実施する
2）生体力学的アプローチを実施する
3）小唄や書道の実施を試みる
4）自分の作品を披露する

　これらの方針と計画は，他職種との連携に努めながら実施した．計画の1）は以前の慣れ親しんだ環境を振り返ることで，安らぐ環境を得て未だ遂行していなかった作業への実施を試みるものである．2）は未だ遂行していない作業の準備に必要な身体機能の獲得を目指すものである．3）は過去の経験から新たな作業の再構成を図るものである．4）は主人公のレッテルを何もできない認知症者から趣味活動を行う人へと変更する試みである．

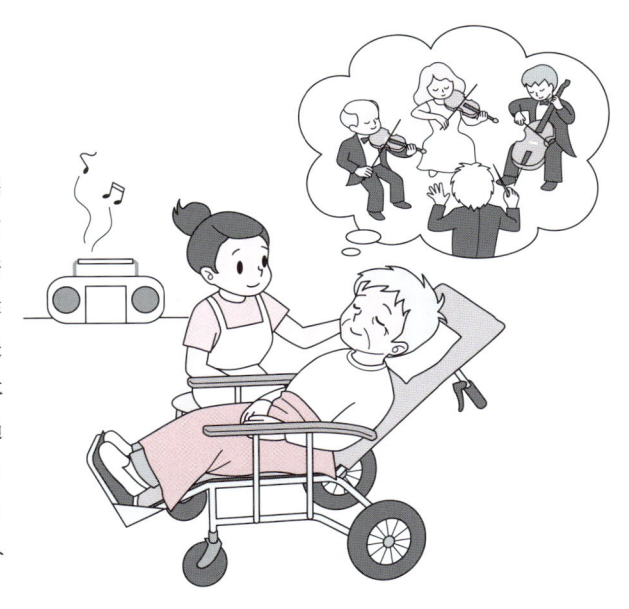

Ⅲ ● 実践編

　OTは，Tさんの未だ遂行していない作業を提案していくことで，重度の認知症患者と刻印付けられた状態から，新たなストーリーを再構成していくことを意図した．さらに，作業療法で実施された作品を病室に飾ることは，その作品を介しながら他者との関わる手段となり，死を待つ人のストーリーに生の輝きを与える手掛かりとなると考えた．つまり，Tさんの「いま・ここ」を作品として留めておくことは，何もできない人というレッテルをはがす1つの策となる可能性がある．

7. その人らしさの支援（経過）

　経過を最期の追悼までの4期に分けて説明する．第1期を未だ遂行していない作業の準備期，第2期を未だ遂行していない作業の実施期，第3期を実施した作業の披露期，第4期をストーリーの終焉とした．作業療法の実施は，週4回で実施時間を1回40〜60分とした．

第1期：未だ遂行していない作業の準備期（X年12月上旬〜X+1年1月下旬）

　作業活動は，Tさんの耐久性の向上とともにリクライニング車いす座位から，作業療法室のプラットホームでの端座位での実施となった．プラットホームでの端座位は，目の前に机を設置し，環境を整えることで可能となった．腰痛も次第に軽減していった．

　本人の身体状態の安定に伴い，Tさんが以前に練習で使用していた小唄の歌詞とテープをUさんに持参してもらった．小唄を実施する際は，Tさんをリクライニング車いすに移乗させ，ポジショニングしたうえで机を設置し，小唄の本を置いた．するとTさんは，小唄の歌詞をみるなり身体を起こし，小唄の本のページをめくりはじめた．しばらくすると，Tさんは「梅は咲いたか〜，桜はまだかいな〜」と小唄の一部を歌う場面がみられた．Uさんが「良い声しとるね」と笑顔で話しかけると，本人は微笑み返した．

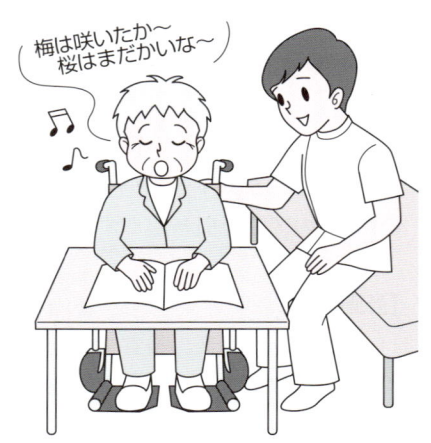

第2期：未だ遂行していない作業の実施期（X+1年1月下旬〜X+1年2月中旬）

　耐久性と持久性が向上したため，本人が以前に趣味としていた書道を作業療法で開始した．書道の道具は，Uさんにお願いしてTさんが慣れ親しんだ道具を持参してもらった．ある日，作業療法中にTさんの弟が見舞いに来た．Tさんは，弟の顔を見るなり筆を取った．そして，弟がいる前で，書道を披露し崩れた字ではあったが「ありがとう」と書いているのが読み取れた．弟は，「座っている姿をみるのもそうだが，顔を覚えてくれていて良かった」と語った．作業療法で実施した書道の作品は病室に飾られた．

　活動性の向上に伴い，医師より嚥下訓練の依頼が言語聴覚士にあり，ベッド上にて開始された．食事はTさんの楽しみの1つであったことから，Uさんに慣れ親しんだ器を自宅から持って来てもらい，嚥下訓練が開始となった．このころより，看護師や介護スタッフとの介助方法や病棟での過ごし方などに関する情報交換が盛んとなり，介助方法の工夫や作業療法での取り組みなどについて具体的に話し合うことができた．

医師と言語聴覚士との連携で嚥下機能も順調に回復し，Tさんの食事は胃瘻からペースト食，ペースト食から老人食に変更され，3食とも自力での摂取が可能となった．老人食の変更に伴い箸の使用を作業療法で練習した．普通の箸の使用は，関節の拘縮などで把持能力の問題があるため，自助具の箸を提供した．さらに，Tさんの好きだったふりかけをUさんが持参し，ご飯にかけて食事を楽しんだ．

この時期のTさんの日課は，昼食後にUさんと車いすで散歩し，作業療法室に来て作業療法を受け，その後，病室でゆっくりするというものであった．作業療法では，生体力学的アプローチと小唄や書道の作業を実施し，移乗動作の練習も行った．作業療法のセッション終了後は，Uさんと一緒に病室へ戻り，Tさんが使用していた皿にUさんがおかきを入れ，いつも愛用していた湯飲みにUさんがお茶を汲み，クラシック音楽を聴きながら余暇を楽しんだ．しかし，食事を食べたことや家族がお見舞いに来てくれたことは数時間後には忘れていた．

第3期：実施した作業の披露期（X＋1年2月中旬～X＋1年2月下旬）

以上のような経過より，Tさんは作業療法を通して未だ遂行していない作業を実施することができた．さらにTさんが作業に参加できることは，Uさんだけでなく周りのスタッフにも驚きをもって知られることとなった．Tさんのストーリーは，病者のそれから趣味人のそれに転換された．

また，家族の許可のもとで，Tさんの作業療法場面や食事場面，ベッドから車いすへの移乗場面などをビデオカメラで撮影し，DVDを作成した．そのDVDは，上京している娘にUさんより送られた．DVDの映像をみた娘は，数日後，病院に駆けつけた．その際にTさんは，車いすに座り娘との家族団らんを楽しんだ．団らんについて娘は，「こんなに話せるとは思わなかった．もう話せないと思っていた」「昔のことを思い出しました」「仕事をしていた時のように頑張っているのですね」と語った．その後，娘はお見舞いに月に数回訪ねて，家族団らんを楽しむ場面がみられ，Tさんの新たなストーリーが展開された．ここで，VQを実施し，ナラティブ・スロープを作成した．

第4期：ストーリーの終焉（X＋1年2月下旬～X＋2年3月中旬）

その後，1年あまりして病気の進行によりTさんの状態が悪化し，他界した．作業療法を通した日課は，Tさんの状態が悪化するまで継続された．家族は，病気になり寝たきりの状態から再起したTさんの姿を思い出し，火葬の際は熱心に働いていたころのスーツ姿で追悼した．家族は，「一番輝いていた姿で見送りたかった」と語ったという．

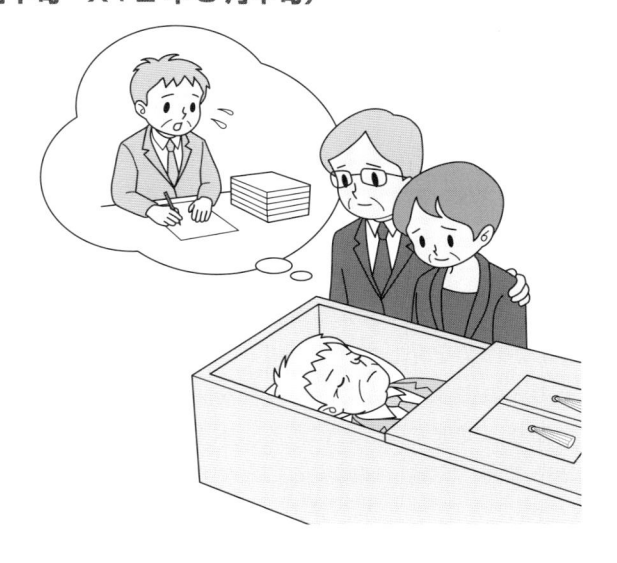

表2 クラシック鑑賞の作業を通したVQの結果（最終）

評価領域	P=受身的	H=躊躇的	I=巻き込まれ的	S=自発的	コメント
好奇心を示す	P	H	I	Ⓢ	音楽鑑賞を促すと起き上がろうとする
行為/課題を始める	P	H	I	Ⓢ	手遊びが減る
新たなことをやろうとする	P	H	Ⓘ	S	
プライドを示す	P	H	Ⓘ	S	
挑戦を求める	P	H	Ⓘ	S	
もっと責任を求める	P	H	Ⓘ	S	
間違いを訂正しようとする	Ⓟ	H	I	S	特に関心がない
問題を解決しようとする	Ⓟ	H	I	S	求めることはない
他人を援助しようとする	P	H	I	Ⓢ	指揮者について語ろうとする
好みを示す	P	H	I	Ⓢ	指揮者について語ろうとする
他人に関わる	P	H	I	Ⓢ	指揮者について語ろうとする
完成や成就に向けて活動を追求する	P	H	Ⓘ	S	目を閉じて聞く
活動に関わり続ける	P	H	Ⓘ	S	腰部の痛み軽減
活発でエネルギッシュである	P	H	Ⓘ	S	座位時間の向上
目標を示す	Ⓟ	H	I	S	
ある活動が特別であるとか重要であることを示す	P	H	Ⓘ	S	音楽を聞き入る

8. 作業の実現と事例に与えた影響

　作業の実現と事例に与えた影響は，第3期に実施した再評価の結果をもとに述べる．VQは，クラシック鑑賞の作業を評価した結果は受身的な状態から作業の参加と自発性が増加し，虫を潰す行為が減少した（**表2**）．ナラティブ・スロープは，他者への作業の披露や家族との団らんが継続的に実施することにより上昇した（**図2**）．改変ARS得点は，12点で肯定的感情表出が増加しQOLの向上がうかがわれた．

　人は年を取るにつれて，死を待つ人になりがちである．特に病気を患い，配偶者や知人などの身近な人を亡くすと，誰もが死のイメージを身にまとってしまうだろう．しかし，老いることによって，その人しかつくりあげることができない豊かなストーリーが蓄積されている．ゆえに，過去のストーリーを語れない高齢者であっても重厚なストーリーを抱えていることが多い．本事例でも，認知症により語られなかった多くのストーリーがあったと思われる．生きてきたストーリーとは，人と環境の作用によって蓄積されつつも，常に人と環境の作用によって変化する可能性があるため，誰もが作業を介してストーリーを新たに積み重ねるチャンスをもっていると考えられる．つまり，その人の生きてきたストーリーをより豊かに蓄積していくためには，未だ遂行しきれていない作業を知り，実施することにある．本事例では，未だ遂行していない作業を知る手掛かりをつかみ，作業を準備，実施，披露することで新しいストーリーが蓄積されていった．そして，作業療法の介入によって，Uさんから聴取したTさんのナラティブ・スロープの上昇につながった．さらに，新たな作業を披露した場面を見届けた家族にとっても，Tさんとの新しいストーリーとして記憶に蓄積されたと考えられる．

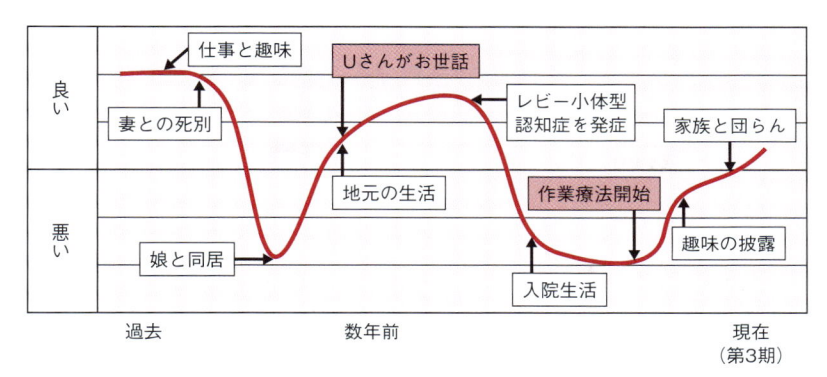

図2 Tさんのナラティブ・スロープ(Uさんの語りより)

　さらに，作業の実施は，直接的な趣味を提供するだけでなく，ストーリーに影響を与える人と環境を考慮し，対象者が参加しうる作業を披露するという重要な役割をもつ．作業の披露によって，対象者に対する他者の関心が引き起こされて，家族を巻き込んだより重厚なストーリーが展開される．このようなストーリーは，関係者の心を揺さぶるもので，対象者の没後も語り継がれることが多い．

> **おさらい**　本章では，作業療法の作業がストーリーに影響する背景をもとに，その人の生きてきたストーリーを再構築する支援について述べた．
> 　ストーリーの支援を実施する前には，ナラティブで語られる内容に個別性があることを心得ておき，未だ遂行していない作業を知ることを心掛けなければならない．なぜならば，その人のストーリーを形成する過程で，環境や人によって，その人の生きてきたストーリーが異なるからである．つまり，ストーリーは幾つもの場面で再構成され，新たに作り上げることができるものなのである．

【文　献】
1) 野口裕二：外在化とオルタナティブ・ストーリー，物語としてのケア−ナラティブ・アプローチの世界へ，pp.69-88，2002，医学書院
2) 土屋景子，井上桂子：認知症高齢者に対する作業の効果―作業別の主観的QOL比較．川崎医療福祉学会誌．20(1)：203-211，2010
3) De las Heras CG, Geist R, Kielhofner G (山田孝 訳)：意志質問紙使用者用手引 第4版，2009，日本作業行動学会

(南　征吾・小林隆司)

7 その人らしい施設生活へのアプローチ

事例を通して伝えたいこと

- ◆施設での作業療法の内容が機能訓練，基本動作練習であってもよいが，対象者が意味と目的を理解している必要がある．
- ◆筋力維持，ADL維持，対人交流技能維持という消極的でステレオタイプな作業療法目標であってはならない．
- ◆生活期にOTが関わることは，対象者にとって意味と目的のある人生を取り戻す好機となる可能性がある．

1. その人らしい施設生活への支援が必要な高齢者の特徴

　特別養護老人ホーム（特養ホーム），介護老人保健施設などの介護保険施設に入居する対象者は，機能訓練や基本動作練習，温熱療法をOTに期待することが多い．それは病院や通所サービスで受け身のサービスを利用した経験に基づいていることが多く，固定観念として強く残存している．また，病院や通所サービスのOTたちから「これからもリハビリを頑張ってね！」と言われている．対象者は機能訓練を継続することが義務であり，周囲の期待に応えるべきだと認識してしまう．これは対象者の家族にも同じことが当てはまる．こうして対象者と家族が機能訓練を希望した場合，ケアマネジャーや他職種のチームメンバーは対象者らの希望に応えようとする．その結果，OTは対象者，家族，チームメンバーから機能訓練を強く要望されることになる．

　機能訓練や基本動作練習は，その成果が期待できるのであれば提供する必要もあるが，特養ホームにおいては必ずしも全員がその対象とはならない．対象であったとしても，永久的に効果が持続するわけではない．そのことは大抵の場合，対象者には説明されない．そのうち，機能訓練，基本動作練習は意味と目的を見失ったままOTから対象者に提供され続けることになる．積み上げられた経験によって，目的はなくとも訓練や練習を頑張ることが作業療法だという認識を強化させる．対象者だけではなく，家族とチームメンバー，さらにはOT自身にも同様の誤った認識を強化させることになる．

　意味と目的がない機能訓練であっても，それが認められると支援の方法を変えることは難しい．その中で，対象者は「やりたいことは何ですか」とOTらに問われる機会を失っていく．特養ホームのOTは，1人で80〜100人の高齢者を担当していることが多い．多忙で，OTらしいとは言い難い業務により，対象者の希望を実現できない経験を重ねている．OTは対象者の希望を確認しようとする意欲を徐々に失いがちとなる．対象者は作業をできるようにする専門職であるOTの協力を失い，作業をする機会が剥奪された状態になることが多い．筋力低下，介助量増加，皮膚疾患への罹患，レクリエーションの機会が少ないと危惧する専門職はいるが，その人にとって意味と価値のある作業が剥奪されることに警鐘を鳴らすのはOTしかいない．

その人らしい施設生活への支援が必要な高齢者の特徴は、高齢者自身の生活背景や心身機能、家族関係などからあげることができ、生物学的、心理学的、社会学的な視点から問題点をあげることも可能である。しかし、作業療法の視点から特徴を考えるなら、作業をする機会が奪われていることに着目したい。作業をする機会を提供する専門職であるOT自身の問題も無視することはできない。その人らしい施設生活への支援が必要な高齢者の重要な特徴であり、作業的公正[1]の実現をはばむ問題点として考えられる。

> **用語解説 作業的公正**
> - OTが社会に対して望む理想としてタウンゼントが提案した視点である。
> - 理不尽な不当な差別を受けることなく、すべての人が自分とその社会にとって意味のある作業ができるような状態を示す。

2. 事例紹介―80代後半女性, Vさん

80代後半の女性で、特養ホームに入居して10年が経過していた。60代後半から両変形性膝関節症の影響で歩行が難しくなった。70代後半に胸水の治療をするため入院した。退院後から全身の筋力低下、体重増加の影響もあって歩行がさらに困難となった。その後、腎機能障害と変形性膝関節症の治療をするために入退院を繰り返した。自宅内で転倒して右脛骨骨折により3ヵ月入院した際に、自宅で生活することが困難となり、特養ホームに入居した。入居時は車いすを利用して自立移動し、ベッドと車いす間の移乗も自立していた。昼間はトイレで自立して排泄し、夜間はオムツを利用するが処理は自立していた。食事、整容、起居動作は自立し、立位保持は中程度介助、入浴は全介助だった。喫煙を好んで1日2箱の煙草を吸っていたが、入居後は1日2本のみとなった。

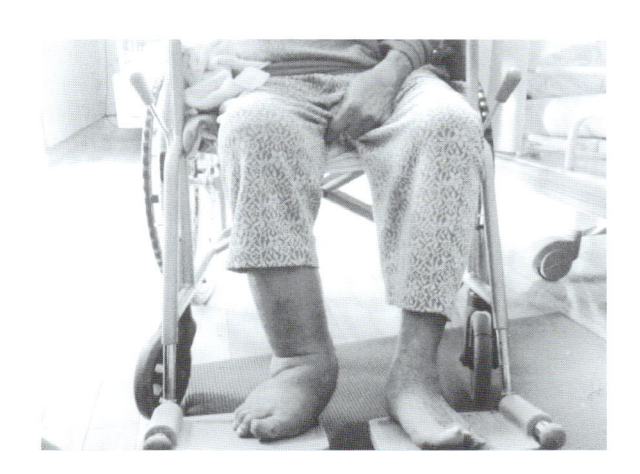

3. 事例の作業ストーリー

6歳ごろから丁稚奉公に出され、学校に通っていなかった。25歳で結婚して1女を出産するが、離婚して子供とも離れた。30歳で27歳年上の男性と再婚し、3人の子供を出産して育てた。そのころからおでん屋を40歳まで営んだ。45歳から49歳までは沖縄そばが中心メニューのパーラー

Ⅲ ● 実践編

を営んだ．60歳から生活保護を受給し始め，娘と同居を始めた．訪問介護，訪問看護を利用しながら自宅で生活をしていたが，ADLの低下に伴い在宅生活が困難となり，特養ホームに入居した．それから10年が経過していた．

4. 作業療法評価

①活動と参加および心身機能・身体構造の状態

移動は車いすを利用して駆動効率は悪いが自立し，ベッドと車いす間の移乗は中程度の介助が必要であった．昼間はトイレで中程度以上の介助によって排泄し，夜間はオムツを利用していた．食事，整容は自立し，入浴は全介助であった．起き上がりは見守り，立ち上がりは軽度の介助を必要とした．両側の肩関節に痛みを伴う関節可動域制限，膝関節の痛みを伴う可動域制限，足部の変形，下肢の筋力低下，立位バランス能力の低下がみられた．

②環境因子・個人因子

娘は週に1度面会に訪れており，Vさんは楽しみにしていると話した．機能訓練と介護サービスの目標は問題点の軽減で，支援計画は関節可動域訓練，マッサージ，立位保持訓練，ベッド上で空気圧式マッサージ機とホットパックの提供，ベッド周辺環境の整理，車いすシーティングとなっていた．

③QOLの評価

後述のADOCの満足度により，（できるだけ1人で）トイレができる4/5，（もう少し自分で）起き上がり，立ち上がりができる3/5，（不安なく車いすからの）移乗ができる2/5，公衆電話をうまく使って家族と話しをする3/5，（家族のために）料理がしたい1/5となっており，日常生活は介護士らに支援してもらっているので困ってはいないと言いながらもQOLは高くない状態であることが確認できた．

5. その人らしい施設生活の評価

これまで，特養ホーム内のカンファレンスでは，Vさんの人工透析治療の経過と体重，喫煙数，便秘，膝と腰部の痛み，移乗時の膝折れについての話題しかあがらなかった．生活全般の課題は，透析治療と体重管理によって体調を維持すること，透析後に強くなる腰部の痛みと介助量の増加を軽減することであった．長期目標は病状が悪化しないこと，自分で移乗ができることで，短期目標は健康管理，排便コントロール，転落防止などであった．目標と計画はVさんに説明されており，確かに本人が望んでいることでもあった．そのためサービス内容についての議論は，効果的な体重管理の方法やベッド周辺の環境についての話題などでほとんどを占めた．それらはVさんが自分らしいと思える人生を構成するために必要な要素ではあるが，それ自体が生きる目標や目的ではないとOTは考えた．

日中のVさんは車いすに座って，テレビの前で所在なく過ごし，退屈しているようにみえた．Vさん，家族，チームメンバーから特に依頼はなかったが，作業的公正な状態にないと仮説を立てたOTは作業選択意思決定支援ソフト Aid for Decision-making in Occupation Choice（ADOC）[2]で目

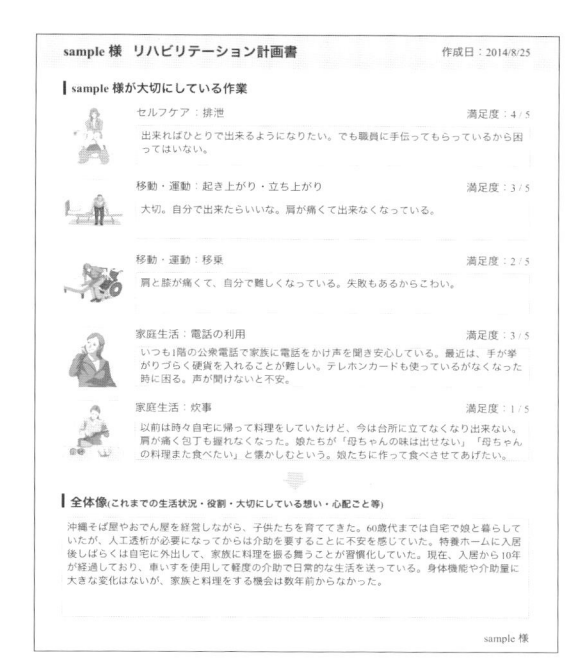

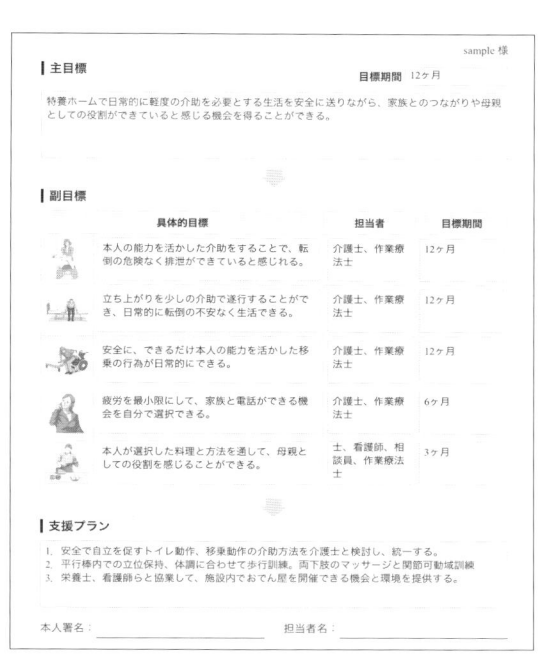

図1　ADOC のリハビリテーション計画書

標を見直すことにした．Vさんにその意図を説明し，同意が得られたので評価を開始した．ADOC に表示された 95 枚のイラストを見ながら，V さんは，トイレができる，起き上がり・立ち上がりができる，移乗ができる，公衆電話をうまく使って家族と話しをする，料理がしたいという希望を伝えた．結果を図1に示す．OT は V さんと話し合って，移乗，トイレ，起き上がり，立ち上がりを常時 1 人で安全に行うことは難しいが，今よりも自分で行えることを目標にした．施設内の公衆電話をうまく使うことに関しては，毎日でも家族の声を聞きたいと話し，手が動かなくなって電話ができなくなることが 1 番怖いと訴えた．実際に公衆電話を使っている場面を観察評価したうえで，効率的で努力の少ない方法を検討することにした．

料理に関しては，どの料理をなぜ作りたいと思うのか尋ねた．V さんは施設に入所するまでの生活史を少しずつ話した．その後，娘たちのためにもおでんを作りたいと話した．しかしすぐに，「無理だと思うけどね」とつぶやいた．

Vさん　「入居してからも自宅に帰って，娘たちと料理を作っていたんだよ．最近は腕が上がらず，立てなくなって自宅にも帰れないさ．娘たちは母ちゃんの料理が食べたいというからさ，作ってあげたいねと思うよ……でもね，自分で包丁を持つこともたぶんできないし，立つこともできないんだよ……だから無理だよ」

OT　「1 人で料理を作ることは難しいけど，助言することはできると思いますよ」

Vさん　「料理はできないと思うよ……絶対に包丁は握れないと思う．でも，助言ならできるかもしれないね」

OT　「私が家で料理を作るためにも助言してくださいね．もし，できそうな部分があればやってください．手伝ってできることもありますよ．どうやったらできるようになるか一緒に考えていきましょう」

Vさん　「……それじゃあ，やってみようかね．私の料理は美味しいとお客さんから人気だった

211

んだよ．鍋を持ってお店に来る人が何人もいたんだよ．1人でやるのも大変なくらい客が多かったからね．若い女の子も雇ったよ．酔っぱらい相手で大変なこともあったけど，楽しかったさ……」

　OTはどこで，誰と，どのように料理をしていたのか，それは誰のため，何のためだったのかを尋ねた．Vさんが語ったストーリーに対して相づちを打つだけではなく，積極的に意味と目的を確認することを心掛けた．どのように打っていたのか，どのように行いたいか，現在の状況と状態で可能なことは何か，と彼女に時間をかけて尋ねた．

　Vさんが無理だと思うと話した希望が，本当の希望であるとOTは推測した．Vさんが1人でおでん屋を営むことや料理をすることは難しいが，Vさん自身が納得する形で作業をする方法はあると考えられた．

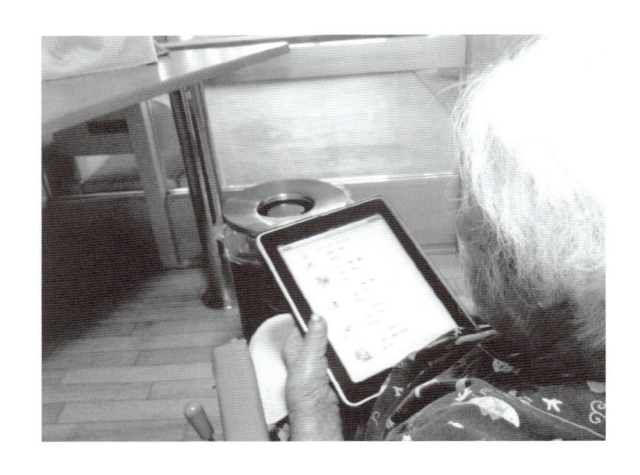

　Vさんが選択した料理を作るという作業を実現するために必要な能力について，OTはVさんと考えることにした．料理の材料を買い物すること，持ち運ぶことについては1人で遂行するのは難しいことが予測された．材料を持ち運ぶことは見守れば1人でも実施できる可能性はあったが，料理をするという全行程からみれば重要な課題ではなく，その後の課題遂行に大きな影響を与える疲労が残る可能性があった．机上に置かれた材料を切る，動かすことについては安全に努力もなく自立して遂行できることが予測された．また，料理の行程について指示を出したり，工夫について助言するための能力は維持されていた．

6. アプローチの方針

　事前に模擬的な環境を設定し，実際の動作を観察評価して難しい場面では動作の工夫や福祉用具を導入することも可能であった．しかし今回，料理をする場面での直接的な介入は必要最小限とし，実際の作業を最後まで達成することが望ましいと考えた．このことはVさんに説明し，同意を得た．

　OTは集めたVさんの情報をどの場所，タイミング，方法でチームと共有するべきか検討した．Vさんが提案した目標を実現するために最も強い影響力を与えるのは，作業工程の難易度やVさん自身の身体機能，活動能力ではないと考えられた．つまり，施設内の調理活動として許可されるかどうかが大きな問題であり，Vさんが語ったストーリーの共有方法が重要なポイントであった．ま

た．目標を実現するためには，OT だけで支援するのは困難であることが予測された．

　OT が V さんに面接をした直後に，特養ホームのサービス担当者会議があった．ADOC は本人が選択した作業と作業のストーリー，満足度を印刷することができるため，カンファレンスで評価結果を提示し，栄養士，介護士，相談員などのチームメンバーに協力を要請した．V さんがおでん屋の女将だったことは 10 年の付き合いがあるチームメンバーは全員が知っていた．本人に希望を尋ねても，特にないと返答していたことも知っていた．10 年間のカンファレンスで V さんの支援目標が変わることはなかったが，OT が提示した目標に疑問や異議の声はなかった．むしろ，提案した OT よりも前向きな意見が多かった．

　介護士　「糖尿病食で食事内容や水分量に制限があって，食堂で同席する入居者との食材や見た目に差があった．煙草も 1 日 3 本になっていたから，強いストレスを抱えているかもしれない．本人ができそうなことは参加させてあげたいよね」

　栄養士　「確かに食事制限があるから心配することはあるけど，毎日のことではないのだからね．V さんが思うような料理を作る手助けがしたいね．料理人だったんだから，きっと作ることも食べることも大切なことなんじゃないかな」

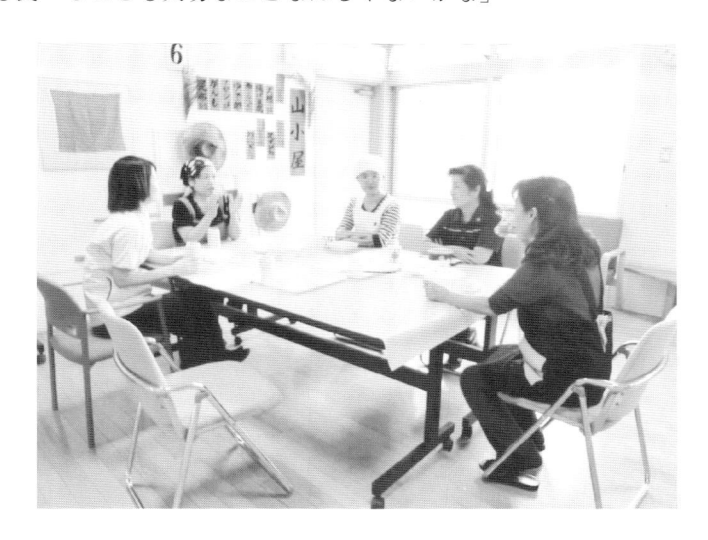

　目標は単に料理をするということではなく，V さんが家族のために自分らしさの感覚を取り戻すことにあると OT が説明すると，全員の同意が得られた．そこで，栄養士が中心になって材料選びを行い，行程については V さんと話し合って決めることになった．

　しかし，V さんと職員だけでは行程のすべてを担当するのは時間がかかると考えられた．そこで V さん以外の入居者より，ADOC による評価で料理を希望した 3 名と，家族からの情報で料理をすることが役割だったと思われる入居者 3 名にも応援を要請することにした．それぞれの身体機能，ADL 自立度，生活史は異なるものではあったが，家族や友人のためにも自分らしさを感じる作業に参加するという意味と目的は同じものであった．チームメンバーは彼女たちに必要最小限の介助をすることで同意していた．今回の支援では，彼女たちが料理をしていると感じることが唯一の決定した方針で，具体的な支援方法は当日の場面で柔軟に対応しておでん屋を開催することにした．

7. その人らしさの支援（経過）

　1週間前からおでん屋開催のチラシをVさんは指差して，他の職員や利用者に嬉しそうに話していた．しかし当日，Vさんは約束の時間に現れなかった．Vさんが周囲への気遣いや不安から，参加を躊躇することは予想されていたので，全員で簡単な下準備を進めることにした．30分遅れて現れたVさんに対して，栄養士は味付けや行程についての指示を仰いだ．Vさんは控えめではあるが，しっかりと指示や提案をした．栄養士は入居者100名と通所介護利用者30名の栄養管理をしながら，できるだけ作業に参加した．介護士は多くの入居者のいつもと変わらない生活を支援する合間に，時間を作って交代で参加してくれた．相談員も交代で参加し，積極的に入居者の手伝いをした．事務職員は本来の業務ではなかったにも関わらず，料理から会計，片付けまで参加した．障害者生活支援員は入居者の間を回って，必要があれば手伝いをしていた．基本的に料理の行程や全体の流れは決めていなかったので，それぞれが判断して利用者と行動した．おでんを作った場所は，Vさんが以前，平行棒の中で立ち上がり訓練を行っていた場所であった．

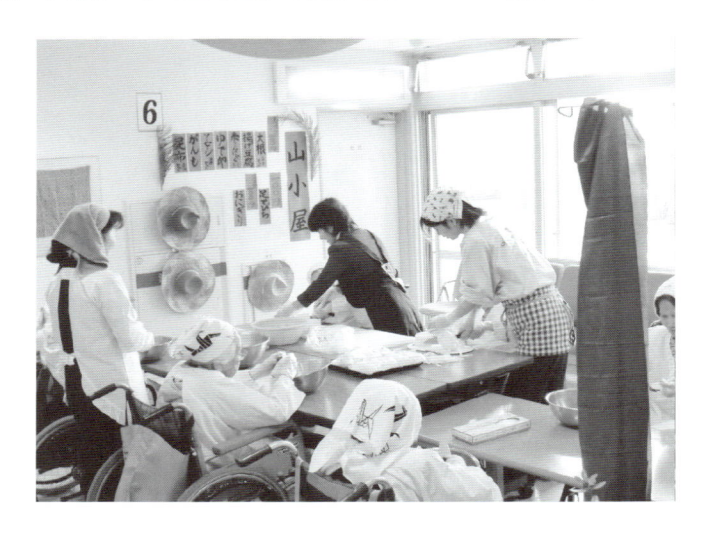

　Vさんはしばらく他入居者の様子を少し離れて眺めていたが，徐々に車いすを駆動して近づいてきた．料理の行程について栄養士の相談に答えながら，調理スペースに近づいた．「包丁で豆腐を切ってみようか」というOTの声かけにVさんは素直に応じた．手指はわずかに変形し，肩関節もうまく屈曲できなかった．それでもVさんは包丁を離さなかったので，OTはVさんの手に軽く触れて支持をした．湯加減を確かめるために鍋をのぞき込み，調理の行程について職員に静かに尋ねていた．手助けを借りながら指で丁寧に昆布を結び，包丁を使って豆腐を切り分け，卵のゆで具合を確認し，だし汁の味付けを確かめていた．

　こうして完成したおでんを食べるため，多くの職員が訪れた．施設長が訪れた時，Vさんはノンアルコールビールをコップに注いだ．自分と施設長のコップへ慎重に缶を傾けるしぐさは，ADLに介助が必要な人工透析を受ける高齢者というよりは，まさにおでん屋の女将のようだった．それはVさんにとって仕事のように見え，にじむ涙は10年間の月日を物語っていた．準備から片付けまで3時間を要したが，Vさんは疲労を訴えることもなく，最後まで参加していた．職員は交互に

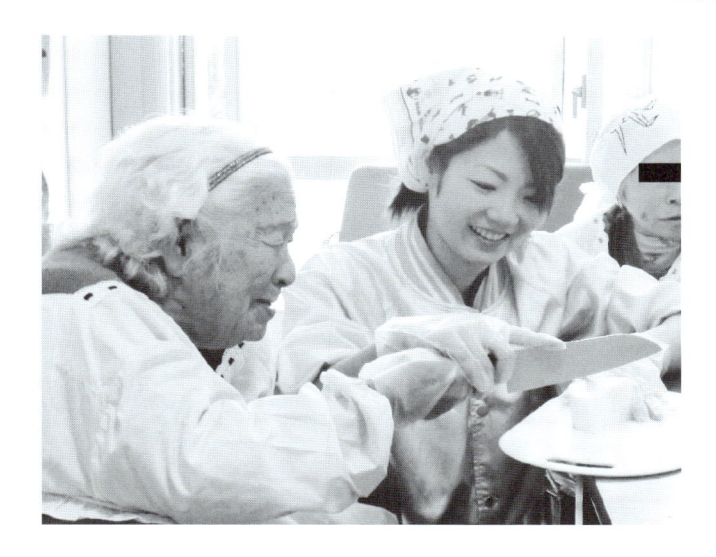

賞賛と労いの言葉をかけ，Vさんはそれに対して言葉少なめに照れ笑いをしていた．

　片付けが終わった後にOT，栄養士，事務職員，障害者生活支援員，相談員と反省会を実施した．その中で，すべての職員がそれぞれに「こんな仕事がしたかった，別の入居者の希望も同じように叶えたい」と話した．これまでのカンファレンスでは症状，ADL自立度や体重の軽減か維持についての意見が主だったが，その時は問題点の解決やリスク回避よりも作業ができるようになる方法についての意見が主であった．

8. 作業の実現と事例に与えた影響

①作業に対する認識の変化

　おでんを作って1週間後，VさんにADOCの再評価をした．昔の自分の仕事だったおでんを作ること（料理がしたい）に関して，満足度は1点から3点に向上していた．5点に至らなかった理由を尋ねると，「もう無理だとあきらめていたけど，やってみると意外に自分はできるんだなと思ったさ．そしたら，次はもっと上手く作れるようになりたいと思ったよ．もう少し上手く作れそうな気がするから，今は3点，次は沖縄そばを作って娘たちに食べさせてあげたい」と話した．その表情は穏やかで，痛みや疲労はあったかもしれないが，観察からは感じさせない口調だった．後日，OTがVさんの娘へおでんを作った際の写真などを手渡したところ，「あのころの母に戻ったみたい」と話した．

　おでんを作るという作業の意味を知らなければ，単純に特養ホームで料理をさせるという非日常的な行事とか，昔の仕事をしてもらう体験という意識がチームメンバーにはあっただろう．それはVさん自身と家族も同じ意識であったと思われる．しかし，今回はVさんが95枚の活動をしているイラストの中から選択した「料理」という作業であり，その意味と今やることの目的についてVさんの言葉で語ることをOTが求めた．Vさんはおでんを作る意味と目的について語る過程で，ストーリーが形作られていった．これはナラティブ・アプローチ（128頁参照）に近い効果があったと考えられる．これまで，Vさんは作業について語る機会がなかった，あるいは語ることができなかった．それだけではなく，自分でも意識していないためにストーリーとして成立しなかったのかもし

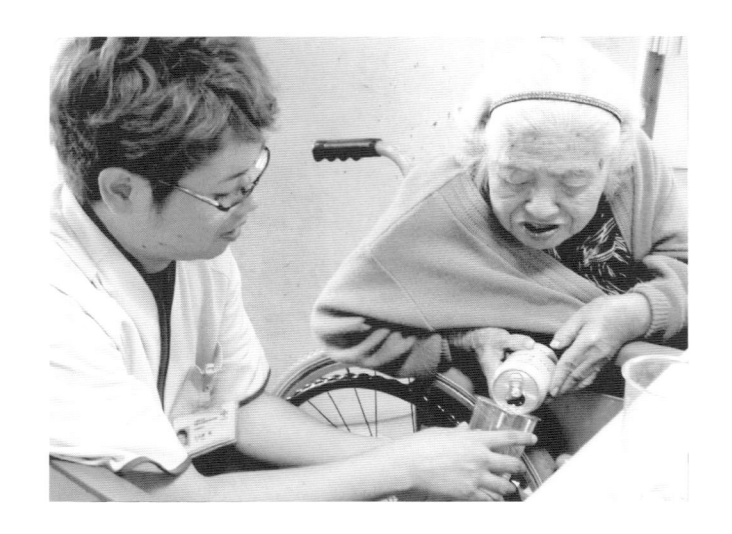

れない．OTに促されておでんを作りたい理由を語る過程で，人生にとって大切であると定義したものと考えられる．Vさんは始めに「母親としての自分を取り戻すためにおでんを作りたい」とは表現しなかった．しかし，おでんを作るための準備期間，さらにはおでんを作り終わった後には「娘のためにも次は沖縄そばを作りたい」と話した．ADOCによって喚起された作業について語り，体験することでVさんの新しいストーリーが形成されていったのだろう．職員の協力を得ることができたのは，単にVさんが興味をもっているとか，昔やっていたという理由よりも，Vさん自身が語ることによって形成されつつあるストーリーの力が大きかったと考えられる．

②環境への影響

OTはVさんにとっておでんを作るという行為が，過去の自分の感覚を取り戻すためであったことを他職種に説明して回った．行事を担当する委員の承諾を得ずに，集団調理という行事を行ったという批判的意見をもつ職員がいることもわかった．そこでカンファレンスや朝の申し送りの時間に，ADOCによる評価の過程でVさんが語ったこと，料理という作業の意味と目的についての説明を繰り返した．その度に，次はあの入居者の夢を叶えてあげたいという職員の声が聞かれた．

おでんを作った後，VさんのADLが向上したわけではなかった．日常生活で笑顔が増えたり，体重が減少したわけでもなく，身体機能の向上や変形した関節が元に戻ることもなかった．しかし，それまでは「何もやりたいことはない」と話していたVさんが，「沖縄そばはいつ作ろうかね」と控えめに訴えてくるようになった．OTはVさんにこれまで提供してきた機能訓練や基本動作練習はおでんを作るために役立ったこと，今後も提供する場合は次に沖縄そばを作るという意味と目的を満たすためであると説明した．同様の内容で職員にも説明をし，これまで選択してきた支援が大切な作業の実現につながっており，次の作業を実現するためには日々の支援が必要不可欠であることを説明した．たとえ，支援の内容は変化することがなくても，意味を付与することは可能だと考えられる．

③作業ストーリーの広がり

Vさんは作業について語る中で，作業をしていた自分を思い出しているようにみえた．OTが自然な文脈の中で傾聴しても，引き出せなかったであろう．OTが意図的にストーリーを引き出せた

としても，最終的にVさんが語ったストーリーとは異なるものになったかもしれない．Vさんは自分の中でもあいまいであった希望が，語るうちに形作られたと感じていた．すなわち，隠された希望のストーリーを引き出したというよりは，OTとともに新しいストーリーを作りあげたということが今回の支援であったと考えられる．また，OTが果たした役割はVさんが話すことに相づちを打つだけではなかった．Vさんが選択した作業に挑戦するために，現在のVさんがおかれた環境下での強み，資源，状況について検討した．OTはVさん自身にも目標を実現するために意見を求めた．おでんを作るという作業に対して，意味を付加するために必要な過程であり，Vさんが自ら人生のストーリーを発展させるために不可欠な協業であった．

過去，現在，将来のライフストーリーを説明するようにVさんを導くのはOTの重要な役割であった．こうして作りあげられたストーリーだったからこそ，チームメンバーに影響を与えることができたのだと思われる．チームメンバーからのVさんに対する評価は，さらにそのストーリーに書き加えるものとなった．

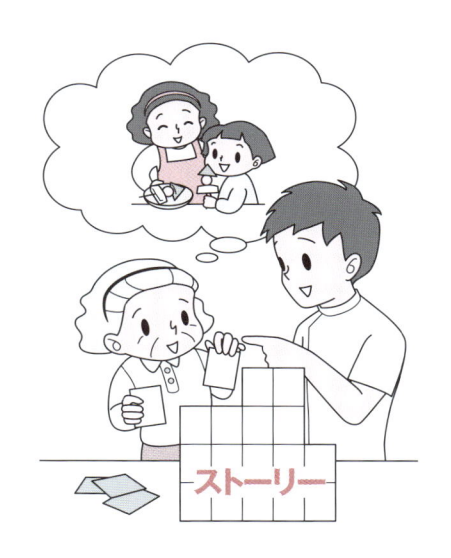

おさらい

介護保険施設における作業療法は，意味と目的のない機能訓練，基本動作練習に留まってはいけない．OTとして支援する場合，目標は作業である方が望ましい．作業とは手工芸やレクリエーションなどの活動のことではなく，何かすることによって自分らしさを感じられるものである．

今回，特養ホームに入居して10年が経過したVさんについて紹介した．Vさんは10年間，大切な作業が尊重されていなかったが，OTも含めたチームメンバー，家族らと協業して支援目標と内容に変化を起こした．娘のためにも自分らしさを感じることのできる「おでんを作る」という作業を実現できたのは，Vさん自身によって言語化されたストーリーを共有できたからである．ADOCは，Vさんにストーリーを喚起させること，OTがVさんから作業の意味と目的を引き出すこと，実現のために必要不可欠なチームの協力を要請することに役立った．ストーリーの喚起，意味と目的の抽出，チームとの共有が実現できたことで，今回は行事ではなく作業療法となった．

特養ホームでの作業療法によって，高齢者のその人らしい施設生活を支援することは難しいものであるが，実現することができれば対象者，家族，チームメンバー，そしてOTにとっての作業的公正を導くことができるであろう．

【文献】

1) Townsend E：Occupational therapy's social vision. Can J Occup Ther. 60(4)：174-184, 1993
2) Tomori K, Uezu S, Kinjo S et al：Utilization of the iPad application：Aid for decision-making in occupation choice. Occup Ther Int. 19(2)：88-97, 2012

（上江洲聖・友利幸之介）

コラム

私が作業療法をするために工夫したこと
―介護老人福祉施設の現場から―

　高齢者の自己決定において環境は大きな影響を与えています．慣れ親しんだ活動への参加を願っても，活動を提供する体制が不十分なこともあります．また，対象者が意思決定しやすいように支援しなければ，適切な選択は難しくなります．つまり，意志決定を支援する工夫と希望を実現するための体制が必要です．

　介護老人福祉施設では100名程度担当し，超高齢で発症や受傷から長年が経過している対象者が多いです．ADLや心身機能の大きな変化は期待できないこともあります．また，サービスを利用した生活が習慣化しており，困ったことはないと訴えます．意思疎通が難しい方も多く，その人らしい支援の目標が何か迷います．時間に追われて余裕がなくなり，目標がわからない訓練で忙しくなるという悪循環が生じます．その人らしい支援にはチームでの連携が必要不可欠です．しかし，各職種も業務にゆとりがあるわけではありません．個別的な活動や外出支援よりも，平等に提供できる支援を求められることもあります．このような状況だとチームの多忙さを気遣ったり，要望に応えたくなったりします．方針を変更しないで受け継ぐことが最良の選択にさえ思えてきます．でも，チームの誰もがその人らしい支援に挑戦したいと願っているはずです．

　実践編の第7章で紹介した支援がわかりやすい対策の実例です．それまでのカンファレンスでは，病状に焦点を当てた協議がされていました．対象者にとって必要な支援でしたが，支援目標は悪化予防でした．本人も特に希望はないと話したので，10年間変わりない支援でした．ADOCで面接を試みたところ，個性的な作業とストーリーについて語り出しました．それをチームと共有したところ，ごく当たり前のように新しい挑戦に向かい始めました．その人らしい支援を共に経験すると，同じような支援をしたい人がいると声をかけてくれる人が現れ始めました．それは少しずつでしたが，確実な変化でした．

　介護老人福祉施設等の高齢者施設で作業療法を展開する3つのポイントを紹介します．1つ目のポイントは，私たちが対象者に関わる時と同じように，チーム内の人と作業と環境の関係を捉えることです．誰が，どこで，誰と，どんなことを，どのようやるという関係性のある目標をイメージします．それぞれの要因は互いに影響を与え合いますので，すぐに思い通りの結果になるとは限りません．作業療法のように変化は少しずつ緩やかに起こります．

　2つ目のポイントは，その人らしい支援を願っているのはOTだけではないと理解することです．考え方や価値観が異なるという理由で，チームに敵対心を抱くのは建設的でありません．私はそのことに気付くまでかなりの時間と労力を費やしました．やりたいと思っているけれど，できない理由が環境や作業にあると解釈できれば，解決方法を共に模索することができます．連携については思い通りにいかないことの方が多いですが，誰もがその人らしい支援を願って福祉の世界に携わっているはずです．

　最後に3つ目のポイントです．冒頭で意思決定を支援する工夫と希望を実現する体制が必要と述べました．これはOTを含むチームにも当てはまります．チームがその人らしい支援をできるように働きかけることが，OTらしい仕事ができる環境作りになります．すなわち，チームが潜在的にやりたいと思っている支援を引き出し，それが実現できるように環境や機会を積極的に創ることです．体験を通して考え方や行動を自分たちで変えることができるとチーム全体で信じられるように関わることは，作業療法らしい貢献だと私は思っています．

（上江洲　聖）

8 その人らしい在宅生活へのアプローチ

> **事例を通して伝えたいこと**
>
> ◆その人らしい在宅の生活支援とは，従来の機能回復，ADL 向上のみで行われる支援とは大きく異なる．
> ◆個人を全体的に捉えるため，膨大な情報を処理し，分析し，介入につなげなければならない．
> ◆現在だけではなく，その人の過去，未来の情報を考慮して評価と介入を計画する必要がある．
> ◆在宅生活では，機能面や ADL を重視しがちであるが，本当に大切なのは，生活の核となる作業がどのような形で遂行できるかである．

1. その人らしい在宅生活への支援が必要な高齢者の特徴

　高齢者は，行動範囲の狭小化や認知能力の低下など，加齢の影響を受け続けている．その結果，新しいことへの挑戦や探索は少なくなり，過去に経験した作業から得た価値観，興味や関心は，変化することなく，強固な信念として根づいていることが少なくない．この信念は柔軟な発想を妨げ，豊かな在宅生活につながる選択を見逃すことにつながり，不自由で自分らしい生活ができていなくとも，それ以外の選択肢を検討することが難しくなる．

　これが，その人らしい在宅生活への支援が必要な高齢者の特徴である．そのような対象者には，多くの作業を経験する機会を提供し，新たな可能性を示す必要がある．つまり，本書で推奨するその人らしい作業を捉えるための視点を用いて丁寧に評価・分析を行い，アプローチしていくことで，柔軟な発想や豊かな在宅生活につながる選択を促すことができるのである．

2. 事例紹介—70 代男性，W さん

　W さんは，右被殻出血にて回復期リハビリテーション病棟へ入院した 70 代の男性である．軽度の左片麻痺と運動失調を呈し，判断能力や見当識，注意機能の低下などさまざまな高次脳機能障害と嚥下障害が出現している．ADL は軽介助で，どの動作も可能であったが，判断能力や身体機能の低下により，行動の安全性に問題が生じていた．安全な行動と危険な行動の区別が困難であり，本来の能力以上の行動を行うことがしばしばみられた．前院ではセンサーマットと 4 点柵で行動を制限していたと申し送りがあった．しかし，入院まもなくして，ベッド脇で倒れているところを発見された．W さんは「トイレに行こうとしたら，柵が邪魔だったから外して歩いたんだよ．普通のことでしょ」と語った．

　入院時の検温で 37℃の微熱が計測され，それを知った W さんは態度を急変させ，「そういえば

III ● 実践編

具合が悪い」と語り，臥床を始めた．その態度は継続され，昼食を延食し，医師に対しては何度も診察と投薬を求め続けた．Wさんに点滴が実施されると，「前の病院でもやっていたよ．やっておいて」と協力的であったが，点滴終了時間に看護師が訪室すると，点滴は外され，針とチューブはゴミ箱に捨てられていた．これに対しWさんは，「誰かが捨てたんじゃない？わからない」と語った．不穏な空気が流れる中，同室他患が横切ると，「リハビリ行ってきたの？頑張った？1日も早く治りたいもんな！頑張っている話を聞くと元気が出るよ．俺も頑張らなくっちゃな！ファイトファイトオー！」と初対面の他患と楽しげに会話をする場面が観察された．

3. 事例の作業ストーリー

Wさんは，海のある街で生まれ育ち，さまざまな職に就いていた．勤務態度は良く，人から好かれる話好きの性格であった．妻は，この話術に騙されて結婚したと語り，「男のくせに私よりよくしゃべるの．面白いから良いんですけどね」と照れながら語った．子宝には恵まれず，夫婦2人で過ごしていた．60歳で退職したが，不況のあおりを受け，退職金が得られなかったため，生活に余裕はなかった．築40年の格安賃貸で生活しており，台風などでは雨漏りを起こすため，修繕は自力で行っていた．近所付き合いは良く，友人も多いため，生活に満足していた．家屋の修理や仲間との交流は，趣味となっていた．

4. 作業療法評価

①活動と参加の状態

⑴初回評価の様子（入院当日の夕方）

OTが訪室し，自己紹介と作業療法の説明のために訪ねた旨を伝えると，「さっきね，体温測ったら37℃だったんですよ．具合悪いんだと思う．ごめんね．あまり無理できないわ」と穏やかに拒否をされた．その気持ちを汲み取り，臥床した状態で構わないこと，今後の入院生活や作業療法プログラムのために，話をさせて欲しいことを伝えると，「そうか，悪いね．じゃあ寝たままで失礼するよ．何でも聞いてください」と了承した．

OTは，入院生活で困っていることがないかを尋ねた．Wさんは「皆良くしてくれるよ．元気に働いている姿を見て，元気をもらっている感じだね．頑張らなきゃという気持ちになるね．特に困っていることはないな」と前向きな発言が得られた．その時，回診を受ける順番となり，医師がWさんに近づくと，ベッドから起き上がり，姿勢を正した．そして，「先生，37℃の熱があるので，風邪をひいたのかもしれません．どうでしょうか」と尋ね，医師から問題ないとの返答を得ると，「はい．わかりました．今後ともよろしくお願いします」と深々と頭を下げ，また臥床した．

医師の回診が終了したため，作業質問紙 Occupational Questionnaire (OQ)[1] を用いて入院前の生活スケジュールを聴取した．その結果を**表1**に示す．曜日による変化はなく，同じようなスケジュールで毎日を過ごしている．食事は妻が作っており，ゴミ捨て，買い物などの家事は，Wさんが行っていた．スケジュールには，特徴的な作業として「近所のパトロール」「庭の手入れや修繕活動」が存在した．このことをWさんに尋ねると，「お，聞いてくれるのかい？起きて話をしよう」と起き上がり，ベッドで端座位となった．Wさんによると，「家の周りは，もう爺さん

表1 Wさんの入院前スケジュール

時間	活動名	作業分類
8:00	起床	日常生活活動
	ぼんやり過ごす	休憩
8:20	整容全般	日常生活活動
8:40	新聞を読みながら朝食	日常生活活動
9:10	着替え	日常生活活動
9:20	ゴミ捨て	仕事
9:30	散歩	仕事
10:30	TVか読書	レクリエーション
12:00	昼食	日常生活活動
13:00	近所のパトロール	仕事
16:00	庭の手入れや修繕活動など	仕事
18:00	休憩	休憩
19:00	夕食	日常生活活動
	TVか読書	レクリエーション
22:00	入浴と就寝準備	日常生活活動
23:00	就寝	休憩

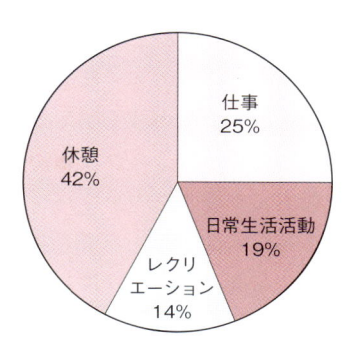

図1 生活のバランス

- 仕事 25%
- 休憩 42%
- 日常生活活動 19%
- レクリエーション 14%

表2 ACISの結果

		セラピスト	看護師	医師	妻	他患者
身体性	接触する	2	2	4	2	4
	見つめる	4	4	4	4	4
	ジェスチャーをする	4	2	4	2	4
	位置を変える	2	2	4	2	4
	正しく向く	2	2	4	2	4
	姿勢をとる	2	2	4	2	4
情報の交換	はっきりと発音する	4	4	4	4	4
	主張する	4	2	4	4	4
	尋ねる	4	4	4	2	2
	かみ合う	4	2	4	2	2
	表現する	4	4	4	4	4
	声の調子を変える	4	2	4	2	4
	披露する	4	2	4	2	4
	話す	4	2	4	2	4
	持続する	4	2	4	2	2
関係	協業する	2	2	4	2	2
	従う	2	2	4	2	2
	焦点を当てる	4	2	4	2	2
	関係をとる	4	2	4	2	4
	尊重する	2	2	4	2	2

4:良好, 3:問題, 2:不十分, 1:障害

婆さんばかりなのよ．物騒な世の中でさ，いろいろあるでしょ？幸い体が元気だったから近所を見て回っていたのさ．歩道のタイルがはがれて段差になっているところで，つまずく人がいるから，その辺で木の枝を拾って埋め込んだり，婆さんが手押し車っていうの？押しているでしょ．それが段差を越えられないから，スロープを作ったりしてさ．他には，1人暮らしになっちまった爺さんや婆さんの家を回って話をしたりな」と，楽しそうに「近所のパトロール」と町の段差などを解消するための「修繕活動」を語った．OQ の結果とこの会話を生活のバランスの観点とコミュニケーションと交流技能評価 Assessment of Communication and Interaction Skills（ACIS）[2]でまとめた．

　W さんは仕事の割合が多く，他者のために何かをすることに時間を費やし，家族や仲間を重要視している可能性が高いようである．生活のバランスは，仕事25％，日常生活活動19％，レクリエーション14％と比較的，均等に近い形で配分され，十分な睡眠時間と活動後の休憩時間が設けられるなど，休憩も適度に設けられていた（**図1**）．ACIS の結果（**表2**）からは，コミュニケーション能力が全体的に高いことがわかる．その中でも，医師に対して過度の敬意を払い，最大の能力を発揮していた．セラピストや他患に対しては，過度の敬意はみられず，同等程度の立場と認識して楽しく交流していた．看護師に対しては，必要最低限の交流にとどめており，妻にはかなり上の立場をとり，厳しく接していた．

用語解説　コミュニケーションと交流技能評価（ACIS）
- 人間作業モデルを基盤とする評価で，2人以上の集団で生まれるコミュニケーションや交流を観察にて評価する作業療法の評価法である．
- 集団の属性により役割が変化することから，多場面を評価する必要がある．

---

(2) 誘い出し

　以上の情報をふまえ，発熱を理由に臥床している W さんに対して，活動を行っても問題ないとする医師の判断をもち出し，離床し，作業を行ってもらう戦略を考えた．W さんは他者のために何かを行うことを日課としていたことから，作業療法室にある大工道具を用いての修理作業に取り組んでもらうことで活動の評価を行おうと考えた．W さんに行った説明は以下の通りである．「作業療法ではいろいろな作業をしてもらいながら，回復を目指すんですよ．主治医も熱は大丈夫って言っていましたし，大工道具や修理道具などもあるので見に来ませんか？ちょうどねじの緩んだテーブルの修理をしていたのですが，ちょっと難しくて．手伝っていただけると助かるのですが」．W さんはすぐに「そうか！よし，1回見せてくれない？たいていのことはできる．任せてよ」と語り，作業療法室に向かって歩き出した．

(3) 遂行能力の評価

A) 歩行

　W さんは両手を広げながらバランスを取り，よろめきながら歩行を行った．時折，前傾が強く前に倒れそうになる，膝折れを起こしてつまずきそうになる，あるいは，1歩が大きすぎて側方に転倒しそうになる場面がみられた．そのため，OT が介助に入るも，手を振り払い，「大丈夫だよ．どうして？何ともないでしょ？」と話しながら歩行を続けた．OT は，W さんに気付かれないような形で介助を続けた．

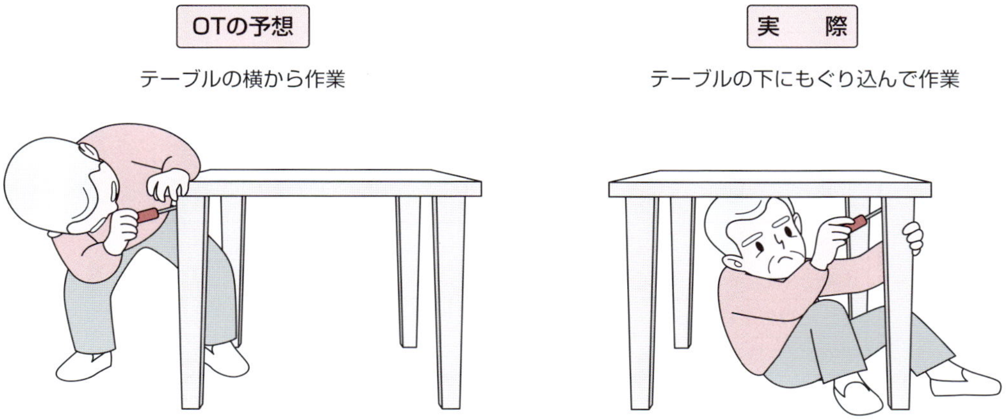

8 ● その人らしい在宅生活へのアプローチ

図2 Wさんのねじ回し課題での姿勢

B) ねじ回し課題

作業療法室に用意してある大工道具を紹介し，テーブルの脚4本の緩んだねじを締め直すという課題を提供した．大工道具を見るなり，「結構良い物が揃っているね．これなら何でもできちゃうよ」と上機嫌で行動を開始した．交流好きでおしゃべりなWさんが黙々と作業するも，その姿勢はこちらが予想していた姿勢とは大きく異なり，危険なものであった（図2）．OTは作業を静止して例を見せるも，「こっちの方がうまくいくんだよ．まぁ見ててくれよ」と話し，作業を続けた．ここでも，OTはAさんに気付かれないように介助した．作業中のWさんは，しゃがんだ状態から何度も尻餅をつき，最終的には座り込んで作業を行った．手元では，何度もねじ頭からドライバーが外れ，合わせ直していたが，ねじ込む力は強く，作業自体は問題なく完了した．時間的には，通常5分程度で完了する作業に20分程度を要した．作業後，汗をかき，表情から活気がなくなるなど，疲れがみられた．作業が完了すると，「よし！うまくいった．これでもう大丈夫だよ」と話し，姿勢の問題や時間の超過などは気にしていないようであった．

C) のこぎり課題

その後，Wさんより「のこぎりって使ったことある？あれはコツがあってね．コツさえつかめば，誰でも早くできるんだよ．そうだ！勝負しよう」と提案があった．OTが少々驚いている間に，Wさんが道具をそろえて勝負の準備をした．そこでOTは，Wさんが転倒しないように椅子などを背後に設置し，のこぎり勝負を行った．その結果，Wさんの作業姿勢に注意を払って勝負していたOTよりも，Wさんの切断作業は速かった．勝負に勝ったWさんは，OTに対して笑顔でのこぎりのコツを披露し続けた．

歩行，ねじ回し課題，のこぎり課題は，遂行能力評価に留めず，その課題への意志表出も観察されたため，興味や関心も同時に評価できると考え，意志質問紙 Volitional Questionnaire（VQ）[3] にてまとめた（**表3**）．

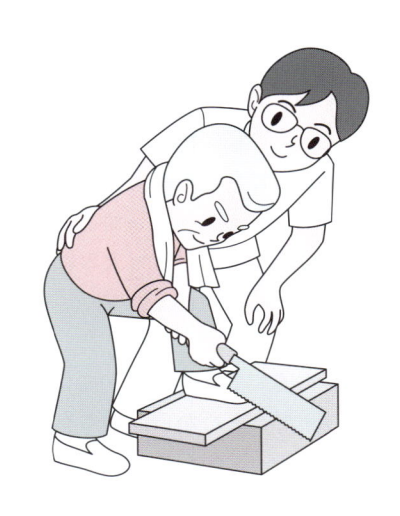

表3　VQの結果

評価領域	評定尺度 歩行	評定尺度 ねじ	評定尺度 のこぎり
好奇心を示す	2	4	4
行為/課題を始める	2	4	4
新しいことをやろうとする	2	4	4
プライドを示す	4	4	4
挑戦を求める	4	4	4
もっと責任を求める	4	1	4
間違いを訂正しようとする	1	2	2
問題を解決しようとする	1	2	4
他人を援助しようとする	2	2	2
好みを示す	4	2	4
他人に関わる	1	1	2
完成や成就に向かって活動を追求する	2	2	4
活動に関わり続ける	4	2	4
活発でエネルギッシュである	4	4	4
目標を示す	2	2	4
ある活動が特別であるとか重要であることを示す	2	2	4
合計得点	41	42	60

1（P）：受身的，2（H）：躊躇的，3（I）：巻き込まれ的，4（S）：自発的

②心身機能・身体構造の状態

　左片麻痺の程度は，ブルンストロームの回復段階で，上肢Ⅴ，手指Ⅴ，下肢Ⅴであり，全身に軽度の運動失調を認めたが，関節可動域制限や感覚障害は軽度で，ADLやIADLが可能な運動機能であった．高次脳機能障害として，見当識障害や注意障害を呈しているが，病識がなく，壁にぶつかる，ふらつく動作がみられるも，注意できず，学習もできない状態であった．嚥下機能の低下も認められ，とろみ入りの嚥下食を摂取していた．

③環境因子・個人因子

　Wさんは，見当識障害などの高次脳機能障害を有していることもあり，妻と2人暮らしであり，海近くの借家に住んでいること以外の情報を語ることがなかった．そのため，面会に来ていた妻から情報を得た．しかし，「汚い家なのよ」と語る程度で，まだ入院から間もないスタッフたちに詳細を明かさなかった．性格についても「ちょこちょこ動く人でね．何かしているみたいだけれど，良くわからない．何を大事にしていたのだろうね」と述べていた．

④QOLの評価

　Wさんは「子供や経済的には恵まれなかったが毎日が充実している」と話し，その要因として「最近物騒だろ？だから近所の有志と町内パトロールをしているんだ．皆で何かするってのが好きなんだ．あと，家がボロだから台風前とかは，集中的に直すんだ．やることがある．人と何かを一緒にするのが生きがいだな」と話していることから，高い生活満足感を有していたと考えられる．

5. その人らしい在宅生活の評価

　作業療法評価により，前述の情報が得られたが，Wさんを人として捉え，その人らしい在宅生活に導くために，得られた情報を一度整理する．
　在宅生活を送るうえでは，日常的に出現するさまざまな問題に対し，その人らしく対応していくことがその人らしい生活に必要だと考えられる．そこで作業療法では，その人らしさの評価と本人の行動特性を明らかにし，自らの生活を再構築していくことを促す必要がある．以下にWさんの行動特性とその人らしさを示す．

(1)「トイレに行こうとしたら，柵が邪魔だったから外して歩いたんだよ．普通のことでしょ」と語った．

　Wさんは，トイレに行くという課題が出現した際，トイレへ自力で行くということを選択した．彼の中に，「トイレは自力で可能という効力感」「習慣に基づき自力で行くことが普通という認識」「麻痺などの身体症状の認識困難」と転倒の可能性のある「運動能力の低下」が認められる．これにより，トイレへ行こうと思った際，介助を求めないだけでなく，安全のために設置されていたベッド柵を外し，行動した．このように他者や環境からの判断ではなく，自己判断を優先させる特性があることが示唆された．

(2)入院時の検温で37℃の微熱が計測され，それを知ったWさんは態度を急変させ，「そういえば具合が悪い」と語り，臥床を始めた．

　Wさんは37℃の微熱が計測された結果を確認し，臥床するという選択をした．入院前の情報では，体調不良は確認されず，活発に行動していた．したがって，計測結果を受け，意志が変化した可能性がある．Wさんの中で，「発熱時には臥床するという習慣」に基づいた行動，もしくは「発熱は寝て治すという一般論」を採用した可能性がある．そして，習慣や一般論に裏付けされた意志の変化は，即座に行動に反映されることがわかった．

(3)点滴が実施されると，「前の病院でもやっていたよ．やっておいて」と協力的であったが，点滴終了時間に看護師が訪室すると，点滴は外され，針とチューブはゴミ箱に捨てられていた．これに対しWさんは「誰かが捨てたんじゃない？わからない」と語った．

　点滴の必要性を説明すると，協力的であり受け入れたが，結果的に点滴を外し捨てていた．Wさんの中では必要性をわかっており受け入れたが，無意識的に抜いてしまった可能性がある．このことから，概念的に理解できても，習慣化されていないものを無意識的に排除してしまうなど，概念やルールよりも習慣行動が優先された可能性がある．そして，失敗などを認めない傾向があることもわかった．

(4)「リハビリ行ってきたの？頑張った？1日も早く治りたいもんな！頑張っている話を聞くと元気が出るよ．俺も頑張らなくっちゃな！ファイトファイトオー！」と初対面の他患と楽しげに会話をした．

　スタッフとの会話中，初対面の他患に対し，楽しそうに励ます行動が観察された．Wさんは，話を中断してでも行いたい作業に「励まし」や「肯定的な交流」があることが考えられる．Wさんにとって，この交流の優先順位は高く，リハを含めたさまざまな作業実施中でも中断する可能性があることがわかった．

(5) 医師がWさんに近づくと，ベッドから起き上がり，姿勢を正した．

　具合が悪いと臥床していたWさんに医師が近づくと，即座に起き上がり，姿勢を正して話を始めるという行動が観察された．Wさんの中で，医師に対する「特別な価値」が，他者とは異なる行動を選択させたと考えられる．一般論に規定された行動より，価値観に規定された行動の方が，Wさんにとって優先順位が高いことが示された．

(6) Wさんに尋ねると，「お，聞いてくれるのかい？起きて話をしよう」と起き上がり，ベッドで端座位となった．

　発熱を認識し，臥床を選択していたWさんが，その価値観と交流の価値観を比較して交流を選択した結果，離床するという行動に変わった．Wさんは，作業選択を繰り返しており，新たな選択がより良いものであると判断した場合，大きく方針を転換するという特徴をここでも示した．交流も重要な作業であるが，重要な作業を話す，披露するなどの関わりがより重要であり，即座に行動に結びつくことがわかった．

　以上の6シーンの行動をまとめると，Wさんは，運動能力に問題を有しながらも，自己の障害を理解しておらず，高い自己効力感を維持したまま，習慣に基づいた人を支援する役割行動を行う特性がある（図3）．特に一般論を重視し，行動を規定するが，交流に強い興味があり，最優先とする．その交流の中でも，特別な存在として医師がおり，尊敬をもって接するため，独自の解釈で自己完結し，即座に行動として出力する特性がある．

　不明であったWさんの特徴を図式化すると図4のようになる．本人の特徴に基づく優先順位は，①人との交流（話を聞く＜話をする），②習慣に基づく選択，③価値観に基づく選択，④一般論による選択であった．

　このような特徴に基づき，トイレに行きたいという課題を例として，Wさんの行動特性をさらに分析すると図5のような流れとなる．このように，行動特性を分析することで，その人らしさを理解できる．Wさんは，「人の役に立つこと」に高い価値をもち，「人との交流」に強い興味をもっているため，知り合いや仲間などが現れた場合，すべての作業を中断して「第1優先／人との交流」を開始する傾向にある．毎日行っているような習慣化された課題に対しては，「第2優先／習慣に基づく選択」を行う．習慣化されていない新規課題に関しては，「第3優先／価値観に基づく選択」により，行動を規定する．しかし，毎日ではないが経験のある課題に関しては，自己の判断を優先する．習慣化されておらず，高い価値をもつ医師などの意見もない場合は，「第4優先／一般論による選択」により，行動を規定する．このように考えることで，Wさんのその人らしさを明らかにすることができる．

6. アプローチの方針

　Wさんの行動を規定する要因には，高い自己評価によって効力感を生み出し，交流，習慣などの興味ある活動や行ったことのある活動に取り組みやすいという特徴が含まれている．そのため，Wさんへの対応は，障害をもつ人への対応という形ではなく，頼れる人という位置付けで頼ることが有効であると考えられた．しかし，安全管理が困難であるため，頼るだけではなく，Wさんに気付かれないようなリスク管理や援助を行うことにした．

8 ● その人らしい在宅生活へのアプローチ

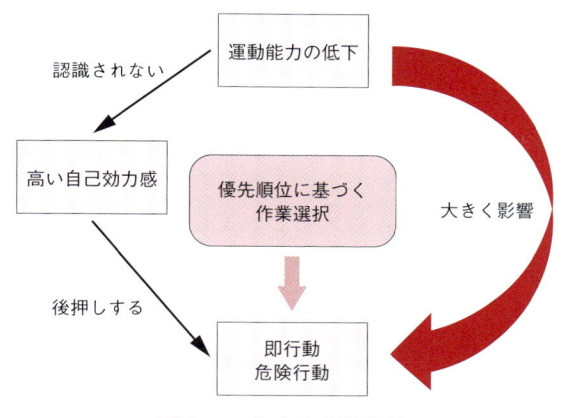

図3 Wさんの行動特性

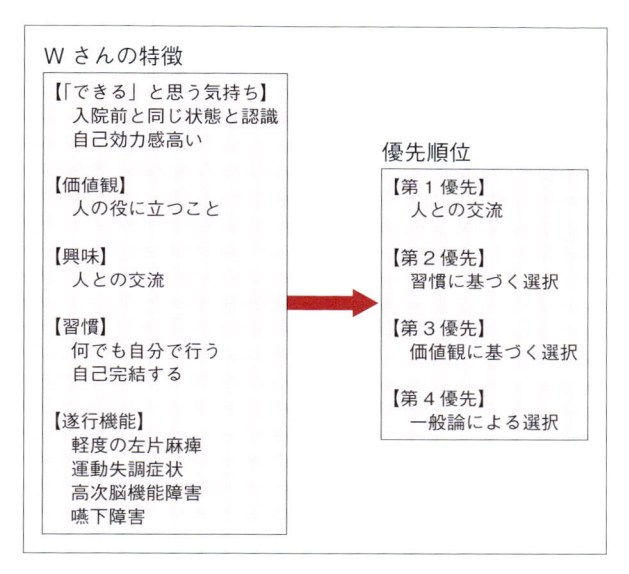

図4 Wさんの特徴と優先順位

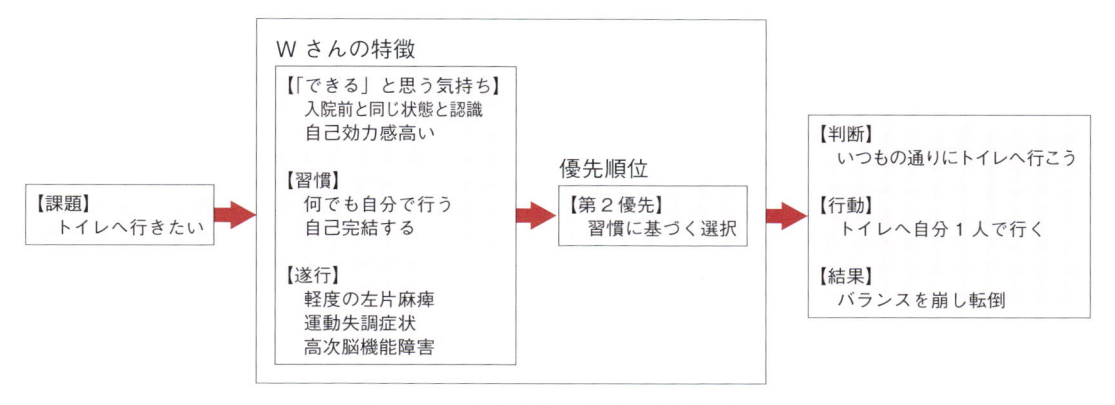

図5 Wさんの特徴に基づいた行動特性

Ⅲ ● 実践編

　現在のWさんは，自己を問題のない状態と判断しているため，真のニーズを表出できない状態にあるとOTは考えた．そのため，作業活動を進める中で，自己の能力を認識し，現実に見合った検討ができるまで，ニーズの聴取を見送った．真のニーズを把握するため，第1優先としている人との交流の意味を探り，ただ習慣に基づいたものであるのか，それとも特別な意味があるのかを明らかにしていくことにした．
　その後，真のニーズにそった介入をWさんらしい在宅生活の支援として実施することを方針とした．

7. その人らしさの支援（経過）

①OTと協業できる関係づくり
(1)信頼関係の構築

　ACISの結果より，医師に対して最も高い数値を示した．この原因を探るため，Wさんに尋ねた．「Wさんにとって，医師ってどういう存在ですか？」と聞くと，「昔から，医者ってのは，高い志と良い頭脳がないとなれない職業って決まっていて，私なんかに話してもらえるだけで，ありがたい存在なんだよ」と語った．そのため，「尊敬ですか？」と聞くと，「絶対敵わない存在って言えばわかる？」と話した．このことより，Wさんに対しては，現在の立場を取り続ける方針は有効ではなく，行動に取り組む要因である「成功体験」と「敵わない存在」という2つの感情を入力することで，信頼を獲得しつつ作業に導くこととした．
　支援の初期の段階では，Wさんの行動に対し，安全管理を中心とした環境整備を行った．その結果，Wさんは分析結果通りの行動を取り続けた．Wさんは，高い自己効力感を武器に他者を援助し続け，それが有効な作業になっていた．また，安全管理が不十分で，転倒などのリスクは依然として高かったが，高い意欲をもって援助対象を見つけ，行動し続けた．OTは気付かれないような介助や援助を続け，病棟で抑制されている行動を作業療法の時間には許可し続けた．このころの作業は，久々に行った歩行，ねじ回し，のこぎり作業のVQ結果から，新しいことへの点数が高いため，作業療法室や院内の探検，道具の探索など，安全性を考慮しつつ，発見のある作業を中心に提供した．
　2週間も経過すると，Wさんに変化がみられた．行動を許可するOTに信頼をおき始め，その信頼を確かめるかのようにOTにさまざまな勝負を挑み始めた．このころは，VQの結果より，勝敗のある作業への点数が高いことから，ダーツや神経衰弱などの静的なゲームを中心に提供しつつも，動的でバランス能力などが要求されるボーリングやカラーコーン積みなどの作業も提供していった．その結果，歩行が安定し始め，作業能力も高まっていったが，OTは圧倒的な力で勝ち続けられるように対応した．
　1ヵ月が経過したころ，Wさんは「親方」「大明神」など，さまざまな呼び方でOTに「これどう思う？」「素人ながらにこう考えたんだけど，意見聞かせてくれないかな？」など，質問を多くもちかけるようになり，第2優先が「習慣に基づく選択」から「OTの意見」に変化していった．

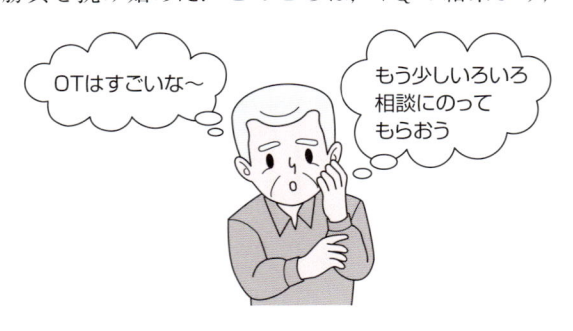

(2) 人との交流の意味の探索

信頼関係の構築ができた段階で「第1優先/人との交流」の詳細を分析するため，さまざまな場面で「人との交流の意味」に関する質問を投げかけて評価を行った．Wさんは，人の援助に興味があるが，その作業中であっても，手を止め，人に声をかけ，励ますなどの交流を行う．しかし，年上の高齢者にはほとんど声をかけず，同年代や若手に声をかけることが多かった．そこから，「人に声をかけ続けているのは，人と話すのが好きというだけではなく，何か特別な意味があるように思うのですが」と尋ねてみると，「隠しごとはできないみたいだな．すごいな．でもそれだけ私を見てくれているってこと？嬉しいね」と笑顔で述べ，想いを語り始めた．「ほら，うちは私とあれ（妻）の2人だから，寂しいわけよ．孤独死とかのニュース見てもさ，人ごとじゃないわけさ．だから何かのきっかけで，私がいなくなっても，そんなことにならないよう，あいつにたくさんの仲間を作っておきたいんだ．家のことは任せっきりだから，外に出る機会が少ない分，私が外で仲間を作っているんだよ．性格的に向いているのかな？楽しいし，そう思っているけれど，やっぱり2人で健康なのが一番だから，頑張らないと！」と語った．

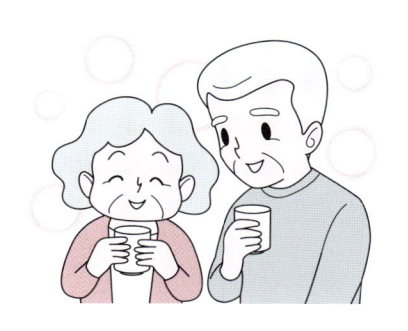

(3) 真のニーズの表出

Wさんにとって，行動や言動の多くが妻につながる作業であることがわかった．作業の安定性も増し，さまざまな失敗体験や各スタッフの助言も受け入れられるようになったため，真のニーズを表出する条件がそろったと判断し，Wさんに目標を尋ねた．すると「妻のためになる自分となる」「安全に生活を継続する」「仲間との関係を維持しつつ，新しい仲間を作る」の3つが，OTとの話し合いで表出された．

真のニーズ表出条件
信頼関係＋作業体験＋現実検討能力（自己の能力・環境・予後の把握）

真のニーズ聴取には，信頼関係が必要である．信頼のない相手とは深い話をしない．そして，病前とは違うさまざまな障害を有した身体であるため，作業体験で失敗や成功を経験し，自己の能力と今後の環境との適合を考えつつ予後をみつめない限り，自分らしい在宅生活に必要なことはイメージできない．このようにOTは，信頼を獲得しつつ，作業を提供しながら，真のニーズの表出時期をみきわめる必要がある．

②妻のためになる自分となる視点から

作業療法評価で聴取したWさんのスケジュールの中から，奥さんのためになる作業を抽出してもらった．すると「ゴミ捨て」「庭の手入れ」「修繕活動（家の補修）」をあげ，その会話を通して新たに「買い物の手伝い，荷物持ち」が追加された．Wさんによると，「仲間作りに夢中になって，買い物って一緒に行ったことないんだ．買い物は近所に良い店があるんだけど，やっぱり米とか水とかは重いだろ？あれを持ってやったら楽になると思うから，今後はやってやりたいと思って」と妻への思いにあふれていた．

Ⅲ● 実践編

　この語りを受けて，荷物を持つための体力作り，雑草抜き，移動を想定した理学療法プログラムが新たに追加され，作業療法では，さまざまな姿勢での木工作業を開始した．

❸安全に生活を継続する視点から
　Wさんは，高い自己効力感を有しており，それが行動の原動力となっている．安易に行動を制限し，活動範囲を狭くすることは，その人らしい生活に適していないとOTは判断した．そのため，第三者との交流機会を設定し，自己判断で行動せずに意見交換を続けることで，自ら制御する環境が導入できないか検討した．しかし，Wさんの能力は全般的に大きく改善し，要介護認定は自立と判定された．そのため，退院後に通所サービスなどを利用することが困難となり，専門職との交流が難しい状態となった．そこで，医療ソーシャルワーカーと相談し，地域のボランティアグループや健康増進事業を探し出し，参加できるように手配した．Wさんも「新しい仲間と会えそうで楽しみだ．そこにはリハビリの人とかくるんでしょ？いろいろ相談したいな」と前向きであった．

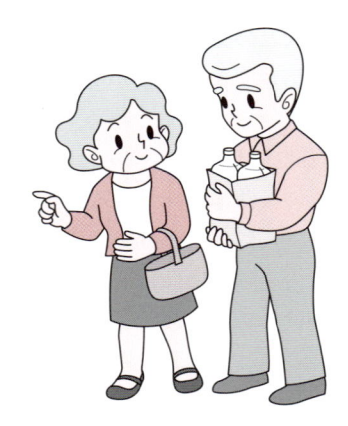

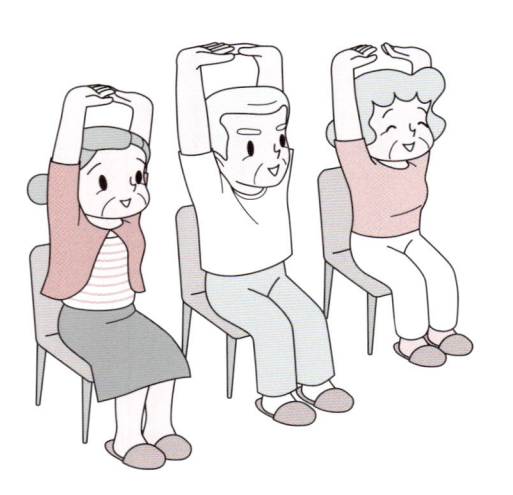

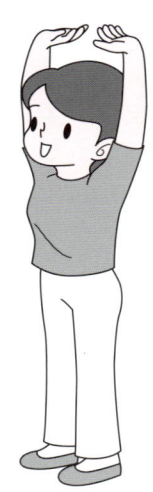

❹仲間との関係を維持しつつ，新しい仲間を作る視点から
　Wさんは仲間との関係の維持について，「急に行けなくなっちまったから，心配していると思うんだ．1日も早く顔を見せてやりたいけど，行っても何もできないかもしれないから，もうちょっとしっかりここでリハビリしていこうと思っている．かあちゃんもその方が安心だと思うんだ」と語り，毎日でも仲間の顔を見に行けることと簡単な手伝いくらいができるようになることを望んだ．そのため作業療法では，電球交換や物品の整理整頓，簡単な掃除などのIADLを毎日即興的に設定し，遂行してもらうプログラムを提供した．新しい仲間は，前述のボランティアグループなどで作っていきたいと語った．

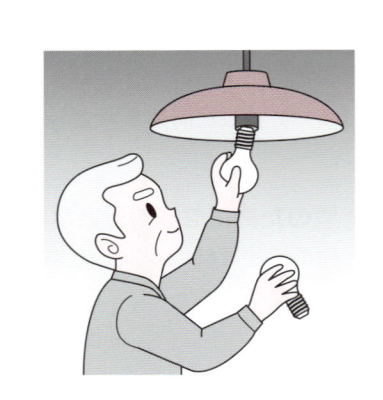

8. 作業の実現と事例に与えた影響

①真のニーズが示すその人らしさ

　その人らしさは，信頼関係を構築した相手のみに明かされるもので，作業療法で最も大切な評価となる．支援の初期段階で，OTは信頼関係の構築に全力を注ぐ必要がある．Wさんは初期評価時，「何ともないでしょ」と語っていた．そのWさんに対し，OTは「何ともない」と認識している状態を否定せず，かつ，安全を確保する形で作業を導入し，各能力の評価を行った．この評価は，「行動特性」を把握するためのもので，Wさんがどのような場面で，どのような選択を行い，どのような結果を残すのかという情報を収集した．これが「その人らしさ」を捉えるうえで，欠かせない評価となる．行動特性を分析した結果，Wさんには「人との交流」「習慣に基づく選択」「価値観に基づく選択」「一般論による選択」という優先順位があることを見つけ出した．このことによって，作業を提供するためだけでなく，OTがどのような立場や役割で，Wさんに向き合う必要があるのかという知識が与えられた．行動特性をふまえた作業の提供，敵わない存在になるための役割行動を行った結果，OTはWさんからの強い信頼を得た．また，作業体験から自己を見つめるようになったWさんからは，信頼のあるOTに真のニーズである「あいつ（妻）にたくさんの仲間を作っておきたいんだ」という思いを表出した．このように，行動特性を捉え，「信頼関係＋作業体験＋現実検討能力」という条件を満たすことが，その人らしさを理解する第1歩となる．

②自分らしい生活との出会い

　Wさんは初期評価時，自分の身体を何ともないと認識していた．その状態で生活を再構築しようとしても，元通りの生活がイメージされ，今の能力に見合わない達成困難な高い目標になってしまう．そのため，作業体験で失敗や成功を経験し，自己の能力や今後の環境との適合を促した．その際，気付かれないような介助や援助を続け，病棟で抑制されている行動を作業療法時間には許可し続けた結果，さまざまな作業経験が入力され，自己の能力の把握や現実検討能力が生まれ，自分に見合った生活を見つけることができた．この生活は，成功体験が続けば自己の能力を過信し，失敗体験が続けば自己の能力を過小評価するため，継続できなくなる．この自己の能力を見誤らない環境は，他者からのフィードバックを可能にする環境である．人との交流を増やし，他者評価を受けられる環境に身を置くことは，その人らしい生活を継続するうえで，重要な要因となる．Wさんは，人との交流にさまざまな意味をもっていたため，環境設定は容易であった．地域のボランティアグループや地域の健康増進事業に参加することで，自己の能力の正しい認識が促され，自分に見合った作業を選択し続けていくことができる．

③実際の在宅生活

　Wさんは入院当初，「何ともないでしょ」と語っていたが，経過とともに「もうちょっとしっかりここでリハビリしていこうと思っている」に変化し，約2ヵ月で自宅退院となった．退院後も時折，1人かときどき2人で病院へ顔を見せている．その際，妻は「健康のために！と言いながら，あの人（Wさん）病院食と同じ量しか食べないんですよ．だからやせちゃって」「入院した時はどうしようかと思ったけど，前と同じくらい，いや前以上に健康的で元気になった感じがします」と話してくれた．Wさんも「新しい仲間が増えたんだよ．皆で一緒に運動しているんだけど気持ちが良いよ」

III ● 実践編

「前は自分1人で何とかしようと思っていたけど，今はもう歳だってことを自覚して行動しているんだ．そうしたら新しい仲間がね，一緒にパトロールしてくれるって言うんで，大名行列みたいに町を回ったりして，もう助かっちゃって」と話が止まらなかった．なんとWさんは，退院後に自分らしい生活を発展させていたのである．

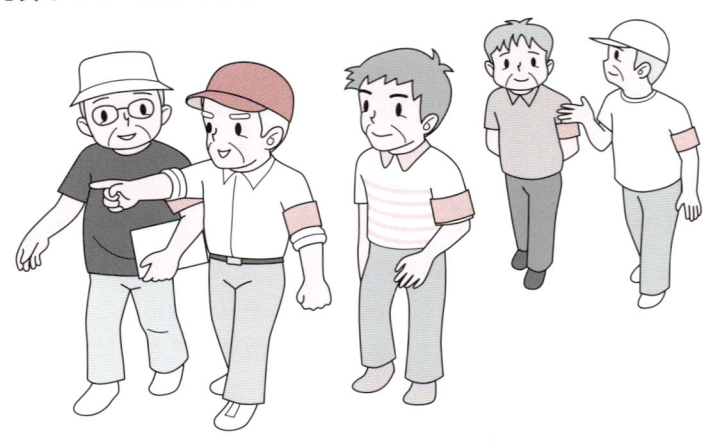

おさらい　その人らしい在宅生活の支援とは，従来の機能回復，ADL向上のみで行われる支援とは大きく異なり，個人を全体的に捉え，分析し，介入するものである．その人が生きてきた歴史を理解し，信頼関係を築きながら，多くの作業を用いて行動特性を捉えていく．そして，本人も気付いていなかった本当のニーズや認識できなかった本当の能力を明らかにし，自分に見合った生活の再構築を促す．そして，失念しがちであるが，その人らしい生活が継続可能な環境を検討しなければならない．今後起こり得る問題を解決しておくのではなく，自らの能力を発揮し環境の援助を得ながら，解決できる形を構築しておくことが重要である．

　今回Wさんも，OTが予期しないほど発展した作業を獲得し，高い満足が得られるその人らしい生活を送ることができるようになったと考えられる．

【文 献】

1) Kielhofner G, Forsyth K, Suman M et al（中村 Thomas 裕美 訳）：自己報告：クライアントの視点を明らかにすること，人間作業モデル−理論と応用 改訂第4版（山田孝 監訳），pp.257-282, 2012, 協同医書出版社
2) Forsyth K, Salamy M, Simmon S et al（山田孝 訳）：コミュニケーションと交流技能評価使用者用手引, 2007, 日本作業行動学会
3) De las Heras CG, Geist R, Kielhofner G（山田孝 訳）：意志質問紙使用者用手引 第4版, 2009, 日本作業行動学会

（藤本一博）

和 文 索 引

あ

アイデンティティ　29
新たな興味　176
新たなストーリー　204
安心した生活を送る　98
安心生活環境　97, 101, 193
安全欲求段階　79

い

生きがい　225
生きてきたストーリー　126, 201
──への作業療法アプローチ　199
意志　3, 8, 90
意識的な習慣化　46
意志質問紙　64, 67, 90, 171, 202, 223
意志の変化　225
痛みに固執　175
意味　6, 9
イメージを具現化　150
意欲　150
インタビューガイド　54
インタビューのガイドライン　129

う

運動とプロセス技能評価　21, 155

え

影響を評価　90
嚥下機能　205
エンパワメント　104, 107, 163, 165, 189, 193, 195

お

オルタナティブ・ストーリー　128, 199, 203

か

介護保険施設　208
外出しやすい環境　98, 108, 190, 193
介助を拒否　168
外的期待　28, 99, 105
外的統制　86
ガイドヘルパー　189, 193, 195
回復アプローチ　95, 188
回復期リハビリテーション病院　140
回復期リハビリテーション病棟　219
改変 Affect Rating Scale（ARS）　201, 206
家族　205
──環境　97, 101, 193
──と過ごす　98
形　6, 9
価値　3, 8, 101, 189, 226
──ある作業　150
──観　73, 167
────の変更　75
家庭維持者　99, 100
カテゴリー　113
カナダ作業遂行測定　18, 154
カナダ作業遂行モデル　196
カナダ作業療法士協会　96
環境　9, 56, 179
──の影響　61, 101
──目標　59
観察　19
感情　74
関心　58, 62
願望　112

き

キットウッド　2
機能　6, 9
──訓練　208
気分　75

義務　112
休憩　149
協業　150, 175
共通の理解地平の確立　9, 93
協働　32
──的アプローチ　186
興味　3, 8, 58, 62, 63
──・関心　167
──チェックリスト　64, 107, 154
強力な感情　73
居住環境　101
拒否的　170

く

クライエント中心　8, 90, 96, 101

け

継続因子　60
結果予期　61, 85〜87
健康関連QOL　98
検査　22
現実検討能力　229, 231

こ

行為を選択　175
行動指標　77, 78
行動特性　227, 231
交流を促進　175
効力予期　61, 85〜87
高齢者施設　104
高齢者版興味チェックリスト　66
高齢者版・手工芸に対する自己効力評価　90, 91
功労者役割　34
国際障害分類　95
国際生活機能分類　3, 95, 154, 188
個人因子　3
個人的原因帰属　3, 8, 186, 195

和文索引

個人目標　59
コミュニケーションと交流技能評価　133
コミュニティー作り　174
コンピテンス　87

さ

在宅生活　219, 225
最適なバランス　122
作業科学　9, 44
作業カード　147
作業観　44
作業参加　7, 95, 98
作業質問紙　53, 78, 106, 142, 145, 220
作業遂行機能　32
作業遂行障害　182
作業遂行と結び付きのカナダモデル　196
作業遂行歴面接第2版　53, 133
作業ストーリー　4, 6, 8, 9, 92, 105, 106
──テリング　9, 93
──メイキング　9, 93
作業選択　121, 145, 146
──意思決定支援ソフト　19, 35, 156, 210
──の動機付け　112, 113
作業体験　229, 231
作業適応　89, 90, 101
作業的側面　28
作業的存在　9, 10, 33, 89, 100, 154
作業的ナラティブ　9
作業的不公正　33
作業同一性　10, 89, 93
──尺度　50, 53
作業に関する自己評価　78
──改訂版　88
作業ニーズ　6, 7
作業の意味　44
作業の可能化　164, 196
作業の機能　44, 56
作業の形態　44
作業剥奪　153, 160
作業バランス　9, 111, 112, 142, 221, 222

──自己診断　106, 117
作業不均衡　115
作業有能性　89, 90, 101
──尺度　51, 53
作業療法実践の枠組み　42
作業療法の定義　4
サービス空間　107
サービス・制度・政策　96
サービス担当者会議　213
参与観察　133

し

シェアードディシジョンモデル　101
支援と関係　96
自記式作業遂行指標　119, 120
思考　75
自己管理者役割　34
自己効力　63, 91
──感　61, 69, 85〜87, 90, 93, 178, 182, 186, 228, 230
自己実現欲求段階　84
仕事　149
自己統制感　86
自然環境と人間がもたらした環境変化　96
自尊心　182, 186
疾患　127
失敗体験　151, 229
自分らしい作業　44
自分らしさ　217
社会的　96〜98, 100
──環境　95, 98, 99, 101, 104〜106, 108, 195
尺度的視点　113
習慣　9, 42, 44, 92, 140, 226
──化　8, 161
────された作業　42, 55
週間サービス計画書　106
住居環境　107
重厚なストーリー　206
主観的幸福感　29
手段的サポート　188
障害者役割　33, 185
情緒的サポート　188
承認欲求段階　82
情報収集　22
初期評価時　231

所属・愛情欲求段階　82
所属感　172
人生の原点　150
人的環境　124
信念　75
──対立解明アプローチ　134
真のニーズ　229
信頼関係　175, 229, 231

す

遂行能力　9
──の評価　222
遂行パターン　42
スケジュール　148, 221
──からの評価　70
ストーリー　126, 207
──の支援　199
──の力　216
──を知る　129
ストレス　140
ストレングスアプローチ　182, 183

せ

生活行為向上マネジメント　19
生活習慣　42, 45, 55, 145
生活スケジュール　106, 108
生活の再構築　150
生活のバランス　111
生活リズム　32, 46
生活を発展　232
制御体験　88
生産品と用具　96
生体力学　181
制度的　96, 98, 100
──環境　98, 100, 104, 105, 108, 195
生理的欲求段階　79
責任感　174
全体像　70
専門職連携　2, 4

そ

相互交流環境　97, 98, 101, 190, 195
相互作用モデル　96

相互に交流する　98, 99
喪失感　188
喪失体験　98, 189
喪失の時期　98
その人らしさ　2, 3

た

態度　96
代理体験　88
他者からの評価　74
多面的施設環境評価法　101

ち

蓄積された価値観　77
挑戦的作業　83

て

適応アプローチ　95, 98

と

動機　58
――の生成　59
同行援護者　189
特別養護老人ホーム　208
閉じこもり症候群　153
ドミナント・ストーリー　128, 129, 199, 203

な

内的期待　28, 99, 105
内的統制　86, 87
ナラティブ・アプローチ　128
ナラティブ・スロープ　133, 201
ナラティブ・ボード　130, 132

に

ニーズ　31
日常生活活動　149
日課　42
人間作業モデル　3, 8, 10, 87, 90, 101, 195
――スクリーニングツール　7, 133
認識的側面　28
認知症　200
――高齢者　104
――――の行動・心理症状　104
認知欲求段階　83

ね

寝たきり　203

の

能力喪失　82
能力の自覚　85〜87

は

廃用症候群　154
パーソナルプロジェクト　116
――インパクトマトリックス　117
パブリック空間　107
バランス　140
――の評価　145

ひ

非構成的評価　37
美的欲求段階　83
人－環境－作業モデル　100
病者役割　33, 156, 186

ふ

物理的　96〜98, 100
――環境　95, 98, 99, 101, 104〜108, 188
プライベート空間　107
フロー　60, 63, 68
文化的　96, 98
文脈　164
分類的視点　113

ほ

包括的　95〜98, 101, 188, 190
――環境要因調査票　97
――な環境支援　99, 100, 188

ま

マズロー　73

み

みんなのリハプラン　25

め

名誉の劇　34
面接　16

も

目標志向的　32
目標設定　23
物語的リーズニング　6

や

役割　9, 10, 28, 82, 99, 100, 105, 108, 179, 188, 189
――獲得モデル　105
――行動　226
――再獲得　10
――/社会的健康度　98
――チェックリスト　35, 105
――の分類　30
病い　127

ゆ

有能感　69, 87, 182
有能性　90
豊かなストーリー　206
ユニークな結果　128
ユニーク（独特）なストーリー　130

よ

欲求段階　73, 74, 79, 167, 172, 176
欲求の充足　79
4つの喪失　98
4条件メソッド　134

ら

ライフイベント 31
ライフストーリー 203
　——・インタビュー 129

り

リーズニング 185

れ

レクリエーション 149

レッテル 203

ろ

ローカス・オブ・コントロール 86

欧文索引

A

ACIS　221, 222, 228
Aid for Decision-making in Occupation Choice (ADOC)　19, 35, 107, 156, 158, 159, 164, 165, 210, 215, 216
Assessment of Motor and Process Skills (AMPS)　21, 88, 155, 156

B

BPSD　104

C

Canadian Association of Occupational Therapists (CAOT)　96, 98
Canadian Model of Occupational Performance and Engagement (CMOP-E)　196
Canadian Occupational Performance Measure (COPM)　18, 154
Comprehensive Environmental Questionnaire for the Elderly (CEQ)　97, 98, 101, 104, 190, 195

F

FIM　169, 179, 186

G

General Self-Efficacy Scale (GSES)　61, 90

H

Home and Community Environment (HACE) 日本語版　101

I

illness　126, 127
International Classification of Functioning, Disability and Health (ICF)　3, 95, 96, 98, 154, 188
International Classification of Impairments, Disabilities, and Handicaps (ICIDH)　95

L

Life Satisfaction-100 (LS-100)　190, 196
LOC　86, 87

M

Model of Human Occupation Screening Tool (MOHOST)　7
Multiphasic Environmental Assessment Procedure (MEAP)　101

N

N-ADL　189, 196
NHK 生活時間調査　48
NPI 興味チェックリスト　65

O

Occupational Questionnaire (OQ)　53, 78, 220
Occupational Self Assessment Version 2 (OSA-Ⅱ)　78, 88, 90, 101, 104
――評価用紙（自分について）　80
OPHI-Ⅱ　53
資料要約シート　52
OT の役割　4

P

Person-Environment-Occupation Model (PEO モデル)　29, 100
Professional Environmental Assessment Protocol (PEAP) 日本版 3　101, 104

Q

QOL　181, 225

S

shared decision model (SDM)　101
sickness　126, 127
SOPI　119, 120

V

Volitional Questionnaire (VQ)　90, 93, 171, 206, 223, 228
――の結果　223

W

Well elderly study　9
WHO/QOL-26　190, 196

検印省略

高齢者のその人らしさを捉える作業療法
大切な作業の実現

定価（本体 6,500円＋税）

2015年 3 月13日　第1版　第1刷発行
2020年 9 月 4 日　　同　　第5刷発行

編集者　　籔　脇　健　司
　　　　　（やぶ わき　けん じ）
発行者　　浅　井　麻　紀
発行所　　株式会社 文 光 堂
　　　　　〒113-0033　東京都文京区本郷7-2-7
　　　　　TEL（03）3813-5478（営業）
　　　　　　　（03）3813-5411（編集）

ⓒ籔脇健司, 2015　　　　　　　　　　　　　印刷・製本：広研印刷

ISBN978-4-8306-4519-8　　　　　　　　　　　　Printed in Japan

・本書の複製権，翻訳権・翻案権，上映権，譲渡権，公衆送信権（送信可能化権を含む），二次的著作物の利用に関する原著作者の権利は，株式会社文光堂が保有します．
・本書を無断で複製する行為（コピー，スキャン，デジタルデータ化など）は，私的使用のための複製など著作権法上の限られた例外を除き禁じられています．大学，病院，企業などにおいて，業務上使用する目的で上記の行為を行うことは，使用範囲が内部に限られるものであっても私的使用には該当せず，違法です．また私的使用に該当する場合であっても，代行業者等の第三者に依頼して上記の行為を行うことは違法となります．
・JCOPY〈出版者著作権管理機構 委託出版物〉
本書を複製される場合は，そのつど事前に出版者著作権管理機構（電話03-5244-5088，FAX 03-5244-5089，e-mail：info@jcopy.or.jp）の許諾を得てください．